国家级一流本科课程配套教材

器官捐献
与
器官移植
——生命的接力与延续

名誉主编　郑树森

主　　编　徐　骁

副主编　刘有恃

ZHEJIANG UNIVERSITY PRESS
浙江大学出版社
·杭州·

图书在版编目(CIP)数据

器官捐献与器官移植:生命的接力与延续/徐骁主编. —杭州:浙江大学出版社,2023.12
ISBN 978-7-308-24470-1

Ⅰ.①器… Ⅱ.①徐… Ⅲ.①器官捐献②器官移植 Ⅳ.①R193.3②R617

中国国家版本馆 CIP 数据核字(2023)第 238636 号

器官捐献与器官移植——生命的接力与延续

QIGUAN JUANXIAN YU QIGUAN YIZHI—— SHENGMING DE JIELI YU YANXU

名誉主编	郑树森
主 编	徐 骁
副 主 编	刘有恃

策划编辑	黄娟琴
责任编辑	阮海潮　汪荣丽
责任校对	王元新
封面设计	林智广告
出版发行	浙江大学出版社
	(杭州市天目山路 148 号　邮政编码 310007)
	(网址:http://www.zjupress.com)
排 版	杭州星云光电图文制作有限公司
印 刷	杭州捷派印务有限公司
开 本	787mm×1092mm　1/16
印 张	14.25　彩页　8
字 数	316 千
版 印 次	2023 年 12 月第 1 版　2023 年 12 月第 1 次印刷
书 号	ISBN 978-7-308-24470-1
定 价	55.00 元

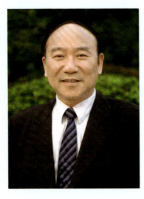

郑树森

中国工程院院士、中国医学科学院学部委员，法国国家医学科学院外籍院士。浙江大学医学院附属第一医院主任医师、教授、博士生导师。现任国家卫生健康委员会多器官联合移植研究重点实验室主任，国家肝脏移植质控中心主任，中国肝移植注册中心科学委员会主席，中华医学会副会长，中国医师协会器官移植医师分会会长，中国胰腺病学会副会长，浙江大学器官移植研究所所长。

在器官移植和肝胆胰外科领域成绩卓著。在国际上首次提出肝癌肝移植受者选择的"杭州标准"及移植后乙肝复发防治新方案。担任器官移植领域2项"973计划"项目首席科学家，主持国家科技重大专项、国家自然科学基金创新研究群体项目等。发表论文1000余篇，任《国际肝胆胰疾病杂志》（SCI收录）主编、《中华移植杂志》（电子版）总编辑。荣获国家科学技术进步奖特等奖1项、一等奖1项、创新团队奖1项、二等奖2项等。

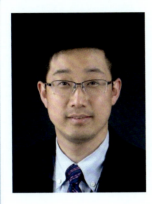

徐 晓

浙江大学求是特聘教授、肝胆胰外科主任医师、博士生导师，教育部"长江学者奖励计划"特聘教授，国家杰出青年科学基金获得者，国家"万人计划"科技创新领军人才，国家重点研发计划"干细胞研究与器官修复"项目首席科学家。现任中华医学会器官移植学分会候任主任委员兼肝移植学组组长、中国医师协会器官移植医师分会副会长兼总干事、国家肝脏移植质控中心副主任。

长期工作于器官移植和肝胆胰外科临床一线，主要研究方向为移植肿瘤学和再生医学。开展全球最大规模肝癌肝移植多中心临床研究，创建肝癌肝移植新型分子分层体系和移植受者个体化精准诊疗新方案。主持制定《中国肝癌肝移植临床实践指南》等多部指南共识。以通讯作者或第一作者在 *Gut*、*Hepatology* 等学术期刊发表SCI论文240余篇，作为主要完成人多次荣获国家级和省部级科学技术进步奖。主讲国家级一流本科课程"器官捐献与器官移植——生命的接力与延续"，主编《器官移植学名词》等著作。

《器官捐献与器官移植
——生命的接力与延续》

编委会

名誉主编 郑树森

主　编 徐　骁

副主编 刘有恃

编　委（按姓氏笔画排序）

　　　　卫　强　浙江大学医学院

　　　　牛　诤　杭州市第一人民医院

　　　　叶啟发　武汉大学中南医院

　　　　田　野　首都医科大学附属北京友谊医院

　　　　田宇倩　浙江大学医学院

　　　　田欣尧　浙江大学医学院附属第二医院

　　　　朱同玉　复旦大学附属中山医院

　　　　庄　莉　树兰（杭州）医院

　　　　刘　峰　无锡市人民医院

　　　　江文诗　中国人体器官捐献管理中心

　　　　李建辉　树兰（杭州）医院

　　　　杨　喆　树兰（杭州）医院

　　　　吴建永　浙江大学医学院附属第一医院

　　　　何心渝　浙江中医药大学第四临床医学院

　　　　汪　恺　浙江大学医学院

　　　　沈　恬　树兰（杭州）医院

沈　逸　浙江大学脑科学与脑医学学院

沈晨晨　浙江省肿瘤融合研究与智能医学重点实验室

张　会　浙江中医药大学第四临床医学院

张　武　树兰（杭州）医院

陈　昊　浙江大学医学院

陈　峻　浙江大学医学院

陈周闻　浙江大学医学院

陈俊丽　国家肝脏移植技术医疗质量控制中心

陈静瑜　无锡市人民医院

林丽丹　国家肝脏移植技术医疗质量控制中心

周之晟　国家肝脏移植技术医疗质量控制中心

周丹枫　杭州市第一人民医院

郑　哲　中国医学科学院阜外医院

赵中帅　浙江大学医学院附属第一医院

高新谱　海南省卫生健康委员会

曹燕芳　浙江省红十字会

董思依　国家肝脏移植技术医疗质量控制中心

董燕萍　浙江大学医学院附属第一医院

程　才　华中科技大学同济医学院附属同济医院

程　万　浙江大学教育基金会树森兰娟院士人才基金

鲁　迪　浙江大学医学院

蔡金贞　青岛大学附属医院

薛武军　西安交通大学第一附属医院

魏绪勇　浙江大学医学院

编写秘书　陈俊丽　陈　昊　卫　强

序 一

　　通识教育是现代高等教育的重要组成部分,重点培养大学生各方面的素养,使他们成为具备远大目光、通融见识、博雅精神和优美情操的人。医学是自然科学与人文科学的统一,是主张和弘扬"真善美"的学科,也是人文素养通识教育不可或缺的内容。其中,传递生命大爱的器官捐献与移植工作是社会精神文明和美好价值观的体现。

　　浙江大学开设的通识课程"器官捐献与器官移植——生命的接力与延续"面向全校本科生开放,四分之三的修读学生来自非医药类专业。课程教学形式新颖多样,教师队伍实力雄厚,包含博学多识的院士和长期工作在临床一线的医务工作者。课程秉持"以德育扬善、以智育启真、以美育塑心"的新时代人才培养目标,深度融合了通识教育、专业教育和交叉培养,又蕴含思政理念,已成功入选国家级一流本科课程。

　　作为中国器官捐献与移植领域的首本通识课教材,该书的出版不仅丰富了课程体系,而且对我国通识教育的发展也起到了积极的推动作用。期望以此为契机,深化课程改革和课堂教学创新,不断提高课程质量和教学水平,并将课程辐射全国高校。我非常高兴能向广大读者推荐这本书,希望读者能通过该书了解器官捐献与移植事业的重要性,从而理解医学,珍爱生命,实现人生观和价值观的升华。

中国工程院院士　巴德年

2023 年 12 月

序 二

中国的器官移植事业经历了半个多世纪的探索和发展,取得了令人瞩目的成就。然而,器官短缺限制了器官移植的推广应用,每年仍有数以万计的终末期器官衰竭患者因等不到适配器官而离开人世。器官捐献是人间大爱善行,是医学发展和社会文明进步的重要标志。器官捐献工作受政治、经济、文化、宗教等诸多因素的影响,需要全社会的理解与支持。

生命至上,健康至上,浙江大学通识课程"器官捐献与器官移植——生命的接力与延续"面向全校本科生开设,系统阐释了器官移植从幻想到现实的发展态势,全面介绍了我国器官捐献的法制化与规范化革新之路。这门课程已入选国家级一流本科课程。我欣喜地看到,由郑树森院士担任名誉主编、徐骁教授担任主编,国内诸多专家学者共同编写的教材即将出版,这将填补国内该领域通识教材的空白,并助力我国器官捐献与移植事业高质量发展。

该书涉及诸多医学先驱和科学家的成长历程和奋斗故事,无疑会激励读者、启迪人生。该书科普性强,内容简明易懂,覆盖面广,旨在向大众普及医学知识和健康观念。此外,书中蕴含的多学科交叉融合的理念和实践也有助于学生增长学识、拓宽思维、勇于创新。愿读者在阅读学习的过程中,不断汲取知识,成为德才兼备、心怀大爱之人。

中国工程院院士　董家鸿

2023 年 12 月

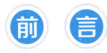

前　言

　　器官捐献与器官移植关系人民生命健康,关乎社会公平正义,是医学发展和社会文明进步的重要标志。随着学科建设的日臻完善和相关法律法规的不断健全,我国的器官捐献和移植工作已经形成科学化、法治化、规范化的体系,进入了蓬勃发展的新阶段。

　　2018 年,我在浙江大学本科生院及医学院工作期间,面向全校本科生开设了"器官捐献与器官移植——生命的接力与延续"这门通识课。课程邀请了院士和临床一线的医务工作者授课,他们不仅讲述了我国器官捐献与移植事业发展的艰辛历程和斐然成就,还结合自身成长经历激励学生奋发向上。课程经过 5 年时间的打磨与优化,成功入选国家级一流本科课程。同时,授课团队以及国内相关领域的专家共同编撰了配套教材,进一步丰富了课程体系。本书共 16 章,系统介绍了我国器官捐献的法制化与规范化革新之路,全面阐释了肝、肾、心、肺等器官移植领域的瓶颈难题、科技创新与前沿进展。器官移植学科是多学科交叉融合发展的范例,相信能启迪来自不同学科、专业大学生的思维。本书也是一本科普读物,内容力求通俗易懂、深入浅出、可读性强,是大众了解该领域的一本有价值的读物。器官捐献和移植事业的健康可持续发展需要全社会的共同努力,希望本书的出版能够让更多人了解器官捐献与移植的重要性,唤起广泛的社会关注和支持,推动这一伟大事业迈向更加健康和持久的未来。

　　惟日孜孜,诲人不倦,由衷感谢我的老师郑树森院士担任本书的名誉主编。本书有幸得到我国著名医学家和教育家巴德年院士、董家鸿院士亲自作序,对他们致以最真挚的感谢! 本书的编撰汇聚了众多专家学者的智慧和心血,在此谨致谢忱。感谢浙江大学本科生院和出版社的大力支持。最后,感谢修读本课程的同学们,你们的信任和希冀是支持我们前行的最大动力。

　　限于编者水平,书中疏漏或不当之处在所难免,恳请广大读者批评指正。

主编　徐骁

2023 年 12 月

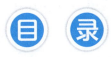

第一章　器官移植古与今

第一节　国际器官移植发展历程

器官移植被誉为"21世纪医学之巅"，是现代医学中最杰出的成就之一，其产生和发展经历了古时幻想、近代探索和现代临床应用三个阶段。在不同时代人的努力下，移植手术技术、器官保存技术、移植免疫学等得到了飞速的发展，使得器官移植成为治疗终末期器官功能衰竭的常规手段。

一、古时幻想

早在战国时期就流传有神医扁鹊实施"换心术"的故事（图1-1）。《列子·汤问》记载："鲁公扈赵齐婴二人有疾，同请扁鹊求治。扁鹊治之。既同愈。谓公扈齐婴曰：'汝曩之所疾，自外而干府藏者，固药石之所已。今有偕生之疾，与体偕长，今为汝攻之，何如？'二人曰：'愿先闻其验。'扁鹊谓公扈曰：'汝志强而气弱，故足于谋而寡于断。齐婴志弱而气强，故少于虑而伤于专。若换汝之心，则均于善矣。'扁鹊遂饮二人毒酒，迷死三日，剖胸探心，易而置之；投以神药，既悟如初。二人辞归。"这段话的大致意思是：神医扁鹊发现公扈、齐婴二人的心脏均有问题，导致意志和性格不合，遂麻醉二人，剖胸互换心脏，最终治愈了二人的疾病。这一医学奇闻是医学史上第一次关于异体器官移植的记载。为纪念扁鹊，1987年，在美国华盛顿召开的第二届国际环孢素学术会议上将扁鹊画像作为会徽。

西方也有不少文艺作品记载了各种有关移植的幻想。在拜占庭时代，就有使用尸体下肢移植治疗下肢坏疽的文字记录。14—16世纪欧洲文艺复兴时期，有些圣坛装饰油画有描绘下肢移植和牙齿移植的场景。这些记载无论是否具有理论基础和现实依据，都说明自古以来人类就有器官移植的幻想。

二、近代探索

近代人类关于器官移植的初步探索经历了三个重要方面的发展：一是外科技术

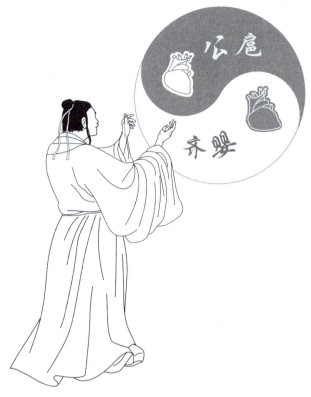

图 1-1　扁鹊"换心术"

的发展;二是移植排斥免疫学科的发展;三是器官保存技术的发展。

(一)外科技术的发展

1. 实验研究阶段

组织或器官移植的动物实验始于 18 世纪,被誉为实验外科之父的苏格兰科学家约翰·亨特(John Hunter)做了一系列动物实验,包括鸡冠移植、牙齿移植等。

根据英国皇家学会院士迈克尔·伍德拉夫(Michael Woodruff)的综述,19 世纪就有游离皮肤、肌腱、神经、软骨、肾上腺、甲状腺、甲状旁腺等多种组织及器官移植的记录。受限于当时的血管吻合技术,这些移植只是将组织或器官简单地置入体内,而不重建血管,血供的缺乏导致这些移植物大多难以长期存活。

真正的带血管吻合移植始于 20 世纪初。1902 年,奥地利医生埃默里克·乌尔曼(Emerich Ullman)在犬身上实施了人类历史上第一例动物肾移植术。他将犬的一颗肾用金属管连接至其颈部血管上,移植肾经历了短暂的存活,最后因发生血管栓塞而失去功能。1902—1912 年,法国医生亚历克西斯·卡雷尔(Alexis Carrel)和美国芝加哥大学生理学家查尔斯·克劳德·格思里(Charles Claude Guthrie)首次尝试用血管缝合法开展各种器官移植的动物实验,包括心脏、肾脏、脾脏、肢体和各种内分泌器官等。卡雷尔因此创立了真正的现代血管吻合法,这极大地推动了移植医学的发展。1912年,卡雷尔因其在血管吻合和器官移植领域的杰出贡献而被授予诺贝尔生理学或医学奖。

2. 临床探索阶段

随着带血管吻合的动物器官移植技术的不断发展,有学者逐渐在临床上进行器官移植的探索。1936年,苏联外科医生尤里·沃罗诺罗(Yurii Voronoi)成功将一颗来自脑炎死者的肾脏移植给一位26周岁汞中毒的急性肾功能衰竭患者,这是世界上首例成功的人与人之间的肾移植手术,但受者于术后48小时死亡。此后,伍德拉夫、法国医生查理·杜博斯特(Charles Dubost)、法国医生让·汉布格尔(Jean Hamburger)和美国医生大卫·休姆(Darind Hume)等人尝试进行了近百例肾移植手术,但由于当时缺乏对免疫排斥反应的认知而未采取任何免疫抑制措施,故这些肾移植受者未能长期存活。

直到1954年12月23日,在经过两年的充分准备后,美国外科医生约瑟夫·默里(Joseph Murray)在波士顿成功完成了一对同卵双生兄弟间的肾移植手术(图1-2)。术后受者存活了8年之久,最终死于心血管疾病,临终时那颗移植肾仍能正常工作。他也因此成为移植医学史上首例移植物长期有功能存活的病例。默里的成功证实了临床上器官移植治疗疾病的可行性,也极大地激发了人们对器官移植研究的兴趣和信心,拉开了器官移植的序幕。默里也因其在器官移植领域所做的先驱性贡献而荣获1990年诺贝尔生理学或医学奖。由于同卵双生子之间的器官移植不会发生排斥反应,故默里只是绕开了免疫排斥的问题,而并未真正解决这一长期阻挠器官移植发展的难题。

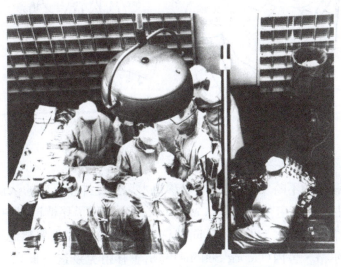

图1-2　世界上第一例成功的肾移植手术

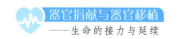

肾移植的成功鼓舞了其他器官领域探索移植的信心。1963 年 3 月，美国医生托马斯·厄尔·斯塔泽尔(Thomas Earl Starzl)为一名 3 周岁的患有先天性胆道闭锁的男孩施行了首例原位肝移植手术，尽管男孩在手术过程中死亡，但开了临床肝移植的先河。与此同时，其他移植也相继开展了起来。1963 年，美国医生詹姆斯·D. 哈迪(James D. Hardy)完成了首例肺移植；1964 年，德国的迪特灵(E. Deltz)开展了首例小肠移植；1966 年，美国的凯利(Kelly)和李拉海(Lillehei)完成了首例胰肾联合移植；1967 年，南非医生克里斯蒂安·巴纳德(Christiaan Barnard)完成了首例原位心脏移植；1968 年，美国的登顿·库利(Denton Cooley)完成了首例心肺联合移植。尽管在初步尝试阶段，很多技术尚未完善，有些移植受者短期内即发生死亡，但临床移植的探索不断向前推进。

(二)移植排斥免疫学科的发展

虽然新的移植手术技术在不断出现和完善，但移植受者和移植器官的长期存活率却难以再提高，有些移植(如胰腺、肺、小肠和脾移植)趋于停滞，其最主要的原因在于免疫排斥反应(图 1-3)。免疫排斥反应是指机体对于异己成分或者变异的自体成分做出的防御反应，它对于细菌、病毒等病原微生物是一道有效的防线，但同样也会攻击移植入体内的脏器。如果说血管吻合技术的创立叩开了器官移植的大门，那么移植免疫学和免疫抑制药物的发展则突破了免疫排斥这一桎梏，开创了临床器官移植的新时代。

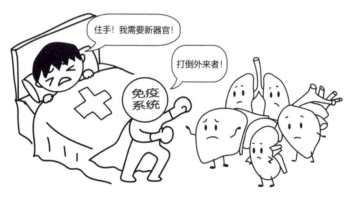

图 1-3 免疫排斥反应

1.移植免疫学的建立

随着器官移植的不断发展，研究者对移植术后免疫排斥反应的认识也逐步深入。1903 年，丹麦生物学家卡尔·詹森(Carl Jensen)观察到了移植过程中的免疫排斥现象；1905 年，卡雷尔提出了自体移植、同种移植、异种移植等重要概念；1912 年，德国外科医生格奥尔格·舍内(Georg Schöne)提出了移植免疫这一概念。1923 年，美国医生卡尔·S. 威廉森(Carl S. Williamson)记录了同种异体肾移植在疗效方面与自体肾移植的显著差异,并首次展示了发生排斥反应肾脏的病理图片。二战期间,英国生物学家彼得·梅达沃(Peter Medawar)(图 1-4)通过显微镜观察到了烧伤患者被排斥的移植皮肤中有大量炎性细胞浸润,于是,猜测移植物受损与免疫激活相关。他用家兔设计了一系列皮肤移植实验,证明了器官移植排斥反应的本质是受体的免疫系统对供者组织器官的免疫应答,由此发现了移植排斥反应的免疫学本质,开创了移植免疫学这一学科。

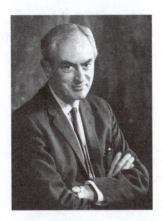

图 1-4　移植免疫学之父——梅达沃

此后,在美国遗传学家及免疫学家乔治·D. 斯内尔(George D. Snell)、法国免疫学家让·多塞(Jean Dausset)、美籍委内瑞拉免疫学家巴鲁赫·贝纳塞拉夫(Baruj Benacerraf)等科学家的努力下,移植免疫学不断取得重要突破,如:发现了小鼠 H-2 系统及其与组织移植的关系;阐明了主要组织相容性复合体(major histocompatibility complex,MHC)与免疫应答的关系;发现了新生期接触供者抗原诱导的免疫耐受;鉴定了第一个人类白细胞抗原(human leukocyte antigen,HLA)等,为移植免疫学的实践奠定了基础。

2. 免疫抑制药物的发展

在移植免疫学的理论基础上,为了抑制移植受者的免疫系统以避免排斥反应,研究者做了大量尝试,包括全身 X 射线照射、全淋巴放射线照射等,但因其毒副作用及感染导致的高死亡率,故未广泛应用于临床。

1953 年,美国的格特鲁德·B. 埃利恩(Gertrude B. Elion)和乔治·H. 希金斯(George H. Hitchings)研制出抑制细胞增殖的药物 6-巯基嘌呤。1960 年,英国学者罗伊·卡恩(Roy Calne)等人将其应用于犬肾移植中,证实可延长移植肾存活时间。埃利恩和希金斯随后研发了 6-巯基嘌呤的类似化合物硫唑嘌呤。1961 年,硫唑嘌呤首次被应用于非亲属成人肾移植,显著延长了移植肾的有功能存活时间。硫唑嘌呤的成功研发及应用,使移植物长期存活成为可能,也开启了免疫抑制药物的研究篇

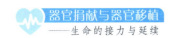

章。随后诞生了以硫唑嘌呤、皮质激素、抗淋巴细胞球蛋白为代表的第一代免疫抑制剂以及联合用药方案。

环孢素(图 1-5)是一种从真菌酵解产物里提取的物质,1976 年,比利时免疫学家让-弗朗索瓦·博雷尔(Jean-Francois Borel)证明了其具有强大的免疫抑制作用。1978—1979 年,卡恩在肾移植、胰腺移植和肝移植术后使用环孢素,取得了满意的效果。环孢素的出现使得同种异体肝、肾、心、胰腺及心肺联合移植者的一年存活率从 30%～50%提升至 70%～85%。环孢素的应用推动器官移植临床工作逐渐进入成熟阶段,成为器官移植发展史上公认的里程碑,开启了器官移植的"环孢素时代"。

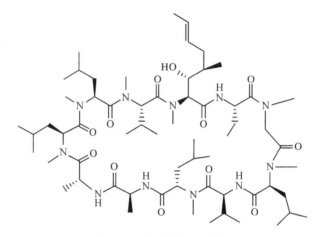

图 1-5 环孢素的分子结构

20 世纪 90 年代,更多的免疫抑制药物被开发并应用于临床,如:1994 年,美国食品药品管理局(Food and Drug Administration,FDA)正式批准他克莫司应用于肝、肾移植;1995 年,吗替麦考酚酯进入临床,此后形成了以钙调磷酸酶抑制剂联合抗代谢药物和糖皮质激素的经典三联免疫抑制疗法。进入 21 世纪,各种新型单克隆抗体不断出现,如抗 CD25 单克隆抗体、人源化抗 CD52 单克隆抗体和共刺激分子阻断剂等。新型免疫抑制药物的应用进一步降低了排斥反应的发生率,提高了移植物存活率,推动了器官移植的临床应用。

(三)器官保存技术的发展

在移植过程中,离体器官不可避免地会经历一段缺血时间,在 35～37℃的温度下(即热缺血),短期内即会发生损伤。1968 年,哈佛大学提出了脑死亡的概念,后来得到大多数国家医学界的认可,并制定法律允许脑死亡器官捐献与器官移植,减少了移植器官的热缺血损伤而保证了其活力。目前,在全球公民逝世后的器官捐献中,脑死亡器官捐献占比超过 80%,成为供器官的主要来源。作为器官移植学的三大支柱之一,器官保存技术与移植手术的成功和移植受者的长期生存密切相关。如何有效地保存离体器官,减少缺血造成的各种损伤,最大限度地保持其活力和功能,是器官移植中的一大重要问题。

最初,人们主要采用低温的生理盐水、乳酸林格氏液等液体对器官进行灌注保存,但仅能保存4～6小时。1967年,美国威斯康星大学福尔克特·O.贝泽尔(Folkert O. Belzer)教授等人发明了一种带有脉冲泵的仪器,利用冻存的携氧血浆在低温、低压条件下能灌注保存肾脏72小时,但因设备复杂而未广泛应用。1969年,美国外科医生杰弗里·科林斯(Geoffrey Collins)提出了器官静态冷保存方法,创用仿细胞内液型器官保存液,利用简单的低温储存方法使供肾能保存24小时。1988年,贝泽尔等在威斯康星大学研制出新型的器官保存液(UW液),并通过实验及临床研究证实其对心、肝、肾和胰腺等器官均具有良好的保存效果,至今仍是临床上常规使用的器官保存液之一。近年来,机械灌注技术的发展进一步提高了器官的保存质量,延长了保存时间,同时还能进行器官修复及质量评估,具有不凡的应用前景。

器官保存技术的发展为临床器官移植争取到了更多的准备时间,为器官远距离分配和运输提供了技术支撑,同时降低了移植物功能恢复延迟和原发性无功能的发生率,提升了移植物的长期存活率,促进了器官移植的高质量发展。

三、现代临床应用

随着外科技术、移植免疫学、免疫抑制药物及器官保存技术等的进步,器官移植的一道道难题被解决,其疗效也显著提高,取得了许多令人瞩目的成绩。到20世纪90年代,肾、心、肝移植已成为临床治疗的常规手段。大部分移植受者术后身心健康,恢复良好,重新回归社会,获得了长久生存的机会。

除上述主要的器官移植外,对其他器官和组织的移植研究正在探索或开始临床应用,并取得了不同程度的进展。例如,甲状旁腺、脾、肾上腺、睾丸、胸腺、神经组织移植相继兴起。一度趋于低潮的肺移植、小肠移植也呈上升趋势,相继出现长期存活的例子。同时,多器官的同种异体联合移植已成为器官移植新的探索热点,人工器官和异种移植也在积极地实验中。

据世界卫生组织统计,2021年,全球实施各类器官移植共144302例,相当于每小时即有16位患者进行器官移植,迄今已有百万余名患者通过他人捐献的器官获得了新生。

四、总结与展望

人类自古就有器官移植的幻想,从18世纪的初步探索到如今广泛的临床应用,经过2个多世纪的奋斗,器官移植已成为治疗各类终末期器官功能衰竭的最有效手段,被誉为"医学皇冠上的璀璨明珠"。同时,在供器官短缺的时代背景下,器官移植仍有许多尚未解决的难题,如诱导免疫耐受、异种移植、器官克隆等。这需要器官移

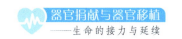

植学及免疫学、遗传学、分子生物学等相关学科的进一步发展。相信在不久的将来，器官移植会不断取得进展、突破，挽救更多患者的生命。

第二节　中国器官移植发展历程

我国的器官移植研究开展较晚，新中国成立之前，我国在这一领域的研究尚属空白。在以吴阶平、裘法祖、夏穗生等教授为代表的老一辈外科学家的倡导及推动下，我国在 20 世纪 50 年代末期开始了器官移植的实验研究。首先在武汉和北京进行了各种动物的肝、肾、肺等器官的同种移植手术的探索，但在当时均未公开报道。我国的临床大器官移植和国外一样始于肾移植。1960 年，北京医学院吴阶平教授在国内开展了首例尸体肾移植，开辟了我国临床器官移植的先河，但由于未采用有效的免疫抑制措施，术后受者未能长期存活。1972 年，中山医学院梅骅教授等人完成了我国首例活体亲属肾移植，患者存活 1 年后因急性重型肝炎而死亡，尸检证明移植肾功能良好。总的来说，这些初步尝试尚属于我国器官移植的起步阶段。直到 20 世纪 70 年代末期，受国外器官移植疗效提升的鼓舞，我国掀起了全国性的器官移植热潮，肾、肝、肺、心等移植全面开展。

1977 年，上海瑞金医院的林言箴和武汉同济医院的裘法祖、夏穗生等揭开了我国临床肝移植的序幕。初期阶段，肝移植效果不佳，大多数受者在 3 个月内死亡。1978 年，上海瑞金医院的张世泽完成了亚洲首例心移植，患者存活了 109 天。1979 年，北京胸部肿瘤研究所的辛育龄尝试为 2 例肺结核患者行单肺移植，因急性排斥反应及感染无法得到控制，受者分别于术后第 7 天及第 12 天行移植肺切除术。1982 年，夏穗生和陈实开展了首例胰腺移植。然而，这一阶段因免疫抑制药物的限制以及移植技术的不尽完善，故移植受者的预后仍不理想。除了肾、角膜等移植外，临床大器官移植还经历了长达 10 年之久的低谷期。

随着新一代免疫抑制药物的问世，国际上器官移植的疗效大幅度提高，我国器官移植与一些技术先进国家的差距进一步拉大。直到 20 世纪 90 年代，由于开始系统引进国外经验，包括提高手术技术、全面应用环孢素等措施，我国的器官移植才逐渐复苏。20 世纪 90 年代初，郑树森教授团队和黄洁夫教授团队，分别成功实施了肝移植术，掀起了中国肝移植的第二次浪潮。此后，心、肝、肺、胰腺、小肠移植在国内各大中心陆续开展，手术适应证、移植技术及免疫抑制药物等逐渐与国际接轨。自此，我国迈进了器官移植蓬勃发展的新时期。1999 年 1 月，在全国器官移植学术会议上，中华医学会器官移植学分会主任委员章咏裳教授表示：我国在肾、肝、心、肺、脾、胰岛、睾丸、骨髓等临床器官组织移植方面,在种类、数量及医治的疗效方面,都达到或接近国际先进水平。

近年来,我国的器官移植事业发展迅速。肾移植技术已进入较为成熟的阶段,肾移植术后存活率居世界前列。在肝移植发展过程中,出现了一批国际知名、规模和水平一流的大型中心和创新项目。我国心、肺移植技术和质量近年来稳步提高,达到国际一流水平。

截至 2022 年,我国具有器官移植资质的医院共 183 家。其中,具有肝移植资质的医院 114 家,肾移植医院 148 家,心脏移植医院 72 家,肺移植医院 54 家,胰腺移植医院 47 家,小肠移植医院 43 家。(注:部分医院同时具备多种器官移植资质。)国际上能开展的人体器官移植手术在中国几乎都能开展。2022 年,我国器官移植总量已跃居世界第 2 位,其中,肝移植 6053 例,肾移植 12712 例,心脏移植 710 例,肺移植 798 例。我国已经成为名副其实的器官移植大国,正向着高质量的创新型器官移植强国大步迈进。

(徐　骁　陈　昊)

● 习题 ···

一、选择题

1. 世界上第一例临床大器官移植是[单选题]　　　　　　　　　(　)

A. 肝移植　　　　B. 肾移植　　　　C. 心脏移植　　　　D. 肺移植

2. 以下说法正确的是[单选题]　　　　　　　　　　　　　　(　)

A. 我国开展最多的人体器官移植是肾移植

B. 1960 年,我国开展了首例活体肾移植

C. 1970 年,我国开展了首例活体肝移植

D. 截至 2022 年,我国器官移植总量为全球第一

3. 以下事件发生的时间顺序排列正确的是[单选题]　　　　　(　)

①环孢素的发现　　　　　　　②现代血管吻合法的创立

③第一例肝移植　　　　　　　④第一例心脏移植

A. ①②③④　　　B. ②③④①　　　C. ②④③①　　　D. ②①③④

二、简答题

经典三联免疫抑制疗法是什么? 请阐述联合用药的原因。

第二章　生命接力与延续

——器官捐献体系的建立与完善

第一节　概　述

一、器官捐献的概念

器官捐献是指公民捐献具有特定功能的心脏、肺脏、肝脏、肾脏或者胰腺等器官的全部或者部分，由医生将其植入器官病损患者体内，用于挽救患者生命或恢复其器官功能的高尚行为。器官捐献分为公民逝世后器官捐献和亲属间的活体器官捐献。公民逝世后在人体器官捐献协调员的见证下，经过法律规定的知情同意手续确认后，符合医学标准的器官均可捐献，之后经过国家器官分配与共享计算机系统，匹配给合适的患者用于器官移植；亲属间的活体器官捐献是指法律所规定的亲属间，如夫妻间、父母与子女间、兄弟姐妹间等，经过严格医学评估和法定审批手续，在不影响自身健康和生命的前提下，可以自愿捐献一个肾或部分肝移植给器官病损的亲属，助其挽救生命或恢复健康。

二、器官捐献的意义

根据历年《中国卫生健康统计年鉴》数据，我国每年有数以百万计终末期器官衰竭患者，其中，适合器官移植的患者达数十万人。根据《中国器官移植年报》，近年来，虽然器官移植量呈上升趋势，最高年移植量2万余例，但器官短缺矛盾仍相当突出。器官短缺现象是全世界器官移植事业面临的共同挑战，由此滋生了器官买卖等违法犯罪行为。为应对这一挑战，全世界的共同经验是大力倡导器官捐献。我国于2010年开始试点公民逝世后器官捐献，目前已经取得长足进步与成效。2022年，我国每百万人口器官捐献率为3.90，而西班牙和美国分别为46.03和44.50。由此可见，我国器官捐献工作与发达国家相比，仍然有相当大的差距，亟须大力倡导器官捐献，以满足器官衰竭患者的医疗需要。

2017年3月31日，"2017全国人体器官捐献缅怀纪念暨宣传普及活动"（图2-1）在上海隆重举办，以下文字节选自各位代表的发言：

器官捐献，的确是一个艰难的选择。生的延续，爱没有终结。

——一位器官捐献者的家属

我必须努力，努力地活在这个世界上，不仅为我，也为他。泰戈尔在《飞鸟集》中写道：世界以痛吻我，要我报之以歌。而，能报之以歌者，皆因你们的爱。

——一位器官移植受者

我总记着海明威的那句话：人们其实是一个整体，别人的不幸，就是你的不幸。不要以为丧钟为谁而鸣。

——一位器官捐献志愿者

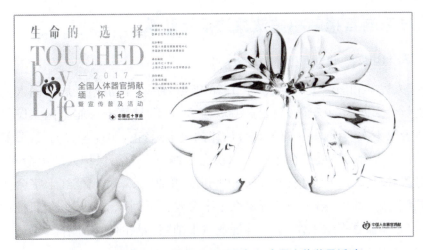

图2-1 2017全国人体器官捐献缅怀纪念暨宣传普及活动

第二节 我国器官捐献管理体系建设历程

一、我国器官捐献体系建设简要历程

2010年3月，依据《人体器官移植条例》，卫生部委托中国红十字会负责参与组织开展人体器官捐献工作，后者于2010年6月举办了首期人体器官捐献协调员培训班，培训内容包括红十字运动基本知识、器官捐献移植基本知识、器官捐献涉及的伦理和法律知识、我国人体器官捐献工作基本情况、世界卫生组织指导原则和国外器官捐献移植典型模式等方面,邀请国内外专家进行授课,为器官捐献协调员培训做了开拓性工作。同时,在全国各地基于医疗机构设立了器官获取组织(Organ Procurement Organizations,OPO),承担器官捐献获取组织及医学工作,并开发了国家器官分配与共享计算机系统用于匹配捐献器官给适合的患者。

2011年6月1日,中国红十字会总会与卫生部印发了《人体器官捐献协调员管理办法(试行)》,正式对协调员实行资格准入管理。2012年7月,中央机构编制委员会办公室批准在中国红十字会总会设立中国人体器官捐献管理中心,其具体承担器官捐献相关工作。2015年8月22日于广州举行的中国器官获取组织联盟大会暨国际器官捐献论坛上,中国首部《中国器官捐献指南》正式发布。自此,人体器官捐献协调员队伍正式走上了职业化发展道路。在专职队伍逐步壮大的同时,各地陆续设立人体器官捐献管理机构,我国器官捐献体系逐渐建立起来。

二、国家器官捐献相关法律法规及政策

(一)《中华人民共和国红十字会法》

《中华人民共和国红十字会法》于1993年10月31日由第八届全国人民代表大会常务委员会第四次会议通过,根据2009年8月27日第十一届全国人民代表大会常务委员会第十次会议《关于修改部分法律的决定》修正,2017年2月24日第十二届全国人民代表大会常务委员会第二十六次会议修订。为了保护人的生命和健康,维护人的尊严,发扬人道主义精神,促进和平进步事业,保障和规范红十字会依法履行职责,制定本法。其中,第十一条规定红十字会履行下列职责:(三)参与、推动无偿献血、遗体和人体器官捐献工作,参与开展造血干细胞捐献的相关工作。

(二)《人体器官捐献和移植条例》

2023年10月20日,国务院第17次常务会议通过《人体器官捐献和移植条例》(以下简称《条例》)。《条例》所称人体器官移植是指摘取人体器官捐献人具有特定功能的心脏、肺脏、肝脏、肾脏或者胰腺等器官的全部或者部分,将其植入接受人身体以代替其病损器官的过程。其中,《条例》第五条规定:"红十字会依法参与、推动人体器官捐献工作,开展人体器官捐献的宣传动员、意愿登记、捐献见证、缅怀纪念、人道关怀等工作,加强人体器官捐献组织网络、协调员队伍的建设和管理。"国家通过建立人体器官捐献移植工作体系,开展人体器官捐献的宣传、推动工作,确定人体器官移植预约者名单,组织协调人体器官的使用。

《条例》第二章"人体器官的捐献"第八条明确规定:"人体器官捐献应当遵循自愿、无偿的原则。公民享有捐献或者不捐献其人体器官的权利;任何组织或者个人不得强迫、欺骗或者利诱他人捐献人体器官。"第九条规定:"具有完全民事行为能力的公民有权依法自主决定捐献其人体器官。公民表示捐献其人体器官的意愿,应当采

用书面形式,也可以订立遗嘱。公民对已经表示捐献其人体器官的意愿,有权予以撤销。公民生前表示不同意捐献其遗体器官的,任何组织或者个人不得捐献、获取该公民的遗体器官;公民生前未表示不同意捐献其遗体器官的,该公民死亡后,其配偶、成年子女、父母可以共同决定捐献,决定捐献应当采用书面形式。"第十条规定:"任何组织或者个人不得获取未满18周岁公民的活体器官用于移植。"第十一条规定:"活体器官的接受人仅限于活体器官捐献人的配偶、直系血亲或者三代以内旁系血亲。"

(三)地方性法规

自开展公民逝世后器官捐献工作以来,一些省(区、市)积极推进器官捐献立法,为器官捐献工作提供法律保障,取得显著进展。广东省深圳市早在2003年8月就出台了《深圳经济特区人体器官捐献移植条例》,成为我国地方立法最早的市。目前,天津、福建、江西、湖北、贵州、云南、重庆等省(市)也陆续出台了人体器官捐献条例。

(四)器官捐献工作指导性文件

1.《卫生部关于委托中国红十字会开展人体器官捐献有关工作的函》

2010年1月25日,为推动人体器官捐献体系建设工作,进一步规范人体器官移植工作,保障人民的健康权益,《卫生部关于委托中国红十字会开展人体器官捐献有关工作的函》正式委托中国红十字会开展人体器官捐献有关工作,包括负责全国人体器官捐献的宣传动员、报名登记、捐献见证、缅怀纪念、救助激励等工作;负责建立人体器官捐献工作队伍并负责开发和维护国家人体器官捐献者登记管理系统,建立国家人体器官捐献者资料数据库;负责设立并管理人体器官捐献基金;负责指导各级红十字会开展人体器官捐献相关工作。

2.《世界卫生组织人体细胞、组织和器官移植指导原则》

2010年5月,第63届世界卫生大会批准了修订后的《世界卫生组织人体细胞、组织和器官移植指导原则》(以下简称《指导原则》)。《指导原则》规定只有在以治疗为目的的情况下,才可以从死者或者活体身上摘取细胞、组织和器官。《指导原则》为器官捐献移植提供一个有序、符合伦理标准并且可接受的框架。

3.《国务院关于促进红十字事业发展意见》

2012年7月10日,《国务院关于促进红十字事业发展意见》指出:党和政府历来高度重视红十字事业。改革开放以来,特别是《中华人民共和国红十字会法》颁布施行以来,我国红十字事业取得了长足发展。为促进我国红十字事业健康可持续发展,该意见提出了以下六个方面的任务:充分认识发展红十字事业的重要意义、着力推进红十字事业改革创新、积极支持红十字会依法履行职责、大力加强红十字会的组织和队伍建设、不断优化红十字事业发展的社会环境及切实加强红十字事业的领导和支持。

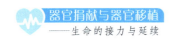
4.《关于进一步推进人体器官捐献工作的意见》

2010年3月，中国红十字会总会和卫生部共同启动了人体器官捐献试点工作，在各方的共同努力下，试点工作取得了明显成效，促进了我国人体器官捐献与移植事业的健康发展。2012年，为稳步推进器官捐献工作，并结合试点工作实践，中国红十字会总会、卫生部发布的《关于进一步推进人体器官捐献工作的意见》（中红字〔2012〕39号）提出，坚持以科学发展观为指导，以保护人的生命和健康为宗旨，大力弘扬"人道、博爱、奉献"的红十字精神，努力为社会主义精神文明建设与和谐社会建设做出贡献为指导思想；以遵循"因地制宜、分类开展、积极探索、稳步推进"为基本原则；以完善规章制度、建立信息平台、促进政策出台为工作目标；对已开展工作和未开展工作的省（自治区、直辖市）提出具体措施。

5.《OTC 杭州会议决议》

人体器官移植技术临床应用委员会（Organ Transplantation Committee，OTC）第十一次、第十二次会议研究并形成了《OTC 杭州会议决议》。为执行《OTC 杭州会议决议》，推进人体器官捐献有关工作，2013年12月9日，《国家卫生计生委办公厅关于推进人体器官捐献有关工作的通知》提出：一是完善人体器官移植临床应用能力评估。将人体器官捐献工作纳入人体器官移植临床应用能力评估指标体系，提出人体器官捐献工作评估有关要求。二是遴选与评估心脏死亡器官捐献（donation after cardiac death，DCD）来源器官移植建设单位。三是进一步推进心脏、肺移植工作。

（五）器官捐献工作试点方案及批复文件

为建立我国人体器官捐献体系，促进人体器官移植健康发展，保障人民群众的健康权益，2010年，中国红十字会总会与卫生部决定共同开展人体器官捐献试点工作。

1.《关于印发人体器官捐献试点工作方案的通知》

2010年3月1日，中国红十字会总会《关于印发人体器官捐献试点工作方案的通知》批复天津市、辽宁省、上海市、江苏省、浙江省、福建省、江西省、山东省、湖北省、广东省开展人体器官捐献试点工作。

2.《关于将湖南省纳入全国开展人体器官捐献工作试点的批复》

2010年6月23日，中国红十字会总会《关于将湖南省纳入全国开展人体器官捐献工作试点的批复》同意湖南省开展人体器官捐献试点工作。

3.《卫生部办公厅关于启动心脏死亡捐献器官移植试点工作的通知》

2011年4月26日，《卫生部办公厅关于启动心脏死亡捐献器官移植试点工作的通知》决定，符合《卫生部关于印发肝脏、肾脏、心脏、肺脏移植技术管理规范的通知》

要求的三级甲等医院可以申请开展心脏死亡捐献器官移植试点工作。

4.《关于将江苏等三省人体器官捐献试点工作扩大至全省的批复》

2011年7月7日,中国红十字会总会《关于将江苏等三省人体器官捐献试点工作扩大至全省的批复》同意江苏省、福建省、湖北省开展人体器官捐献试点工作。

5.《关于将内蒙古等五省区纳入人体器官捐献工作试点的批复》

2011年7月7日,同意将内蒙古、吉林、河南、广西、陕西省(区)列入开展中国人体器官捐献工作试点省(区)。

6.《关于同意开展人体器官捐献工作的批复》

2012年8月1日,中国红十字会总会、卫生部《关于同意开展人体器官捐献工作的批复》同意山西省、安徽省、重庆市开展人体器官捐献工作。

7.《关于批准贵州等省开展人体器官捐献工作的批复》

2013年6月1日,中国人体器官捐献管理中心《关于批准贵州等省开展人体器官捐献工作的批复》同意贵州、海南、云南、甘肃、河北、黑龙江省开展人体器官捐献工作。

(六)器官捐献工作管理机构建设文件

1.《关于成立中国人体器官捐献工作委员会和中国人体器官捐献办公室的通知》

2010年9月3日,经中国红十字会总会和卫生部协商,决定成立中国人体器官捐献工作委员会和中国人体器官捐献办公室。

《关于成立中国人体器官捐献工作委员会和中国人体器官捐献办公室的通知》指出:中国人体器官捐献工作委员会是中国人体器官捐献体系的最高管理机构,由中国红十字会总会和卫生部共同组建,主要职责是:审定中国人体器官捐献体系建设规划、方案及重大工作事项;监督、指导中国人体器官捐献办公室、中国人体器官捐献专家委员会、中国人体器官获取组织以及省级人体器官捐献工作;协调相关国家部委支持开展人体器官捐献工作。

中国人体器官捐献办公室是中国人体器官捐献工作委员会下设的日常工作机构,设在中国红十字会总会赈济救护部,主要负责全国人体器官捐献工作的宣传、动员;组织并管理人体器官捐献志愿者队伍和人体器官捐献协调员队伍;负责对从事人体器官捐献和移植的相关人员开展红十字运动基本知识、人文关怀、社会心理等方面的培训;负责建立和维护中国人体器官捐献者登记管理系统,对器官捐献进行见证;负责接收政府拨款与社会捐赠,建立并管理人体器官捐献基金;建立激励和救助机制,对困难捐献者家属实施救助;开展对器官捐献者的缅怀、纪念;对有突出贡献的单

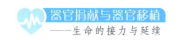

位和个人予以表彰；协调中国人体器官捐献专家委员会和中国人体器官获取组织开展工作；负责对省级人体器官捐献办公室进行监督、指导。

2.《关于成立中国人体器官捐献专家委员会通知》

2011年12月23日，中国红十字会总会、卫生部决定成立中国人体器官捐献专家委员会。《关于成立中国人体器官捐献专家委员会通知》规定，中国人体器官捐献专家委员会的主要职责为：负责组织拟订全国人体器官捐献技术应用规范；负责为中国人体器官捐献工作委员会、中国人体器官捐献办公室等提供政策建议、决策参考和技术咨询；负责对从事人体器官捐献和移植的相关人员开展法规、政策、技术等方面的培训；对省级人体器官捐献专家组进行监督、指导等。

2012年2月20日，中国红十字会总会、卫生部因人事变动，决定对中国人体器官捐献工作委员会和办公室组成人员进行调整。《关于调整中国人体器官捐献工作委员会和中国人体器官捐献办公室组成人员的通知》规定，调整后的工作委员会和办公室职责不变，并附调整后中国人体器官工作委员会及办公室组成人员名单。

3.设立中国人体器官捐献管理中心

2012年7月6日，经中央机构编制委员会办公室批准，设立中国人体器官捐献管理中心，主要负责参与人体器官捐献的宣传动员、报名登记、捐献见证、公平分配、救助激励、缅怀纪念及信息平台建设等相关工作。国家级人体器官捐献管理中心正式成立。

(七)器官捐献工作管理办法及相关文件

1.《人体器官捐献登记管理办法(试行)》和《人体器官捐献协调员管理办法(试行)》

2011年8月8日，中国红十字会总会、卫生部印发了《人体器官捐献登记管理办法(试行)》和《人体器官捐献协调员管理办法(试行)》，进一步规范了人体器官捐献登记和协调员队伍的管理，为建立科学的人体器官捐献登记工作机制奠定了基础，推动了人体器官捐献工作的开展。

2.《人体器官捐献协调员管理办法》

2013年6月1日，中国人体器官捐献管理中心印发了《人体器官捐献协调员管理办法》，对于加强人体器官捐献协调员队伍的建设，提高协调员的业务水平及保障协调员的合法权益提供了政策依据。

3.《中国人体器官捐献志愿登记管理办法(试行)》和《关于进一步开展中国人体器官捐献志愿登记工作的通知》

2014年3月26日，中国人体器官捐献管理中心印发了《中国人体器官捐献志愿登记管理办法(试行)》和《关于进一步开展中国人体器官捐献志愿登记工作的通知》，结合中国红十字会总会赈济救护部于 2012 年底设计的中国人体器官捐献标识，中国人体器官捐献管理中心设计制定了中国人体器官捐献志愿登记卡和登记表并寄发各省，对于规范人体器官捐献志愿登记工作、促进人体器官捐献工作的深入开展及完善人体器官捐献工作体系起到了促进作用。

4.《关于加强器官捐献信息保护工作的通知》

2014 年 6 月 3 日，为保护器官捐献者信息，中国人体器官捐献管理中心印发了《关于加强器官捐献信息保护工作的通知》，提醒各省(区、市)管理机构加强保护意识和防范能力。

5.《关于进一步加强和规范人体器官捐献工作的通知》

2015 年 1 月 9 日，为完善人体器官捐献工作体系，规范人体器官捐献管理，保障我国人体器官捐献事业健康发展，中国人体器官捐献管理中心印发了《关于进一步加强和规范人体器官捐献工作的通知》，内容包括：加大社会宣传力度，营造良好社会氛围；严格按照捐献流程和标准规范开展器官捐献工作；加强和规范协调员队伍管理；加强信息化建设，提高人体器官捐献工作科学化水平；积极探索建立人体器官捐献专项基金，规范开展人道救助工作；严格项目资金使用管理，不断加大经费投入。

三、国家器官捐献相关机构

(一)中国人体器官捐献与移植委员会

2014 年 3 月 1 日，中国人体器官捐献与移植委员会是经国家卫生计生委与中国红十字会总会研究，由人体器官移植技术临床应用委员会(OTC)与中国人体器官捐献工作委员会(China Organ Donation Committee,CODC)合并成立。

中国人体器官捐献与移植委员会由国家卫生计生委主导，在国家卫生计生委和中国红十字会总会党组领导下，对全国人体器官捐献和移植的管理工作进行顶层设计并拟定有关政策措施。该委员会按照国家人体器官捐献和移植的五个工作体系(人体器官捐献体系、人体器官获取和分配体系、人体器官移植临床服务体系、人体器官移植质量控制体系、人体器官移植监管体系)进行统一协调和指导；组织开展法规、政策、技术等方面的培训；评估审核医疗机构人体器官移植临床技术能力及管理水平，并将评估结果上报卫生计生行政部门进行依法管理。

省级人体器官捐献工作委员会为中国人体器官捐献体系的组成部分，由省级红十字会、卫生行政部门和其他相关部门组成，下设省级人体器官捐献管理中心或办公室、省级人体器官捐献专家组和省级人体器官获取组织等。负责管理本行政区域内的人体器官捐献工作;负责依据中国人体器官捐献与移植委员会制定的相关政策并结合当地经济发展情况制定具体的人道救助实施办法。日常执行机构为省级人体器官捐献管理中心或办公室,设在省级红十字会。

1.人体器官捐献体系

人体器官捐献体系由中国人体器官捐献管理中心、省级人体器官捐献管理机构及人体器官捐献专职协调员构成。主要职责:器官捐献宣传动员、报名登记、捐献见证、缅怀纪念、参与公平与救助激励。

2.人体器官获取与分配体系

人体器官获取与分配体系由中国器官获取与分配专家委员会、器官获取组织(OPO)、中国人体器官分配与共享计算机系统(China Organ Transplant Response System，COTRS)及人体器官捐献专业协调员构成。主要职责:识别转介潜在器官捐献人、知情同意、器官获取、器官功能维护与器官分配。

3.人体器官移植临床服务体系

人体器官移植临床服务体系由中国器官移植专家委员会及器官移植医院构成。主要职责:器官移植手术与移植患者的术后随访。

4.人体器官获取移植质量控制体系

人体器官获取移植质量控制体系由国家卫生行政部门监管,包括国家肝脏移植技术医疗质量控制中心(以下简称质控中心)、国家肾脏移植质控中心、国家心脏移植质控中心、国家肺脏移植质控中心、中国小肠移植注册系统和中国胰腺移植注册系统,工作内容涉及器官获取与移植手术及术后随访数据的收集、分析、反馈与质量控制。

5.人体器官捐献与移植监管体系

由县级以上人民政府卫生健康部门负责人体器官捐献和移植的监督管理工作。其主要职责为器官捐献、获取、分配、移植与术后管理的监督与管理。

(二)中国人体器官捐献管理中心

2012年7月,经中央机构编制委员会办公室批复同意,在中国红十字会总会设立中国人体器官捐献管理中心。

中国人体器官捐献管理中心隶属于中国红十字会总会,属中央财政补助事业单位。其主要职责和人员编制确定如下:

(1)协调国家卫生和计划生育委员会(现国家卫生健康委员会)有关部门,负责开展全国人体器官捐献的宣传动员、报名登记、捐献见证、分配见证、救助激励和缅怀纪念等相关工作。

(2)负责建设和维护全国人体器官捐献信息化平台,包括捐献报名登记管理系统、人体器官捐献者登记管理系统,建立国家人体器官捐献者资料数据库。

(3)负责接收政府拨款与国内外捐赠,建立和管理中国人体器官捐献基金,用于人体器官捐献事业发展,为捐受双方提供必要的人道救助。

(4)负责人体器官捐献协调员及志愿者的组织、管理和培训工作。

(5)负责指导地方人体器官捐献管理机构开展相关工作。

(6)开展人体器官捐献学术研究和国内、国际交流。

(7)对在开展人体器官捐献工作中有突出贡献的单位和个人予以表彰奖励。

(8)完成中国红十字会总会交办的其他工作。

(三)地方人体器官捐献管理中心

省级人体器官捐献管理中心或办公室是省级人体器官捐献工作的管理机构,主要职责如下:

(1)负责所在行政区域内的器官捐献宣传推动工作。

(2)负责招募并管理辖区内人体器官捐献志愿者队伍和人体器官捐献协调员队伍。

(3)负责对辖区内从事人体器官捐献移植的相关人员开展培训;负责向人体器官捐献者登记管理系统登记相关信息。

(4)负责组织省级人体器官捐献评估小组开展评估工作。

(5)参与器官获取分配工作,对器官获取分配过程进行监督见证。

(6)负责接收政府拨款与社会捐赠,建立并管理省级人体器官捐献基金。

(7)依据省级人体器官捐献工作委员会制定的救助实施办法,对困难捐献者家属进行救助。

(8)开展对器官捐献者的缅怀纪念。

(9)负责协调省级人体器官捐献专家组和省级人体器官获取组织开展工作。

(10)对有突出贡献的单位和个人予以表彰等。

目前,已有31个省份正式开展工作。天津、陕西、浙江、湖北、黑龙江、江西、新疆、湖南、安徽、上海、广西、贵州、海南共13个省(区、市)已正式成立省级人体器官捐献管理中心或在已有机构中增加了从事器官捐献工作的相关编制;河北、吉林、辽宁、内蒙古、江苏、重庆、广东、云南共8个省(区、市)已正式成立省级器官捐献办公室;另有8个省份设立了临时负责机构。

(高新谱　叶啟发　薛武军)

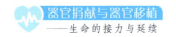

习 题

一、选择题

1. 以下各省成立人体器官捐献管理中心时间顺序排列正确的是[单选题]（　　）

①天津　　　　　②浙江　　　　　③云南　　　　　④上海

A. ①③④②　　　　　　　　　　B. ②③④①

C. ④①②③　　　　　　　　　　D. ①②④③

2. 以下说法正确的是[单选题]　　　　　　　　　　　　（　　）

A. 2022年我国每百万人口器官捐献率全球排名第二

B. 截至2022年，我国各省已全部成立省级人体器官捐献管理中心

C. 广东省深圳市是我国对人体器官捐献移植条例立法最早的市

D.《人体器官移植条例》于2015年颁布

二、简答题

1. 你认为器官移植有益于社会吗？

2. 你认为建立完善的器官移植监督体系的意义是什么？

3. 如果有机会，你想对自愿捐献器官的捐献人讲些什么？

第三章　供者评估与器官捐献流程

第一节　供者评估

一、评估目的和原则

器官移植是目前治疗终末期器官衰竭的有效手段,随着器官移植在国内外的不断开展,越来越多的学者投身于相关领域的研究,各项指南标准及专家共识被陆续发布,使器官捐献的开展及器官移植的实施越来越规范。供者的评估及维护,器官功能的评估及维护,器官的获取、保存和运输等是器官捐献过程中的主要内容,这在很大程度上决定了捐献器官质量及移植疗效。供者及器官评估的目的就是通过检测供者及器官的各项相关指标来评价器官功能,将符合捐献质量要求的器官进行捐献,匹配给相应受者,从而提高器官移植的成功率。

目前,我国移植器官的主要来源是公民逝世后自愿捐献和亲属间活体捐献。在公民逝世前治疗的主要目的是,尽一切可能应用各项治疗手段来积极挽救及延长患者生命。部分公民达到死亡判断标准,生前有器官捐献意愿,或生前没有反对器官捐献,直系亲属同意并表达捐献器官的意愿时,临床治疗的主要目的将转向优化供器官功能,为后续能够获取尽可能多数量、尽可能高质量的移植器官做出积极努力。

二、供者基本评估内容

(一)捐献分类标准

2011年2月,卫生部正式发布中国公民逝世后器官捐献分类标准(简称"中国标准",卫办医管发〔2011〕62号),将我国公民逝世后器官捐献标准分为以下三大类。

1. 中国一类(C-I)

国际标准化脑死亡器官捐献(donation after brain death,DBD)标准,即脑死亡案例,经过严格医学检查后,各项指标符合脑死亡国际现行标准和国内最新脑死亡标准,由通过国家卫生健康委员会委托机构培训认证的脑死亡专家明确判定为脑死亡;家属完全理解并选择按脑死亡标准停止治疗、捐献器官;同时获得案例所在医院和相关领导部门的同意和支持。

2. 中国二类(C-Ⅱ)

国际标准化心死亡器官捐献(donation after cardiac death,DCD)标准,包括Maastricht标准分类中的M-Ⅰ~Ⅴ类案例;其中,M-Ⅰ、M-Ⅱ、M-Ⅳ、M-Ⅴ几乎没有争议,但成功概率较小,其器官产出对医疗技术、组织机构及运作效率的依赖性极强。M-Ⅲ所面临的主要问题是,关于"抢救与放弃"之间的医学及伦理学争论需要用具有法律效力的、权威性的医学标准、共识或指南来保证其规范化实施。

3. 中国三类(C-Ⅲ)

中国过渡时期脑-心双死亡器官捐献(donation after brain death plus cardiac death,DBCD)标准,虽已完全符合DBD标准,但因缺乏脑死亡相关法律,现依严格程序按DCD实施;这样做实际上是将C-Ⅰ类案例按C-Ⅱ类处理,既类似M-Ⅳ类,又不同于M-Ⅳ类(M-Ⅳ为非计划性、非预见性脑死亡后心脏停搏)。

为规范人体器官捐献评估工作,浙江省从2012年起,建立由重症医学、神经外科、神经内科等专家组成的省级人体器官捐献评估组,实行救治医院、省级评估组成员、核心组成员"三级评估"制度,三级评估的相关专家意见一致,并在《浙江省人体器官捐献病情评估表》签署意见后方可启动捐献。

做出捐献评估结论及死亡判定的医生,不应参与器官获取及移植,也不负责照料器官移植的任何预期受益人,以避免产生利益冲突。

(二)基本内容

基本内容包括供者年龄、性别、民族、身高、体重、体温、心率、呼吸、血压、血型等。这些基本内容的采集有助于全面了解供者信息,评估供器官功能。例如,随着年龄的增长,供者及各个器官的质量会逐渐下降,但有研究表明,接受高龄供者器官的移植受者,术后并发症的发生率与接受一般供者器官的移植受者相比没有明显差异,所以高龄并不是术前选择供者的绝对禁忌证。同时,供者的吸烟、酗酒、吸毒史也是需要掌握的。一些器官捐献的禁忌证见表3-1。对于病情危重的器官捐献供者,在生命体征不稳定的时候,没有足够的时间进行详尽调查,检查结果也可能不完善,因此,必须综合供者的基本情况进行评估,以确保移植器官的质量,最终达到降低移植风险的目的。

表 3-1 器官捐献的禁忌证

绝对禁忌证	相对禁忌证
严重的细菌、真菌和病毒引起的全身性感染(尤其是由多重耐药菌引起的全身性感染)	已经控制的中枢神经系统或皮肤恶性肿瘤
	供者患有内科疾病(高血压合并肾病、糖尿病合并肾病、系统性红斑狼疮)
颅外恶性肿瘤	乙型肝炎病毒(hepatitis B virus, HBV)、丙型肝炎病毒(hepatitis C virus, HCV)血清学阳性
人类免疫缺陷病毒(human immunodeficiency virus, HIV)感染	已治愈的感染性疾病
血行播散型肺结核	年龄超过 65 周岁
B 型血友病	小肠穿孔合并肠内容物外溢等
不明原因脑炎	—
播散性隐球菌感染	—
最近有静脉注射吸毒	—

(三)病史

现病史包括导致死亡的损伤或发病原因、重症监护室(intensive care unit, ICU)住院时间、当前的临床状况(各种供者标本实验室检查结果、影像学资料及病理学检测结果)、病程记录(供者治疗记录、抢救记录、护理记录等)、机械通气参数、合并感染及抗感染方案、心律失常或血流动力学不稳定的时间、心肺复苏次数及持续时间、低血氧饱和度的时间、药物的使用种类和剂量等。既往病史包括高血压、糖尿病、其他代谢性疾病等可能影响器官功能的病史、传染病病史、手术史等。个人史包括个人嗜好、吸毒史、不良职业环境暴露史、疫区接触史、动物接触或咬伤史、疫苗接种史、冶游史、过敏史等。家族史包括家族遗传性疾病、类似疾病等。

(四)特殊评估内容

研究发现,与年龄相关的高血压病史及肾小球滤过率降低是影响供肾质量的两项独立危险因素。同时,患有糖尿病的供者肾活检标本也显示有不同程度的组织损伤,因此,长期使用胰岛素控制血糖的糖尿病也是肾脏捐献的相对禁忌证。

恶性肿瘤、感染和其他可能由于移植物而传播的疾病,也是捐献器官需要考虑的重要因素。有学者指出:供者肿瘤转移风险与肿瘤性质、干预措施等多种因素有关,仔细筛选供者可以减少肿瘤转移的可能性,使得肿瘤传播的风险与等待移植的死亡风险相平衡甚至更低。器官获取过程中应全面探查胸腹盆腔各脏器的情况,若发现疑似肿瘤组织,应立即进行活检明确其诊断及病理类型。

此外，也要警惕感染的风险，下列感染性疾病患者禁止器官捐献：

（1）多重耐药菌。

（2）活动性结核。

（3）未经治疗的细菌或真菌脓毒症。

（4）地方性流行真菌病的活动性感染。

（5）潜在中枢神经系统（central nervous system，CNS）感染，包括不明原因的CNS 感染（脑炎、脑膜炎）、狂犬病、未经治疗的隐球菌感染等。

（6）血清学或分子学诊断人类嗜 T 淋巴细胞病毒（human T lymphotropic virus，HTLV)-1 或 HTLV-2 感染。

（7）血清学或分子生物学诊断人类免疫缺陷病毒（HIV）感染等。

总之，应尽可能全面地收集供者现病史、既往史、个人史及家族史等信息，细致分析并充分发现或排除器官捐献与移植的禁忌证，为器官捐献的后续工作提供全面的信息支持。

三、器官功能评估

器官的选择要基于对供者各项体格检查、实验室检查、器官形态和功能指标的评估，以确保器官可用、移植后能发挥功能以及避免疾病传播给受者。不同移植团队之间器官选择标准可能存在细微差异，并且可能被受者的状态所影响，但相同的是对于器官功能评估及选择的第一要务是避免移植后移植物失去功能，直接导致手术的失败；第二要务则是避免移植后移植物功能不良，以避免给受者带来长期的危害。接下来将分别介绍肝脏、肾脏、心脏、肺脏的功能评估。

(一)肝脏功能评估

肝脏供者检查包括血常规、肝功能、病毒学指标、感染指标、肿瘤指标、凝血时间以及 B 超、CT 等。

首先应通过肝脏超声、CT 及 MRI 等影像学检查排除明显的脂肪肝、肝硬化、肝纤维化、肿瘤或其他形态学异常，通常明显的肝纤维化、肝硬化、重度脂肪肝和肿瘤患者的器官不可用于捐献。研究表明，不同程度的脂肪肝供者对受者预后有不同程度的影响，轻度脂肪变性（＜30％）供肝相对安全，而中度脂肪变性（30％～60％）供肝在紧急情况下可以选择使用，重度脂肪变性（＞60％）供肝一般不建议用于移植。所以，当肝脏供者有脂肪肝时，应先进行穿刺病理学检查来进一步明确脂肪肝的严重程度，视病理学检查结果来决定供肝是否弃用。其次，供肝获取后，需评估以下内容：肝脏形态和重量、肝脏的血管及胆管解剖变异程度、灌注是否充分、灌注前后肝脏变化情况等。供肝热缺血时间（warm ischemia time，WIT）和冷缺血时间（cold ischemia time，CIT）将直接影响移植效果，需尽可能创造条件去缩短冷、热缺血时间以保障供肝质量。影响移植肝预后的主要因素包括：供者年龄＞65周岁、大泡性脂肪变性＞30％、冷缺血时间＞12小时、血流动力学不稳定导致心搏骤停而复苏的供者、劈离式肝移植(split liver transplantation,SLT)等。

(二)肾脏功能评估

肾脏功能评估应综合考虑供者年龄、基础疾病(如高血压、糖尿病、蛋白尿和慢性肾脏疾病)、肾脏的功能和形态等。首先是年龄，一般来说没有严格的限制，老年供肾可能会影响移植后肾脏的使用寿命，所以老年供肾更倾向于移植给老年受者，这一点在各种器官的移植中都基本相同。其次，高血压、糖尿病、蛋白尿和慢性肾脏疾病均可影响肾移植的预后效果，因此有相关基础疾病者需认真评估其对肾脏功能的影响。肾脏的功能和形态也是基础评估内容之一，考虑因素包括尿量、当前和既往血清肌酐水平、肾小球滤过率或肌酐清除率、尿常规、泌尿系统超声检查结果。供肾获取后评估注重肾脏肉眼观和灌注情况，包括供肾表面是否光滑、有无瘢痕或囊肿、肾周脂肪与肾包膜有无粘连、灌注后肾脏颜色、有无血管解剖变异、供肾动脉粥样硬化以及肾脏活组织检查情况等，供肾轻度病变(如肾小球硬化、间质纤维化、动脉硬化或肾小管萎缩)经慎重考虑可行移植手术。需要注意的是，很多供者在抢救过程中都会出现血肌酐上升，甚至要辅以血液透析治疗，需要尽早鉴别肌酐升高的原因并进行干预，确定其是否为可逆性损伤，若肾脏本身发生器质性病变，则应弃用。与供肝相同，供肾热缺血时间和冷缺血时间也会影响移植效果，研究表明：供者肾脏热缺血时间大于30分钟，将加重供肾缺血再灌注损伤，会对供肾造成不可逆的损害；供肾冷缺血时间大于18小时，移植肾存活率开始下降，若冷缺血时间大于36小时，移植肾存活率将更低，因此应尽量缩短冷热缺血时间。

(三)心脏功能评估

供心的评估标准需考虑供者年龄、心脏基础病变、急性心肌缺血相关指标检查、供受者体重比例、冷缺血时间、心电图等。

年龄小于45周岁的供者，其心脏在冷缺血时间延长、受者存在并发症等不良情况下也可用于移植；供者年龄在45~55周岁，其心脏冷缺血时间较长，受者一般状况可且无并发症的情况下可考虑移植；供者年龄大于55周岁，不建议移植或仅用于挽救生命等紧急的特殊情况。在基础病变方面，如发现供心的任何一条冠状动脉主干发生堵塞将不考虑使用，同时，既往有心脏病史、冠状动脉粥样硬化性心脏病或心肌病的高危因素、胸部外伤、颅脑损伤后患者在重症监护室中恢复的时间较长、呼吸心跳骤停等也被认为是影响心脏移植预后的危险因素。急性心肌缺血相关指标检查，包括一系列酶的水平变化，如肌钙蛋白、肌酸磷酸激酶(creatine phosphokinase,CK)等，应结合病史和病情进展做出综合判断。同时，供者体重不低于受者体重的70％时进行心脏移植是安全的；但当供者为女性、受者为男性时，供者体重不得低于受者体

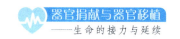
重的 80%。年轻心脏供者,如心功能正常、未使用正性肌力药物支持的条件下,供心冷缺血时间大于 6 小时也可被接受用于心脏移植。此外,心电图是否正常或是否有轻微 ST-T 改变,有无心脏传导异常也是重要的供心评估内容。

(四)肺脏功能评估

理想的供肺标准如下:ABO 血型相容、年龄小于 60 周岁、吸烟量少于 400 支/年、持续机械通气小于 1 周、氧合指数大于 300mmHg(PEEP=5cmH$_2$O)、胸片显示肺野相对清晰、支气管镜检查示各气道腔内相对干净、痰液病原学检查示无特别致病菌。

然而,从严重颅脑损伤、脑干死亡、死亡判定、器官保存和移植手术直到再灌注之前的各个环节,均存在对供肺产生不可避免损伤的可能,达不到供肺的理想状态,但限于供肺的紧缺,部分非理想供肺也是可以被接受的:年龄小于 80 周岁的供者氧合指数如大于 250mmHg,经适当评估和肺复张后,仍可考虑肺脏捐献。胸部 X 线检查提示肺野内有少量到中等量的渗出影,或气道内存在脓性分泌物经治疗维护后有改善,也不作为排除标准。供者不能有基础性肺疾病(如活动性肺结核、肺癌等),但支气管哮喘是可以接受的。

四、供者生命及器官功能维护

供者生命及器官功能维护是为了保证血液平稳供应,提高组织细胞的供氧,避免器官进一步损伤和功能破坏,最终达到保护器官功能,使器官捐献与移植顺利进行。量化的目标包括"4 个 100 原则",即收缩压>100mmHg(1mmHg≈0.133kPa),尿量>100mL/h,动脉血氧分压(arterial partial pressure of oxygen,PaO$_2$)>100mmHg,血红蛋白>100g/L。

(一)供者生命体征的维护

供者生命体征的维护,第一步就是要完善供者监护体系,如体温、脉搏、血压、氧饱和度、心电图等。患者病情进展到脑死亡阶段,即进入病情终末期时,各个器官及系统都存在一定程度的功能损伤,机体内环境复杂和紊乱,因此需要持续、严密监测供者的生命体征。

第二步就是要建立各个器官和系统的功能支持。循环系统的稳定是供者维护的关键,血液灌注不足会引起组织细胞缺氧,影响器官质量及功能,最终导致移植失败;维护有效的呼吸功能可以使用机械通气支持,预防肺水肿、呼吸道感染等全身反应对供者的损害。除此之外,将供者各项指标维持在正常范围内也是极为重要的,如供者在治疗过程中出现的内环境失衡易被忽视,从而导致部分器官弃用。炎症、感染、创伤等原因都有可能引起凝血功能障碍,甚至出现弥散性血管内凝血(disseminated intravascular coagulation,DIC),从而损伤器官质量及功能,影响部分器官的捐献。

(二)器官功能维护

捐献器官的功能直接影响移植手术的成功率,同时对术后受者恢复也起到决定性作用。对于器官功能维护而言,不同器官有其不同特点,但总体来说也有许多共同之处,如维护捐献前供者生命体征及内环境的稳定、维护各器官功能、缩短器官冷热缺血时间、控制离体器官保存温度、置于合适的保存液中、对捐献器官的各项操作应注意动作轻柔等。只有严格按照供者及器官功能维护的标准进行,才能保证捐献器官的功能,从而提高移植手术的成功率和受者的长期生存率。

第二节　器官捐献工作流程

人体器官捐献是生命馈赠的过程,是一个失亲家庭对陌生的、未知的器官衰竭患者的善意,更是对器官捐献和移植工作体系的信任。所以人体器官捐献工作开展的过程及工作流程的制定,不仅要严格遵守相关的法律法规、伦理要求,更要体现人文关怀、社会对捐献者家庭的尊重和敬意。

人体器官捐献工作流程主要包括捐献报名登记、发现动员、捐献评估、捐献确认、伦理审查、器官分配、死亡判定、器官获取、器官转运、遗体处理、缅怀纪念、人道关怀等环节(图 3-1)。

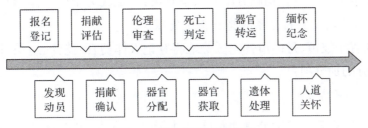

图 3-1　器官捐献工作流程

一、报名登记

《中华人民共和国民法典》第一千零六十条第一款规定:完全民事行为能力人有权依法自主决定无偿捐献其人体细胞、人体组织、人体器官、遗体。任何组织或者个人不得强迫、欺骗、利诱其捐献。完全民事行为能力人依据前款规定同意捐献的,应当采用书面形式或者遗嘱形式。自然人生前未表示不同意捐献的,该自然人死亡后,其配偶、成年子女、父母可以共同决定捐献,决定捐献应当采用书面形式。

报名登记是指完全民事行为能力人表达身故后无偿捐献人体器官决定的方式,

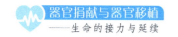

可以通过以下途径进行登记。

(一)登记方式

(1)通过微信公众号"中国人体器官捐献",在"志愿登记"窗口登记。

(2)通过"中国人体器官捐献管理中心"网站(www. codac. org. cn),在"志愿登记"栏目进行登记。

(3)通过"施予受器官捐献志愿者服务网"(https://www. savelife. org. cn),在"志愿登记"栏目进行登记。

(4)通过各级红十字会,获取《人体器官捐献报名登记表》进行登记。

(5)通过中国人体器官捐献管理中心授权的单位或组织进行登记。

在实际工作中,器官、遗体、组织捐献是密不可分的,所以在登记时,登记者可以根据自己的意愿,同时登记几项或只选择其中一项捐献意愿进行登记。

中国人体器官捐献管理中心网站数据显示,截至2023年9月10日,全国登记人数超过636万人,其中,60%左右的登记者年龄在30周岁以下。人体器官捐献志愿登记正成为年轻人"珍爱生命、传递善意、崇尚奉献"理念的表达方式。

捐献志愿登记是个人意愿的表达,主要意义是告知家属自己对身故后器官(遗体、组织)捐献的决定。

(二)常见问题

1. 人体器官(遗体、组织)捐献报名登记有什么优惠政策?

(1)根据国家人体器官捐献分配与共享政策:登记成为中国人体器官志愿捐献者3年以上,在本人需要器官移植时将获得优先权。

(2)浙江省宁波市、舟山市普陀区等地将登记人体器官(遗体、组织)捐献,纳入新居民管理积分的加分项目。

2. 宗教信仰会不会影响器官(遗体、组织)捐献?

绝大部分的宗教都鼓励分享和布施,认同器官(遗体、组织)捐献的精神,并赞颂器官捐献是造福众生、功德无量之举。

3. 本人有捐献意愿,需要征求近亲属的同意吗?

捐献志愿登记是具有完全民事行为能力的公民表达身故后人体器官(遗体、组织)捐献意愿的方式,受法律保护。但捐献时,往往需要考虑到近亲属的意见和情感,所以建议告知近亲属自己的决定,并尽量征得他们的同意。

4. 捐献者或其近亲属只愿捐献某一种器官,其他器官会被获取吗?

不会。捐献者或其近亲属可以书面形式表明自愿捐出的器官种类和数量,器官获取组织会严格按照捐献者意愿获取器官,协调员会负责见证获取过程。

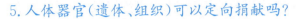

5. 人体器官(遗体、组织)可以定向捐献吗?

器官、眼组织分配要符合临床医学需要,坚持公平、公开、公正的原则。移植时需要考虑诸多因素,如匹配程度、病情紧急程度、移植等待时间等,谁最适合接受移植,根据卫生部门有关分配原则来确定。所以器官和眼组织捐献不可以定向给某位特定人员。

遗体捐献时,志愿捐献者及其家庭可以选择某家医学院校,如没有特别要求,将会按照省、市、县三级实行就近捐献。

6. 捐献志愿登记时需要体检吗?

志愿捐献登记时,无须体检,临终状态时会有工作人员评估是否适合捐献。

7. 捐献者近亲属是否可以和接受者见面?

不能。基于尊重捐献者和接受者的隐私权,双方的基本信息都会严格保密,医护人员不会透露双方姓名或其他个人资料,以免给当事人造成困扰。

如果捐献者和接受者双方需要,相关工作人员可告知捐献者家属有关接受者移植术后的恢复进展,并且可担任"捐"和"受"双方的联系,传递关怀。

二、发现动员

发现动员是指负责发现动员的专职工作人员〔一般来自人体器官获取组织(OPO)〕,向符合器官捐献基本条件的患者的近亲属宣传、讲解器官捐献,并征求近亲属对器官捐献意愿的过程。这一过程是"给患者家属第三种选择"。

符合器官捐献条件的患者,通常是原发性或继发性重度颅脑损伤、生命无法挽回的。在我国人体器官捐献工作未开展之前,这类患者一般选择在医院维持治疗,直至患者多器官功能衰竭被宣告临床死亡,或是选择维护生命的尊严、终止维持性治疗后死亡。器官捐献工作给这类患者及其家庭一个更有意义的选择。曾经有位捐献者的父亲这样说:"我儿子已经脑死亡了,看着他在监护室里一天天煎熬着,我就想让别人帮他活着。"

(一)信息来源

很多人会有疑问:"你们怎么知道这些患者的信息?"捐献志愿登记者也会问:"万一我以后出了意外,你们怎么知道我要捐献器官呢?"符合器官捐献条件的患者一般都会在特定的科室治疗,如监护室、神经外科、急诊科等。人体器官捐献管理机构定期对特定科室的医务人员进行人体器官捐献相关知识培训,提高医护人员对人体器官捐献的了解及识别潜在捐献者的能力。2013 年,浙江省红十字会、浙江省卫生厅联合发文,要求各级医院在维护患者的生命和治疗权益时,要及时发现潜在捐献者,并把潜在捐献者信息报送本级红十字会,并协助做好器官维护、死亡判断、器官获取等工作;同时,在上述重点科室的门口设置了器官捐献的宣传展板,以便让潜在捐献者的家属获取器官捐献的相关信息。所以,潜在捐献者的信息来源主要有以下两个方面:

(1)患者已经进行捐献志愿登记或家属提出患者过世后捐献器官的意愿,家属主动联系主管医生、红十字会、OPO 等。

(2)重点科室医护人员转介潜在捐献信息。

其他还有 OPO 专职工作人员深入 ICU 宣传时发现、公安部门信息转介等。

(二)潜在捐献者的基本条件

(1)潜在捐献者身份明确。

(2)潜在捐献者发病原因或死亡原因明确。如有以下情况一般不予考虑:在被拘捕或羁留于政府部门期间死亡、在精神病院内发生的死亡个案、中毒导致死亡、与医院有医疗纠纷、死亡原因需要公安司法部门进一步调查等。

(3)年龄一般不超过 65 周岁,但主要视器官的可用性而定。近年来,随着器官捐献评估、维护经验的不断积累,以及边缘供者使用移植技术的进步,捐献者年龄的上限也在不断提高。以浙江为例,年龄最大的捐献者为 79 周岁。

(4)无人类免疫缺陷病毒(HIV)感染。

(5)无药物滥用、无静脉注射毒品、无同性恋或双性恋等高危活动史。

(6)无恶性肿瘤病史,但部分中枢神经系统的肿瘤和一些早期的恶性肿瘤经过成功治疗后可以考虑。

(7)无活动性、未经治疗的全身性细菌、病毒或者真菌感染。

(8)血流动力学稳定。

(9)捐献器官功能基本正常。

(三)沟通目标

凡是符合潜在捐献者基本条件的患者,当医生和家属讨论死亡时,不管患者曾经是否表达过器官捐献的意愿,OPO 工作人员都会和患者家属讨论器官捐献的相关事宜。主要有以下 4 个方面的工作内容:

(1)向潜在捐献者家属宣传器官捐献的意义、介绍器官捐献的具体流程,争取获得家属的理念认同。

(2)了解潜在捐献者的家庭成员情况。

(3)潜在捐献者是否曾表示不同意捐献器官。《人体器官移植条例》第八条第二款规定:公民生前表示不同意捐献其人体器官的,任何组织或者个人不得捐献、摘取该公民的人体器官;公民生前未表示不同意捐献其人体器官的,该公民死亡后,其配偶、成年子女、父母可以以书面形式共同表示同意捐献该公民人体器官的意愿。

(4)潜在捐献者在发病、抢救、治疗等过程中是否存在各类纠纷。

捐献动员过程中,工作人员会严格遵守自愿无偿的原则,真实、详细地告知家属关于器官捐献的常识、流程、政策,不强迫、欺骗或者利诱捐献,尊重潜在捐献者及家属关于器官捐献的决定。工作人员会与捐献的评估专家联合开展工作,确保不因器官捐献工作的介入而影响患者应有的抢救和治疗。

发现动员是人体器官捐献流程的核心环节,同时也是最难的一个环节。只有获得患者家属的支持和理解,才能成功实现捐献。符合潜在器官捐献条件的患者大多数是突发疾病或意外入院抢救的,家属正处于极度悲痛的状态,同时又面临处理医疗、交通事故、工伤、家庭等问题,需要工作人员掌握的不仅仅是器官捐献相关的专业知识,更需要有良好的沟通技巧、哀伤辅导、人文关怀,以及协助协调公安、司法、民政等相关人员的能力。

据不完全统计,目前,在被转介的潜在捐献者信息中,动员成功率大约为20%。在实践过程中,患者曾表达过器官捐献意愿的,家属基本都能尊重患者本人的遗愿,同意捐献;患者家庭中有成员登记过器官捐献、接受过器官移植、受到过社会帮助等情况的,家属同意的概率也会增加。

三、捐献评估

捐献评估主要是对潜在捐献者是否符合器官捐献条件做出评估。

评估的目的,首先是保障潜在捐献者的生命和治疗权益,如保障潜在捐献者不因家庭、经济、事件处理等被放弃有效治疗而选择器官捐献;其次是评估和维护捐献器官的质量,保障受者的移植安全。

评估的主要内容包括以下3个方面:

(1)对潜在捐献者的疾病状态做出评估,评估患者是否符合脑死亡或生命不可逆的状态。

(2)评估和维护捐献器官的质量。

(3)建议适合的器官捐献类型。

四、捐献确认

捐献确认是指潜在捐献者经评估符合器官捐献条件,在2名人体器官捐献协调员(以下简称协调员)的见证下,其近亲属签署人体器官知情同意文书的过程。

人体器官捐献协调员是指经过红十字会认定的,负责人体器官捐献宣传动员、现场见证、信息采集报告等工作并协助完成人体器官捐献其他相关事务的人员,主要来自红十字会的工作人员或是医疗机构的红十字志愿者。

(一)基本前提

(1)潜在捐献者家庭了解有关人体器官捐献全面、充分和准确的信息后,自愿做出同意捐献的决定。

（2）潜在捐献者生前未表示不同意捐献器官。

（3）经过严格捐献评估，潜在捐献者符合器官捐献的条件。

（4）确定器官捐献不影响潜在捐献者涉及的交通事故、工伤等相关事件的处理。

由于器官捐献会影响遗体的完整性，所以在具体工作中，应遵循司法优先的原则，如器官捐献可能会影响对潜在捐献者死亡原因的认定，应终止捐献程序。

（二）近亲属范围

具有知情同意权的近亲属范围参照如下顺序：

第一顺序：配偶、成年子女、父母。

第二顺序：兄弟姐妹。

第三顺序：祖父母、外祖父母，孙子女、外孙子女。

近亲属知情同意遵循同一顺序近亲属一致同意的原则，对是否捐献以及捐献器官的种类和数量的意见必须一致。器官捐献决定由前一顺序的近亲属做出的，无须征求下一顺序近亲属的同意；无前一顺序近亲属时，顺延征求下一顺序全体近亲属的意见。

（三）签署流程

（1）协调员根据收集的潜在捐献者及其近亲属的身份及关系证明，再次核实近亲属的身份。

（2）协调员再次详细地向潜在捐献者近亲属介绍人体器官捐献的法律法规、基本原则、流程等，特别要讨论接下来流程的安排，解答近亲属对器官捐献的疑问。

（3）近亲属确认选择器官捐献类型、捐献器官种类和数量，并共同在《公民逝世后人体器官捐献告知书》和《人体器官捐献亲属确认登记表》上签字、按手印。如果有知情同意权的近亲属因故不能到达现场签字的，在同意捐献的情况下，可以通过书面委托的形式，委托现场的家属代为签字。

签署的全过程，必须由 2 名协调员全程现场见证，对签署知情同意文书过程进行拍照，必要时进行录音、录像，在留取影像资料前会告知近亲属，并妥善保存，保护捐献者家庭的隐私。

五、伦理审查

伦理审查是指人体器官捐献伦理委员会（以下简称伦理委员会）根据 OPO 提交的器官捐献相关资料，对该次捐献案例是否符合相关法律法规、伦理原则等进行审查，并出具同意或不同意的书面意见。

伦理委员会应遵循科学、独立、公平、公正、及时的原则，并遵守国家有关法律规定。

(一)人员组成

(1)伦理委员会成员主要包含医学、法学、伦理学等领域的专家。

(2)从事人体器官移植的医务人员不超过委员会总人数的1/4。

(二)审查内容

(1)捐献者的病情是否不可逆,潜在捐献者生命状态的判定标准和程序是否符合相关规定。

(2)器官捐献的知情同意手续是否符合相关法律法规的规定,是否符合无偿、自愿、一致同意等原则。

(3)获取捐献者器官过程中以及器官被获取后遗体的处理是否符合医学伦理上的"无伤害"原则等。

六、器官分配

根据《人体捐献器官获取与分配管理规定(试行)》及《中国人体器官分配与共享基本原则和核心政策》等相关规定,捐献的器官通过中国人体器官分配与共享计算机系统(COTRS)进行分配,确定匹配名单(图 3-2)。

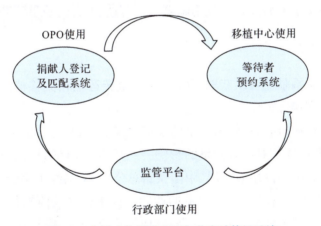

图 3-2　中国人体器官分配与共享计算机系统

七、死亡判定

(1)根据捐献评估情况,主管医生向潜在捐献者家属告知病情,并征求家属关于终止维持性治疗的意见。潜在捐献者家属确认病情评估结论,选择终止治疗的,主管医生与其家属签署终止维持性治疗的知情同意书,并再次和家属确认其在过世后捐献器官的意愿,在病程录上进行记录。

(2)救治科室的医护人员将潜在捐献者安全转运至手术室。

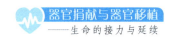
（3）医护人员向潜在捐献者默哀致敬。

（4）选择中国一类（C-Ⅰ）标准（即国际标准化 DBD 标准）的，由主管医生及评估专家 2 名医生宣布潜在捐献者死亡。

选择中国二类（C-Ⅱ）标准（即国际标准化 DCD 标准）或中国三类（C-Ⅲ）标准（即中国过渡时期 DBCD 标准）捐献的，由主管医生及评估专家撤除潜在捐献者呼吸机、拔出气管插管、停用药物等，循环停止后观察 2~5 分钟不再恢复的，宣布死亡。

在死亡判定期间，负责器官获取手术的外科医生应在手术室外等候。按 DCD 或 DBCD 标准捐献的，OPO 工作人员或协调员记录撤除潜在捐献者生命支持系统的时间以及每分钟的生命体征变化，直至医生宣布潜在捐献者死亡。

八、器官获取

OPO 负责协调外科医生、救治医院及潜在捐献者家属等，确认器官获取的时间，由协调员见证器官获取的过程。

器官获取手术一般由接受器官的移植医院负责。术前协调员再次与负责器官获取手术的医生核对捐献器官的种类和数量，医生严格按照获取手术的标准及同意捐献的器官进行获取。

器官获取团队手术后负责恢复捐献者的遗容遗貌，并完成器官获取手术记录。

九、器官转运

器官转运是指捐献器官从获取医疗场所安全转运至相关移植医院的过程，包括器官保存、运送、交接等程序。

为缩短器官运输时间，在保障安全的前提下采取快速、有序的人体捐献器官转运措施，有效减小转运环节对器官质量的影响。2016 年 5 月 6 日，国家卫生计生委、公安部、交通运输部、中国民用航空局、中国铁路总公司、中国红十字会总会联合印发了《关于建立人体捐献器官转运绿色通道的通知》，要求建立人体捐献器官转运绿色通道，明确各方职责，规范和畅通转运流程，形成制度性安排，提高转运效率，保障转运安全，减少运输原因造成的器官浪费，保障人体捐献器官接受者的生命健康安全。

十、遗体处理

当家属同意捐献后，即开始遗体处理相关的沟通。在前期的沟通过程中，协调员会向家属确认遗体捐献的意愿或殡葬等事宜。

捐献者家属同意遗体捐献的，协调员负责联系遗体接受单位，在器官捐献完成后，办理遗体捐献的交接手续。

不捐献遗体的，OPO 工作人员协助捐献者家属办理殡葬相关事宜，要求符合国

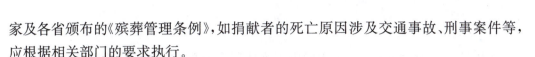

家及各省颁布的《殡葬管理条例》,如捐献者的死亡原因涉及交通事故、刑事案件等,应根据相关部门的要求执行。

十一、缅怀纪念

捐献者是和平时代的"平民英雄",为褒扬捐献者家庭无私的人道奉献精神,让捐献者家庭感受到来自社会的尊重和敬意,各级红十字会应开展缅怀纪念工作。

(一)默哀及告别

(1)捐献者送手术室前,协调员会组织家属向捐献者告别,组织医护人员、家属、志愿者举行"荣耀之路"。

(2)在进行获取手术前,协调员会组织医护人员向捐献者默哀致敬。

(二)颁发捐献证书及纪念章

各地红十字会向捐献者家庭颁发由中国人体器官捐献管理中心统一印制、统一编号的证书和纪念章。

(三)缅怀纪念活动

为纪念捐献者,弘扬"人道、博爱、奉献"的红十字精神,为捐献者家属及社会各界提供追思和纪念的空间,截至 2022 年底,全国已建成各类缅怀纪念场所 200 余处。以浙江为例,建成以褒扬人体器官(遗体、组织)捐献者无私奉献精神的"生命礼赞"场所 28 处,做到 11 个地市全覆盖,其中,10 处"生命礼赞"场所具有生态葬功能。

在中国红十字会总会、中国人体器官捐献管理中心的组织和指导下,各级红十字会定期组织缅怀纪念活动,向捐献者表达追思、感恩和敬意,给捐献者家属带去安慰,更向全社会宣传、弘扬人体器官捐献的无私奉献精神,传递社会正能量。

(四)网上缅怀纪念

浙江省红十字会官网设立器官(遗体、组织)捐献纪念专栏,根据家属的意愿,将捐献者的照片、姓名、生平等放在捐献纪念网上,家属及社会爱心人士可以通过专栏向捐献者献花、追思留言等。

十一、人道关怀

人体器官捐献者家庭在最悲伤的时刻,突破传统思想的束缚选择捐献器官,挽救陌生的家庭,不仅仅是发扬了无私奉献、仁者爱人等传统美德,更是弘扬了移风易俗、友善互助的新时代精神文明、社会主义核心价值观。对捐献家庭给予人道关怀,是党和政府及社会对捐献行为的褒奖和鼓励,也是对捐献者亲属的关怀。各地应结合自身实际出台一系列关于人体器官捐献者家庭的关爱政策和措施。

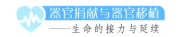

（一）移植优先

国家卫生健康委员会《关于印发中国人体器官分配与共享基本原则和核心政策的通知》（国卫医发〔2018〕24号）规定：为鼓励公民逝世后器官捐献，同一分配层级内符合以下条件等待者，在排序时将获得优先权。

（1）公民逝世后器官捐献者的直系亲属、配偶、三代以内旁系血亲。

（2）登记成为器官捐献志愿者3年以上。

（二）人道慰问/救助

（1）中国人体器官捐献管理中心积极争取到了中央彩票公益金的支持，自2021年起，向每一个器官捐献者的家庭发放慰问金。

（2）各省、市、县（市、区）设立人体器官捐献专项基金或人道专项资金，并制定捐献者家庭人道关爱慰问/救助机制。

（3）捐献者遗体火化及安葬补助的政策。浙江省红十字会、省民政厅、省财政厅《关于做好人体器官捐献者丧葬服务有关工作的通知》（浙红〔2012〕19号）的政策，为器官捐献者家庭提供遗体殡仪服务费及安葬费补助。

（三）其他政策

除以上人道关怀措施以外，各级红十字会还可以通过推荐评优、评先的方式，褒奖器官捐献者家庭的大爱精神，也可以因地制宜地制定关爱政策。

（1）浙江省红十字会设立红十字"小桔灯"助学、"你留下爱、我为你行孝"项目，通过发动社会爱心支持，为捐献者的大学本科及以下全日制在读的孩子提供2000～5000元/学年不等的助学金，组织志愿者结对关爱捐献者家庭失独失养的父母。

（2）浙江省将人体器官捐献纳入公共信用评价指引数据库，直系亲属可获得信用加分。

（3）宁波市将人体器官（遗体、组织）捐献纳入流动人口量化积分管理加分项目，捐献者直系亲属及志愿登记者可获得相应的加分。

（4）温州市人体器官（遗体、组织）捐献直系亲属可享受政策性落户。

（5）绍兴市人体器官捐献者子女入托、入学等就近优先安排；捐献者子女优先列入奖学、助学对象。

（6）金华市人体器官捐献者的义务教育阶段子女，采取"自愿、相对就近"的招生入学原则。要求各地有关部门积极为人体器官捐献者子女入学创造条件，加大教育帮扶力度，确保每位捐献者的适龄子女顺利入学。金华市磐安县红十字会和浙江省磐安县农村商业银行股份有限公司联合出台"丰收爱心贷"利率优惠政策，对器官（遗体、角膜）捐献志愿者、捐献者直系亲属给予贷款利率优惠。

（7）衢州市开化县参照招商引资子女入城就学政策，器官（遗体）捐献者子女符合义务教育条件，并且有进城就学意愿的，经县红十字会与教育局商议，落实相应学校、年级后，共同向县政府汇报，按一事一议原则办理。

（8）台州市将"在人体器官捐献中作出突出贡献并得到社会公众广泛认可"作为台州荣誉市民的推荐条件。

（曹燕芳　张　武　周丹枫）

习　题

一、选择题

1. 以下哪些因素纳入供者评估[多选题]　　　　　　　　　　　　　　（　　）

A. 年龄　　　　　　　　　　B. 身高体重

C. 吸烟史　　　　　　　　　D. 疾病史

2. 以下哪种情况可能被允许器官捐献[单选题]　　　　　　　　　　　（　　）

A. 吸毒

B. 年龄大于 65 周岁

C. 未经治疗严重的全身性感染

D. HIV 感染

3. 以下说法错误的是[单选题]　　　　　　　　　　　　　　　　　（　　）

A. 在兄妹反对，但父母配偶和子女一致同意时可以捐献器官

B. 器官和遗体均不允许定向捐献

C. 捐献者可以自主选择捐献器官数量

D. 捐献者和受捐者基本信息严格保密，相互之间无法知晓

4. 以下关于人体器官捐献的流程正确的是[单选题]　　　　　　　　（　　）

A. 获取信息→家属沟通→医学评估→红十字会参与签字→获取器官

B. 获取信息→医学评估→家属沟通→红十字会参与签字→获取器官

C. 获取信息→家属沟通→红十字会参与签字→医学评估→获取器官

D. 获取信息→医学评估→家属沟通→获取器官→红十字会参与签字

二、简答题

简述脑死亡器官捐献标准和心死亡器官捐献标准的优缺点。

第四章 行有道

——器官分配原则与流程

器官移植是 20 世纪医学领域最伟大的成就之一,是治疗各类终末期器官衰竭疾病的有效手段,被誉为"医学皇冠上的璀璨明珠"。器官移植体现了一个国家和地区的医疗技术发展水平及综合实力。

全球器官捐献与移植观察站(Global Observatory on Donation and Transplantation,GODT)数据显示,全球每年器官移植数量(包括活体器官移植)由 2015 年的 12.7 万例增长至 2019 年的 15.7 万例,增幅超过 23.6%,各类器官移植量均呈上升趋势。2021 年,全球器官移植量达 14.4 万例,较 2020 年增幅达 11.3%。然而,随着器官移植等待者的增多,全球各国均面临器官来源短缺这一难题,器官供需矛盾日趋突出,使得对捐献器官的最佳利用成为优先目标,器官的科学与公平分配也因此成为至关重要的问题。

器官分配是一个复杂的过程,应符合免疫学和形态学匹配原则。由于大多数移植等待者已出现危及生命的器官功能衰竭等疾病,所以器官的分配应遵循公正和公平的原则。同时,分配原则也需考虑受者相关的因素,如受者需要接受移植的医疗紧急程度及能成功接受移植的概率。因此,器官分配政策通常需要权衡公平性、公正性、可操作性、移植效果以及器官获取保存技术限制等多个因素。

不同国家有着不同的分配体系。这种多样性是文化差异和不同历史背景的产物。"病情危重优先""区域优先""等待时间优先"和"循证医学"等因素在器官分配政策中所占的权重,都会造成器官分配政策的差异。

如何公平公正分配可供移植器官这一稀缺的卫生资源不仅是亟须解决的问题,也是全社会关注的焦点。器官的公平、公正、公开分配不但影响每一个等待移植的患者,更为重要的是直接关系到公众是否愿意支持器官移植事业。正如美国生命伦理学家詹姆斯·奇尔德雷斯(James Childress)所言:"尽管器官捐献率的上升能够在一定程度上缓解器官分配中存在的问题,但不可否认的是,不少人由于对器官分配标准的不信任而拒绝捐献器官。因此,如果公众感到器官分配机制存在不公正就会直接引发不信任,并导致捐献率提高受阻。"面对众多等待器官移植的患者,优先选择哪一位患者进行器官移植,这不仅仅是医学问题,也是伦理学问题。

第一节　器官分配的基本原则

一、人体器官分配与共享的一般原则

"公民逝世后器官捐献"是根据本人或其亲属的意愿,在其不幸离世后,以自愿、无偿的方式捐献,用于救治因器官衰竭而需器官移植的患者。在器官捐献与移植中,核心资源是公民自愿捐献的器官。国际社会普遍认为,捐献的器官是稀缺的人类资源,应属于国家和全社会,不归任何组织或个人所有。2010 年,世界卫生组织批准了《人体细胞、组织和器官移植指导原则》(以下简称《指导原则》),其中明确了国际人体器官分配的基本原则:"器官、细胞和组织的分配应在临床标准和伦理准则的指导下进行,而不是出于钱财或其他考虑。由适当人员组成的委员会规定分配原则,该原则应该公平、对外有正当理由并且透明。"《指导原则》要求器官分配和共享的规则是公开、透明和公平的,同时要保证遵循伦理准则、符合医学标准和具有可操作性。因此,器官分配政策需要综合考虑公平、公正、有效性、实用性、移植预后质量以及器官获取和保存相关技术限制等,并依据器官移植技术的研究成果和应用成效定期更新。

器官分配政策一般由国家相关部门或指定的专业机构组织制定。各国制定器官分配政策时,需参考世界卫生组织的《指导原则》,建立在公平、公正、透明的规则之上,同时从实际国情出发,尊重本国文化,符合本国的社会经济效益和伦理原则。分配人体器官时,应综合考虑患者病情的严重性和紧迫性、等待时间、移植成功率等。因此,要平衡各项分配原则,器官分配政策的研究和制定需要移植医学、生物医学、公共卫生管理、卫生经济学、统计学、伦理学、行政管理等多领域专家共同参与,同时依据当地相关法律法规建立高效统一的器官移植网络监管体系。

二、我国人体器官分配与共享原则

(一)我国人体器官分配与共享的基本准则

2007 年 5 月 1 日,我国颁布了《人体器官移植条例》,标志着我国器官移植工作进入了法治化、规范化的发展轨道。自 2015 年 1 月 1 日起,公民自愿捐献器官成为我国器官移植唯一合法来源。按照医学需要,科学、公平、公正地分配捐献器官是国际通行的做法,也是我国公民逝世后器官捐献工作必须坚守的基本准则。

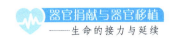

(二)我国人体器官分配与共享基本原则和核心政策

1. 我国人体器官分配与共享的基本原则和实施目标

《中国人体器官分配与共享基本原则和核心政策》是依据《人体器官移植条例》规定的原则和标准建立的,符合世界卫生组织要求的国际准则。

基本原则:

(1)人体器官分配与共享应当符合医疗的需要。

(2)移植医院应当根据医疗需要,为器官移植等待者(以下简称等待者)选择适宜的匹配器官。

(3)肝脏、肾脏按照移植医院等待名单、联合人体器官获取组织区域内的移植医院等待名单、省级等待名单、全国等待名单四个层级逐级进行分配与共享。心脏、肺脏按照移植医院等待名单、省级等待名单、相邻省份的省级等待名单、全国等待名单四个层级逐级进行分配与共享。

全省组建统一人体器官获取组织的,起始分配层级为省级等待名单。

(4)人体器官分配与共享过程中应当避免器官的浪费,最大限度地增加等待者接受移植手术的机会,提高器官分配效率。

(5)在确保尽量降低等待者死亡率的前提下,优化器官与等待者的匹配质量,提高移植受者的术后生存率和生存质量。

(6)保证器官分配与共享的公平性,减少因生理、病理和地理上的差异造成器官分布不均的情况。

(7)定期对人体器官分配与共享政策进行评估和适当修订。

(8)中国人体器官分配与共享计算机系统负责执行人体器官分配与共享政策,人体器官必须通过中国人体器官分配与共享计算机系统进行分配与共享。

实施目标:

(1)降低等待者死亡率。

(2)提高器官移植受者的术后生存率。

(3)保障人体器官分配与共享的公平性。

(4)减少人体器官的浪费。

2. 肝脏、肾脏、心脏、肺脏匹配名单排序的影响因素

匹配名单是指结合器官捐献者的临床数据、器官等待者的自身情况和其他匹配因素,由分配系统按照既定的规则,自动输出的一个有序名单。匹配名单排序的主要影响因素有等待者医疗紧急程度、等待时长、地理位置、供受者年龄、血型匹配等。在同等条件下,器官捐献者家属及亲属间活体捐献者优先。

不同器官移植等待者的匹配名单的影响因素不同。

（1）肝脏移植

影响肝脏移植等待者匹配名单排序的主要因素包括医疗紧急度评分、地理因素、年龄因素、血型匹配、等待时间。其中，预计生存时间＜7天的等待者被标注为超紧急状态（1A），此为最高优先级，在全国范围内优先匹配。其他非超紧急状态等待者应用终末期肝病模型/儿童终末期肝病（model for end-stage liver disease/pediatric end-state liver disease，MELD/PELD）评分或特例评分。

（2）肾脏移植

影响肾脏移植等待者匹配名单排序的主要因素包括等待者评分、地理因素和血型匹配。其中，等待者评分系统由等待时间得分、等待者致敏原、人类白细胞抗原（HLA）配型匹配度、儿童等待者优先权组成。

（3）心脏移植

影响心脏移植等待者匹配名单排序的主要因素包括医疗紧急度评分、地理因素、年龄因素、血型匹配、等待时间、捐献者接受原则等。符合紧急状态的心脏移植等待者在全国范围内优先分配；不符合紧急状态的心脏移植等待者根据地理因素进行排序。特殊情况，群体反应性抗体（PRA）＞30％的高致敏心脏移植等待者，当出现与其HLA无错配的捐献者，获得优先匹配权。

（4）肺脏移植

影响肺脏移植等待者匹配名单排序的主要因素包括等待者评分、地理因素、年龄因素、血型匹配、等待时间等。12周岁以下的等待者使用医疗紧急度排序，从紧急状态到一般状态，符合紧急状态的肺脏移植等待者在全国范围内优先分配；≥12周岁的等待者使用肺脏分配评分（lung allocation score，LAS）排序，根据评分从高到低排序。LAS评分基于生存获益和等待名单生存概率，目前被广泛应用于肺脏移植。在其他匹配因素相同的肺脏移植等待者中，等待时间较长的优先获得器官分配。

三、我国人体器官捐献发展现状

我国自2010年启动公民逝世后器官捐献试点工作以来，器官捐献事业飞速发展。截至2022年12月底，我国累计完成公民逝世后器官捐献4.34万例。每百万人口器官捐献率（donation rate of per million population，PMP）从2010年的0.03上升至2022年的3.98。2022年，我国完成器官捐献5628例，与2010年试点初期的34例相比增加了164.5倍。我国器官捐献数量居亚洲首位，在世界范围内仅次于美国，位居全球第二位。

虽然我国器官捐献数量和捐献率增长快速，但与其他国家一样仍面临器官短缺问题，无法满足患者的巨大需求。目前，公众器官捐献意愿和理念认知呈逐年上升趋

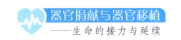

势,截至 2023 年 9 月,中国器官捐献志愿登记人数已超过 636 万人,但器官捐献率较国际先进水平仍有较大差距。

第二节 器官分配的基本流程

一、器官分配与共享计算机系统

2011 年,中国人体器官分配与共享计算机系统(COTRS)上线运行。

2013 年 8 月,国家卫生和计划生育委员会印发了《人体捐献器官获取与分配管理规定(试行)》(国卫医发〔2013〕11 号),明确要求各移植医疗机构严格使用 COTRS 实施器官分配,任何机构、组织和个人不得在 COTRS 外擅自分配捐献器官,确保人体捐献器官公平、公正、公开、可溯源地共享与分配。

该系统严格遵循器官分配政策,以技术手段最大限度地排除人为干预,以患者病情紧急度和供受者匹配程度等国际公认的客观医学指标对等待者进行排序。

目前,中国人体器官分配与共享计算机系统分为人体器官捐献人登记及器官匹配系统、人体器官移植等待者预约名单系统和卫生行政部门监管平台。人体器官捐献人登记及器官匹配系统供器官获取组织使用,负责潜在捐献者管理和器官分配。人体器官移植等待者预约名单系统供移植中心使用,负责移植等待者管理和器官接受。卫生行政部门监管平台供卫生健康行政部门使用,负责对器官捐献、分配和移植的监管。

二、器官分配流程

一旦出现器官捐献者,OPO 会把捐献者的临床信息录入 COTRS,并触发分配。系统将根据捐献者与移植等待者的医学数据进行匹配,自动为移植等待者排序,并向排名前 5 的移植等待者的所在移植中心发送通知。

当移植中心收到 COTRS 的通知后,需要登录 COTRS 中的等待者系统,查看器官分配通知书,该院主治医生需立刻与匹配的等待者取得联系,并与其进行充分沟通。一旦排位第一的等待者放弃匹配,顺次由排位第二的等待者接受匹配,并以此类推。当最高位次的匹配等待者接受了分配到的器官后,整个分配过程会自动结束。此时,系统会发出终止分配的短信。最先通知的是 OPO 协调员,告知分配结束,并通知其由哪家移植医院、编号为多少的等待者获得了器官的最终分配。与此同时,移植医院无论是否得到器官,系统都会通知其器官分配已经结束。倘若得到器官,系统会发出得到的信息;若没有得到,系统则会通知器官已被更高排位的等待者接受。

分配过程结束,供者医院的 OPO 便开始实施器官获取手术,然后将供者器官按照分配结果,送到相应的移植医院(图 4-1)。在器官送到移植医院后,OPO 要与该移植医院的相关负责人签署《器官接收确认书》。这是一个很好的文件证明,也是器官捐献可溯源的标志。

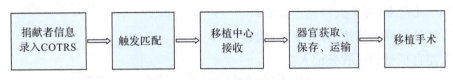

图 4-1　我国器官分配的一般流程

2022 年数据显示,全国平均每月通过 COTRS 能完成 1680 余例的公民逝世后器官捐献来源的器官移植。COTRS 在执行国家人体器官科学分配政策,保障器官分配的公平、公正、公开等方面发挥了重要作用。

（江文诗　董思依　程　万）

习　题

一、选择题

1. 人体器官捐献的自愿原则指［单选题］　　　　　　　　　　　（　　）

A. 公民捐献器官不得以营利为目的

B. 公民有捐献器官的自由,也有不捐献器官的自由

C. 近亲属的意愿可取代捐献者本人的意愿

D. 捐献者的家属可以在任何时候撤销其捐献同意,包括在器官获取后,合适的受者已经接受器官移植术前准备时

2. 以下说法错误的是［单选题］　　　　　　　　　　　　　　（　　）

A. 我国器官分配通过中国人体器官分配与共享计算机系统(COTRS)进行

B. 活体器官捐献也需要进行分配

C. 影响器官分配的主要因素有地理位置、供受者年龄、血型匹配、等待时长、医疗紧急度等

D. 我国器官捐献率较国际先进水平仍有较大差距

3.《中国人体器官分配与共享基本原则和核心政策》规定,以下哪项不是肝脏的分配原则［单选题］　　　　　　　　　　　　　　　　　　（　　）

A. 等待者的 MELD/PELD 评分(病情严重程度)

B. 供者和受者的相对地理位置

C. 受者的文化程度及经济收入的高低

D. 供者和受者的血型匹配

4. 以下哪个指标在国际上常被用于描述一个国家和地区的器官捐献发展程度

[单选题]   （   ）

A. 每百万人口器官捐献率

B. 粗死亡率（每千人口死亡人数）

C. 具备开展移植技术的医疗机构数

D. 器官捐献志愿者登记人数

二、简答题

简单介绍我国器官分配的基本原则与流程。

第五章 器官的获取与转运

截至 2022 年底，全国已有 100 余家医疗机构获得肝移植资质。肝移植预后与供器官质量密切相关，而后者又依赖于标准高效的器官获取、保存与运输流程。

人体器官获取组织(OPO)是在国家卫生健康委员会的统一领导下成立的由外科医师、神经内科医师、神经外科医师、重症医学科医师、护士及人体器官捐献协调员等组成的组织。它主要负责对其服务范围内的潜在捐献者展开相关的医学评估，并与捐献者或其近亲属签订人体器官捐献知情同意书等人体器官捐献合法性文件。OPO 将捐献者和捐献器官的有关资料上传中国人体器官分配和共享计算机系统(COTRS)，并根据分配结果，负责器官的接收、保存和运输。OPO 作为器官捐献工作的主要执行者，其规范与高效地运转，是器官移植成功的核心要素。

此外，器官保存是移植术前程序中最为重要的环节之一，安全有效的器官保存是移植成功的前提。在过去的 20 年间，器官保存技术在理论、动物实验以及临床上均有长足的进步，人们对器官保存过程中细胞和器官的损伤机制也有了更深刻的认识。本章将对器官获取与转运的基本原则及各种方法进行介绍。

第一节 器官获取前的准备

人体器官捐献是一个复杂且系统化的过程，在器官的获取、保存和运输等各个方面均有赖于具有相关资质的专业人士，依照规程操作，并且遵循严格的监管体系和质控标准。器官获取前准备需要协调员、捐献者所在医院、专业获取团队以及多学科协作团队共同参与。

一、协调员

协调员是为推进人类器官捐献事业，由中国红十字会人体器官捐献管理办公室培训认证的为人体器官捐献服务的专业人员。协调员负责向潜在的捐献者家属进行宣传并提供咨询，向他们介绍器官捐献的基本知识、重要性和有关政策等，为器官获

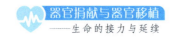

取计划的实施提供支持。

二、捐献者所在医院

捐献者所在医院应为器官获取提供手术场地和器械设备,并对获取过程中出现的紧急情况予以处理。为保障获取手术的规范性和可控性,捐献者所在医院必须积极配合OPO,在获取程序启动前做好相应的准备工作。

三、专业器官获取团队

专业器官获取团队的重要性不言而喻。团队成员一般由外科医生、助理医生、对捐献进行全程监控的联系人,以及器官灌注保存的技术人员组成。这些技术人员必须接受相关培训并且熟练掌握所有的工作流程,包括器官分离的常见术式、各种灌注技术、储存方法以及捐献者遗体的妥善处理,以确保获取工作顺利完成。根据移植中心、OPO和捐献者所在医院三方的不同要求,获取团队可统筹安排以适应捐献环境的变化,但必须提前制定获取方案并明确成员的各项职责。

四、多学科协作团队

在获取器官过程中,心脏是最易发生缺血性损害的器官。因此,应先获取心脏,然后获取肝脏、肾脏等。若需要取肺,一般与心脏同时获取。若心脏移植组和腹腔移植组共同进行获取,则需要双方在手术过程中密切协作。此外,器官获取需着重强调多学科协作,器官捐献离不开重症医学科、神经科、感染科等临床科室的相互配合和共同努力。

第二节　器官的获取

由于在器官移植过程中供受者双方信息往往均具有很大的不确定性,因此捐献机构的工作人员,特别是捐献者所在医院的手术场地、器官获取团队都需要以最快的速度达到指定状态,并启动获取流程。

一、肝肾的获取

(一)术前准备

助手准备无菌物品及常用手术器械等。准备时,需要手术医生和护士根据清单上的内容进行检查,确保无误。在捐献者被送到手术室之后,主刀医生复习病历,再次明确死亡原因,核实各项检验指标。

(二)灌注管路和液体的准备

采用肝肾联合切取以获取器官,需准备门静脉及腹主动脉灌注管路、双腔导尿管、不同规格注射器等。连接灌注管路后进行排气,并检查所有管道的连接部位,以保证管道的畅通,无渗漏发生。

(三)器官获取前工作

系统地解除辅助生命支持及药物,直至捐献者心跳停止,观察 2~5 分钟后,按心脏死亡的判断标准宣告心脏死亡。同时,所有工作人员默哀表达对捐献者的敬畏之情。

(四)器官获取

器官获取采用原位灌注肝肾联合快速切取方法。供者采用仰卧位,消毒铺巾。开腹后,探查有无肝肾损伤等情况,建立冷灌注道和流出道,保持持续低温状态。

进行门静脉置管和灌注时需注意门脉和分支壁较薄,留置导管时尽量避免粗暴地插管造成门静脉壁穿孔。游离时注意,切勿伤害第一肝门或肠壁,避免造成肠漏。离断下腔静脉、主动脉,使主动脉及下腔静脉的深层组织脱离脊椎。

肝肾分离的方法是从左、右膈肌与肾脏脂肪囊之间开始解剖,沿胰腺下缘至胰头,直到主动脉分离处。在肝脏和肾脏分离完毕后,将脏器放入事先准备好的、充满保存液的无菌袋内。在运输的过程中,要确保器官处于低温状态。

(五)术后处理

器官获取结束后,须仔细缝合捐献者的切口。医护人员为捐献者穿衣,参加手术的全体工作人员一起向捐献者的遗体鞠躬,并将其送出手术室。

二、心肺的获取

捐献者死亡后,需快速进行气管插管,进行机械通气。常规消毒铺巾之后,行胸骨正中切口,使用胸骨牵开器牵开心包,对主动脉、上腔静脉、肺动脉、主支气管进行充分的游离并保持低温状态。

在外周静脉进行肝素化处理后,建立灌注管路并离断下腔静脉、上腔静脉、主动脉后,使肺部保持在灌注膨胀的状态,钳闭并切断气管,将心肺整体取出,保持其处于低温状态。

三、小肠的获取

常规消毒后进腹,首先检查腹腔内有无粘连,观察小肠形态与蠕动情况,测量小肠全长,血管弓的分布情况。切除远侧回肠段,静脉肝素化处理数分钟后,离断

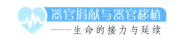

动静脉支,将移植肠迅速置于冰浴中,使用器官保存液持续灌洗,并修补小肠的血管。

四、胰腺的获取

常规消毒后进腹,建立灌注导管通路,用低温灌注及保存剂进行局部隔离灌注。离断胰腺周围韧带与大血管,注意尽量在靠近肝门的地方切断门静脉,然后游离并结扎十二指肠,将切取的胰腺置于器官保存液中。

第三节　器官的保存

器官获取后,安全有效的器官保存技术是移植成功的核心要素。使用合适且足量的器官保存液进行灌注,并保持其处于低温状态,可以减小由缺血造成的损伤。

一、缺血再灌注损伤机制

器官离体后,氧气等能量及代谢物质缺乏,细胞内三磷酸腺苷(ATP)水平下降,糖原降解与无氧糖酵解代偿增加,ATP合成可以维持较短时间。在正常情况下,钠泵依靠ATP的主动耗能来清除钠离子,维持细胞膜的负电位。ATP合成不足会造成乳酸积累,胞内pH下降,细胞膜上的钠钾ATP酶的活性降低,细胞内储存的能量迅速耗尽。Ca^{2+}进入线粒体增多,线粒体功能受损,细胞色素氧化酶系统功能失常,胞质和线粒体钙超载,氧化磷酸化功能丧失。此外,再灌注时产生氧自由基也会加重细胞损伤。多种炎症因子通过自分泌、旁分泌等多种方式在肝脏中发挥协同作用,导致肝脏损伤。随着缺血时间的延长,缺血组织中的内皮细胞会出现水肿、坏死、脱落等病变,从而加重再灌注损伤。

二、器官灌注和保存的原则

低温可以尽量减少细胞对维持代谢所需物质的需求,或者通过灌流的方式,尽量提供细胞所需的养分,以保证离体缺血器官的活性。目前,单纯的低温保存是最常用的器官保存方式,离体灌注、机械灌注保存等新技术也应运而生。

冷缺血损伤是冷保存器官损伤的主要原因。捐献器官由获取医院运送至器官移植中心的过程中,通常需要将供器官进行冷保存,而冷保存的方式则应因器官移植类型不同而异。一般认为,获取后器官冷缺血时间越短,越有利于其功能的恢复。

三、单纯冷保存法

单纯冷保存法指在原位或离体的条件下,将冷灌洗液以一定的高度,借助重力,快速滴注(或有压力的),注入患者的动脉系统中,使其温度迅速而又均匀地下降到10℃以下,之后将其浸泡在1~4℃的冷保存液中,直至移植。

现代简易的冷保存术源于1969年美国加州大学的柯林斯(Collins)的一篇报道。采用的是仿细胞内液型保存液,以磷酸盐作为缓冲系统,其阳离子浓度与细胞内液相似,避免细胞膜两侧的钠、钾离子交换,减少钾离子的丢失与能量的损耗。美国威斯康星(Wisconsin)大学的贝尔泽(Belzer)于1988年采用UW保存液成功实现了对人体肝脏的低温保存,并显著提高了人体肝脏的冷保存时间和质量。其主要优点是:①不使用葡萄糖,而是使用乳糖盐作为非渗透的负离子,添加棉籽糖作辅助渗透;②羟乙基淀粉能起到维持渗透压的作用,并抑制细胞间隙扩张;③应用磷酸钙预防酸中毒;④应用谷胱甘肽和别嘌醇等作为抗氧化药物。临床研究表明,UW保存液对胰腺和肾脏的保存时间为72小时,对肝脏的保存时间为30小时。

四、持续低温机械灌注法

持续低温机械灌注法是将离体器官储存在一种特殊的、脉冲型或非脉冲型泵的机器中,并用冷灌注液进行连续灌注,为器官提供最低代谢所需要的营养并清除代谢废物。持续低温机械灌注法中的灌注仪器主要采用脉冲型和非脉冲型两种方式输送保存液。研究表明,采用脉冲型和非脉冲型两种不同的方法进行灌注保存的供肾,移植后功能无明显差异。为防止由于灌注压力过大而导致血管内皮损伤,应将灌注液体以较低的流量和较低的压力输送到器官。低温对新陈代谢有很大的抑制作用,从而降低了对氧气的需求。为了保持低温并供应新陈代谢所需要的氧气,灌注液要经过热交换器和膜氧合器处理才能进入器官,且灌注液中溶解的氧气应足以维持器官的需求。

五、其他保存方法

理想的低温保存液应具有能维持细胞的活性、固定细胞的状态(减少细胞损伤进展)、延长体外保存时间、安全无毒、保存条件简便等优点。目前尚未发现一种对细胞完全没有毒性的低温保存液,所以对器官冷保存的研究还应继续深入。

自1941年采用丙三醇作为冰冻保存剂后,深低温保存方法在保存离体细胞方面取得了研究突破。但是,在肾脏、心脏和肝脏等器官的保护方面,目前尚处于初步研究阶段。目前普遍认为,要实现长时间冷冻保存效果,需要寻找一种能够在一定浓度

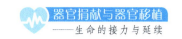
下均匀分布于各脏器,且不会造成不可逆细胞损伤及严重渗透性休克的冷冻剂。目前使用的丙三醇、二甲亚砜等都未能取得较好的保存效果。

第四节　器官的打包、标识和运输

一、器官的打包

在人体器官移植中,获取供器官后,可能要经过一段长途转运才能进行移植手术。器官获取与转运小组应该为器官存储准备好一切适当的设备,包括器官保存袋、冷藏箱等。在转运时,必须保证适当的温度,以保证器官的质量。把密封好的保存袋放在隔热的器官运输冷藏箱里,或者放在恒温保存装置中,以维持良好的温度范围,并且保证在转运过程中有充足的冷却剂或冰块。储存物必须具有惰性、不透水、无菌、无毒等特性。在保存袋内应该有充足的保存液,并注意避免器官和制冷部件或冰块直接接触。

二、器官的标识

移植器官的容器应该在外面贴上标签,须包含下列内容:

(1)提供匿名捐献者的身份资料。

(2)保存的内容,包括组织的种类和血液等组织标本,并标明是左侧还是右侧。

(3)详细的目的地地址。

(4)运输机构的地址及应急联络员的详情。

(5)建议的运输条件,其中包括如何使容器处于合适的温度,放置在合适的地方,并有警告标志和一旦发生意外的预案措施。

器官获取小组成员及协调员须准备详尽的器官获取手术过程文件,内容如下:

(1)捐献者血型。

(2)捐献地点。

(3)捐献日期。

(4)热缺血时间或血管阻断时间。

(5)捐献人(隐匿姓名)医学详细资料和器官捐献程序。

(6)详细说明器官的解剖学及损伤的完整报告。

(7)保存液种类、容量以及冷缺血开始时间。

(8)获取团队及成员。

三、器官的运输

在器官转运之前,应保证器官的包装是密封的,一切标志及相关文件都是清晰完备的。器官转运容器的外部必须密封好,并妥善固定。转运的方法及路径必须有适当的记录,并能时刻向移植中心反馈位置。在储存和转运过程中,器官接收机构须确保其储存在适当的温度下。所有运输成员必须登记,所有运输单位及流程需符合国家相关法律法规的规定。整个运输过程要尽可能地减少运输时间,同时要保证运输期间器官处于低温状态。

为缩短人体捐献器官的转运时间,减少因转运环节对器官移植质量产生影响,2016 年,国家卫生和计划生育委员会联合多部门共同建立以民航、高铁为核心的低成本、高效率的人体捐献器官转运绿色通道。据统计,至 2019 年,器官转运时间平均缩短 1~1.5 小时,全国器官共享率总体上升 7.3%,器官利用率提升 6.7%,捐献器官共享效应辐射的范围更广,更多终末期器官衰竭患者得到救治机会,器官的质量和手术的成功率也显著提高。

第五节　反馈、评价和监测

移植中心应对供者与受者的信息追踪、反馈及质控等方面进行有效的监测、报告与处理。为方便对移植结果进行分析,必须保留供者与受者的全部医学资料。通过对捐献与移植过程中相关信息的收集与分析,可以对移植工作的质量进行评价。在此期间,捐献者及受者的资料应严格按照国家有关规定予以保密。另外,为了进一步提升采集器官的质量,须由各器官移植中心向获取团队反馈信息。

第六节　总结与展望

目前,我国的器官捐献与移植体系还处于持续发展、不断完善的过程中。在器官捐献的认可度、参与度等方面,与西方国家相比,我国仍然有一定的差距。在器官的获取、保存及转运过程中,各中心必须严格遵守相关的法律和法规。器官捐献和移植质量控制系统的构建有助于对上述工作进行反馈、评估和监测。OPO 应根据工作需要,针对器官捐献的各个环节,采用不同的方式,制订规范的培训计划,对有关部门开展系统的培训,构建专业团队,如协调员团队,心脏/脑死亡判定专家团队,器官获取、评估与转运团队等。各个部门的工作人员紧密协作,共同努力,为每一次器官移植工作的成功保驾护航。

(魏绪勇　鲁　迪)

● 习　题 ··

一、选择题

1. 在多个器官需要获取时,应最先获取的器官是[单选题]　　　　　　　(　)

A. 心   B. 肝

C. 肾   D. 肺

2. OPO 团队的成员有[多选题]　　　　　　　　　　　　　　　　　(　)

A. 协调员   B. 外科医生

C. 患者家属   D. 重症医学科医生及护士

二、简答题

随着 OPO 的发展,省级 OPO 或联合 OPO 越来越多,谈谈你对此的看法。

第六章 移植皇冠上的明珠

——肝移植

第一节 肝移植的发展历程

肝脏作为人体最为强大的器官,自古以来,无论是中医理论还是西医理论都给予了最大的关注。中医认为,"肝为魂之处,血之藏,筋之宗",肝被称为"将军之官";西医理论更是肯定了肝脏的强大功能,称其为人体的"化工厂",认为其可以处理 1500 多种化学反应。现代医学认为,肝脏是人体最大的内脏器官,其重量在 1300g 左右,位于右上腹部,包括两个主要部分,左叶和右叶,由于受到肋骨的保护,一般情况下无法感受到它的存在。肝脏的主要工作是过滤来自消化道的血液,同时代谢各种胃肠道所吸收的有毒物质。肝脏还能分泌胆汁,储藏于胆囊之中,并最终排入肠道发挥消化、吸收的功能。肝脏还制造多种具有重要功能的蛋白质,并且能通过调节肝内静脉窦的方式调节机体血液循环量。可以说,肝脏既是物质代谢中枢,能够制造、储存、分解和转化机体所必需的几乎全部物质和能量原料,又是重要的分泌、排泄和免疫屏障器官,它对维持生命和内环境的稳定起着重要的作用。

一、国外肝移植的发展历程

通过器官移植治疗疾病,自古以来就是人类不断追寻的梦想。而通过肝移植治疗肝脏疾病的医学概念起步于 20 世纪 50 年代,相比于其他器官移植技术可谓姗姗来迟。其科技含量高、技术难度大、取得的疗效显著,给亿万肝病患者带来无限的希望,因此被誉为器官移植这顶医学皇冠上最璀璨的明珠。肝移植是一门年轻活跃、发展迅速的新兴学科,其发展不但可以促进外科学、免疫学、肿瘤学、影像学、重症医学等众多临床医学学科的快速发展,还能带动手术器械、器官转运、灌注设备等众多医工交叉学科的不断进步。

1955 年,美国阿尔巴尼医学院的斯回尔特·韦尔奇(Stuart Welch)医生首次提出了肝移植的相关概念,并于次年在 *Transplantation Bulletin* 期刊上发表了一份更完整的报告。然而由于其对肝脏的生理认识有限,报告提出重建的门静脉流入道来自下腔静脉而不是来自内脏器官,造成肝移植术后发生了剧烈收缩,手术以失败告终。受其启发,1956 年,美国加州大学的杰克·卡农(Jack Cannon)教授进行了大量动物实验,但受限于当时的手术技术以及对排斥反应的认识,手术也以失败告终。随后几年,大量的肝移植动物实验也未见明显进展。直到 20 世纪 60 年代初,肝移植的先驱者斯塔兹尔(Starzl)教授提出了采用硫唑嘌呤和类固醇的双联抗排斥治疗方案,肝移植的发展才出现转机。在肾移植成功的基础上,Starzl 教授于 1963 年在美国匹兹堡大学为一位患有先天性胆道闭锁的 3 周岁男孩进行全球首例人体肝移植手术,手术因为大量失血而未获成功。随后 1 年间,世界范围内进行的 7 例人体肝移植手术最长的存活时间仅为 23 天,肝移植犹如"不可能完成的手术",100 小时以上的手术时长,100 个单位以上的输血量却换来了 100% 的死亡率。痛定思痛,Starzl 教授和同事在失败的基础上进行了大量动物实验,不断摸索和完善肝移植手术技术,不断调整免疫抑制剂用药剂量。1967 年 7 月 23 日,在美国科罗拉多大学健康科学中心,他为一位 1 周岁半的患儿进行了肝移植手术,这次的移植手术获得了巨大成功,受者平安渡过术后的危险期,并顺利康复出院。虽然最后因肿瘤复发去世,但其术后存活时间长达 400 余天。之后经过很长的一段时间,随着手术技术的进步和抗淋巴免疫球蛋白等药品的临床应用,部分肝移植受者才获得了超过一年的生存期。

直到 20 世纪 70 年代,肝移植才逐渐得到了业界的认可和推广,但由于手术难度大,死亡率高,全球范围内能开展肝移植手术的医疗中心屈指可数。20 世纪 80 年代初,随着环孢素 A 的问世和肝移植指征的不断改进,肝移植技术才逐渐在全球推广开来。1983 年,美国健康研究所正式提出肝移植是终末期肝疾病的有效治疗方法,应予以推广。随后,全球新兴肝移植中心不断建立,手术成功率和术后生存率也得到了大幅度提高。以 Starzl 团队为例,肝移植术后 1 年生存率在 1965—1980 年为 32.9%,到 20 世纪 90 年代已达到 80% 以上。同时,肝移植术后 5 年生存率从 1965—1980 年的 20% 上升到 1980—1986 年的 62.8%,20 世纪 90 年代后有报道称 6 年生存率可达 70%。

二、国内肝移植的发展历程

我国肝移植的早期探索几乎同步于西方国家。早在 1958 年,同济医科大学夏穗生教授在武汉就进行了早期的肝移植动物实验性探索。自 1973 起,夏穗生团队进行了 130 余次犬同种原位肝移植手术,其间受体犬最长存活时间可达 65 小时。经历漫长的技术探索与积累,直到 1977 年,上海第二医科大学(林箕言团队)与武汉同济医科大学(夏穗生团队)相继开展了临床原位肝移植术,并获得初步成功,这正式揭开了我国临床肝移植的历史序幕。但是,由于缺乏有效免疫抑制剂及移植术后的复杂感染,肝移植手术一直未能成功地在我国推广应用。1977—1983 年,我国有 18 家移植中心共行肝移植仅 57 例,半年存活率仅为 10.5%(6/57)。自 1984 年起,我国肝移植甚至陷入了长达 10 余年的停滞期。20 世纪 90 年代初,由于现代免疫抑制剂和外科技术的创新发展,以郑树森教授和黄洁夫教授团队为代表的外科医生掀起了我国肝移植发展的第二次浪潮。背驮式肝移植、劈离式肝移植、活体肝移植、双供肝移植、儿童肝移植等技术相继在我国开展,逐渐接近国际领先水平。时至今日,我国大型移植中心肝移植围手术期死亡率已降至 5% 以下。根据中国肝移植注册中心(China Liver Transplant Registry,CLTR)的数据,2015—2022 年,我国肝移植总数达 41619 例,其中,公民逝世后器官捐献肝移植 35894 例,活体肝移植 5725 例,总量位居全球第二。肝癌肝移植的杭州标准受到国内外同行的高度认可。我国肝移植团队自 2010 年以来,率先开启医学"一带一路"倡议,多次远赴印度尼西亚成功开展活体肝移植,赴美国讲授肝移植的中国技术,向澳大利亚直播示教活体肝移植手术,扩大了中国在世界肝移植领域的影响力。

第二节　肝移植——终末期肝病患者的希望

一、肝移植的适应证

随着肝移植技术的不断发展、新的免疫抑制剂的应用、围手术期管理的进步,肝移植的手术适应证正逐渐改变和扩大。从早期的终末期肝癌为主,到目前肝移植已成功用于 60 多种肝脏疾病的治疗,给无数终末期肝病患者带来了希望。肝移植的最终目的是,能够有效延长终末期肝病患者的生命和提高患者的生活质量。当急、慢性肝病经其他治疗方法无法控制或治愈,预计在短期内无法避免死亡者均可尝试肝移植。同时,随着肝移植疗效的不断提高,那些生活质量因肝病严重下降的患者,也适合进行肝移植。

成人肝移植的适应证可大致分为以下几类:

(1)非微生物引起的肝实质性疾病,包括酒精性肝硬化、化学毒物等所致的急/慢性肝功能衰竭、先天性肝纤维化等。

(2)各种微生物引起的各类肝炎和肝硬化以及最终导致的肝功能衰竭和门脉高压,包括乙型肝炎病毒(HBV)和丙型肝炎病毒(HCV)所致的急/慢性重型肝炎、肝硬化、血吸虫病、肝包虫病等。由于我国 HBV 肝炎高发,因此在每年接受肝移植的患者

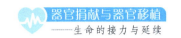

中约七成患者存在与 HBV 感染相关的既往史。

（3）先天性代谢障碍性疾病,包括威尔逊病(铜代谢障碍性疾病)、糖原贮积症等。此类疾病常常因患者基因发生突变而使体内物质代谢出现异常,甚至影响小儿生长发育,是小儿肝移植中较常见的适应证。

（4）胆汁淤积性疾病,包括胆道闭锁、原发性胆汁性胆管炎、原发性硬化性胆管炎等。胆道闭锁是儿童肝移植的主要适应证,在每年接受肝移植手术的儿童中,原发病为胆道闭锁者高达 77.13%。

（5）肝脏肿瘤:肝脏恶性肿瘤无肝外转移及大血管侵犯时。

在肝移植适应证中,关于肝癌患者肝移植适应证的问题,在国内外争议颇多,目前,肝癌肝移植筛选标准主要有米兰(Milan)标准、美国加州大学旧金山分校(UCSF)标准及杭州标准等。

1996 年,意大利的马扎费罗(Mazzaferro)教授提出的 Milan 标准规范了肝癌肝移植的选择标准。Milan 标准允许的肝癌肝移植标准包括直径 5cm 及以下的单个肿瘤结节,或不超过三个肿瘤结节,且每个结节直径在 3cm 及以下。由于 Milan 标准的各项指标很容易通过目前的影像学检查技术获得并得到标准化,因此在很长一段时间内,Milan 标准成为世界上应用较广泛的肝癌肝移植筛选标准。随后的研究也证实,根据 Milan 标准选择受者,术后 5 年生存率在 75% 以上,疗效肯定。然而,Milan 标准并不完美。由于 Milan 标准对肿瘤大小和肿瘤数量的选择过于严格,很多有可能通过肝移植得到良好疗效的肝癌患者被拒之门外。同时,供肝来源的紧缺使得许多原来符合 Milan 标准的肝癌患者很容易在等待供肝的过程中由于肿瘤进展超标准而被剔除。随后,为克服 Milan 标准过于严格的问题,2001 年,美国加州大学旧金山分校的弗朗西斯·Y.姚(Francis Y. Yao)教授提出了 UCSF 标准,对肝癌肝移植标准进行了一定程度的拓展,使肝癌肝移植选择标准变得更加安全实用。

然而,我国作为全球乙型病毒性肝炎的高发地区,肝癌肝移植的现状与欧美地区有很大的不同。以 2018 年为例,我国成人肝移植受者中,肝脏恶性肿瘤的比例高达 45.29%,远高于欧美地区。合理的肝癌肝移植的受者选择标准是保证供肝资源合理利用和肝癌肝移植疗效的关键。因此,建立适应我国国情的肝移植受者选择标准尤为重要。

根据中国国情,2008 年,郑树森院士团队首次提出了杭州标准,并被纳入《中国肝癌肝移植临床实践指南》,成为指导我国肝癌肝移植的工作准则。该标准认为,肝癌移植受者应符合以下条件:①无大血管侵犯及肝外转移;②肿瘤累积直径≤8cm 或肿瘤累积直径>8cm,同时符合术前甲胎蛋白(alpha-fetoprotein,AFP)≤400ng/mL,组织病理学分级为高或中分化。杭州标准创新性地将血清 AFP 水平和组织病理学分级这两个重要肿瘤生物学特征引入受者选择标准中,是国际上首个包含肝癌生物

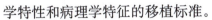

学特性和病理学特征的移植标准。

2016年,杭州标准经6900余例全国大规模、多中心临床验证,与现行国际标准相比,杭州标准增加了52%的受益人群,5年生存率提高到72.5%。按照杭州标准进行受者选择不会降低肝移植患者的术后生存率,同时使更多的肝癌患者能够受益于肝移植治疗。该研究成果发表于国际著名学术期刊 GUT 上。为了评价杭州标准的科学有效性,世界上许多移植中心都严格地用自己的移植病例验证了该标准。法国斯特拉斯堡移植中心的马克西姆·阿穆梅特(Maxime Aumet)教授比较了 Milan 标准和杭州标准,得出杭州标准也适用于西方人群的结论。此外,德国汉诺威医学院也证实了杭州标准在预测德国肝癌肝移植后长期生存方面比 Milan 标准更准确。

美国加州大学洛杉矶分校肝移植中心的 Busuttil 教授和香港大学玛丽医院的范上达教授专门就杭州标准撰写述评,他们认为,"杭州标准在肿瘤形态学特征基础上加入了生物学标志物,安全地扩大了肝癌肝移植受者人群,对肝癌肝移植事业发展做出了重要贡献"。

二、肝移植的禁忌证

近年来,随着肝移植手术技术的不断发展、肝移植的禁忌证也在不断发生变化,不能接受肝移植手术的终末期患者数量逐渐减少。一些之前认为绝对不能接受肝移植手术的重症患者,如伴有门静脉栓塞的重症肝病患者,也迎来了希望。对于什么样的患者适合移植,什么样的患者不适合移植,世界上各大肝移植中心的标准不完全相同,有些疾病仍存在争议,但一般认为,重症肝病患者在一定的临床状况下,如果预计肝移植的疗效或预后极差,那么不应选择肝移植作为其治疗方式;而如果重症肝病患者在一定的临床状况下,肝移植可能会产生高死亡率,但某些情况下也可取得长期存活,则应谨慎考虑肝移植。

近年来,肝移植的绝对禁忌证呈减少趋势,目前仅少数几种情况被认为是肝移植的绝对禁忌证:

(1)肝外存在难以根治的恶性肿瘤。

(2)存在难以控制的全身性感染(包括细菌、真菌、病毒感染)。

(3)难以戒除的酗酒或吸毒者。

(4)患有严重心、肺、脑、肾等重要脏器器质性病变患者(可联合脏器移植者除外)。

(5)人类免疫缺陷病毒(HIV)感染者。

(6)有难以控制的心理疾病或精神疾病。

(7)对肝移植治疗依从性差或拒绝肝移植治疗。

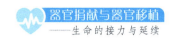

第三节　肝脏的解剖结构与肝移植手术的类别

一、肝脏的解剖结构

肝脏是人体最大的腺体,位于右上腹,结构复杂,组织柔软而脆弱,血运丰富,因而肝创伤时出血量大,且不易控制。其形状近于楔形,右厚左薄,质量约为1300g,占成人体重的2%,长宽厚约为25cm×15cm×10cm,大部分位于右季肋区,小部分位于左季肋区。肝的上面与膈肌相邻,又称膈面。肝的下面,凹凸不平,向后下方与腹腔脏器相对,故称脏面(图6-1)。肝脏与右肾、右肾上腺、十二指肠上部、结肠右曲及胃小弯相邻,被镰状韧带分割为左右两部分,左肝小而薄,右肝硕大,对缘隆起。

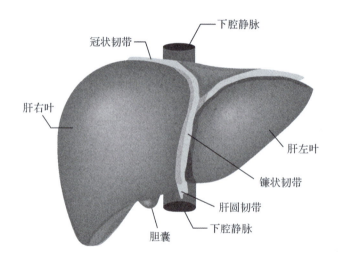

图6-1　肝脏的结构

肝脏血液供应非常丰富,成人肝脏每分钟血流量有1500～2000mL。在人体绝大多数器官中,动脉将富含养分的血液运输至器官内,并在此处进行物质交换,再逐渐汇合由静脉运出器官。但是,肝脏的血供却极为特殊,肝的入肝血管包括肝动脉和肝门静脉,肝的动脉仅占肝脏血供的1/4,来自心脏的动脉血由此输入肝脏,主要供给氧气。肝脏另外3/4血供由门静脉供应,其血流虽为减氧血,却发挥了重要的功能,门静脉把来自消化道的血液送至肝脏"加工",因此,肝脏是食物、药物以及毒物被消化吸收后的"第一站",它们在肝脏中进行初步"加工",再运输至全身,这为肝脏在代谢和生物转化方面的重要作用奠定了解剖基础。门静脉和肝动脉这两条血管及胆管均被包绕在结缔组织鞘内,经第一肝门进入肝脏。而出肝血液由肝静脉流出,经第二肝门进入下腔静脉。肝的背侧至少有 3～4 条,多至 7～8 条,被称为肝短静脉的小静脉注入下腔静脉,称第三肝门。

根据血管、胆管在肝内的分布情况,常将肝脏分为 8 个节段,每个节段又由 1000余个肝脏小叶组成。肝小叶是肝脏的结构和功能的基本单位,呈多角棱柱状,高约2mm,宽约 1mm。人的肝小叶间结缔组织较少,故小叶分界不明显,这些小叶与肝内胆小管相连,胆小管与较大的肝内胆管连接形成左、右肝管及肝总管。肝细胞产生的胆汁就由这样的胆管结构输送到胆囊进行暂时储存,或者直接进入肠道,发挥消化功能。

二、肝移植手术的类别

肝移植手术主要步骤包括供肝获取,病肝切除,供肝植入受者并完成肝静脉、门静脉、肝动脉以及胆管的重建。具体手术方式有许多种,包括经典原位肝移植、背驮式肝移植、减体积式肝移植、劈离式肝移植、活体肝移植、多米诺肝移植等。

(一)经典原位肝移植(图 6-2)

经典原位全肝肝移植手术是普外科领域技术难度最大、规模最大的手术之一,该手术需将受者的肝后下腔静脉一并切除,然后将带有肝后下腔静脉的供肝在原位吻合。由于需要切断下腔静脉,因此会对受者的循环系统造成影响,必要时需用到静脉-静脉体外转流技术。在 20 世纪 60—70 年代,经典原位全肝肝移植的手术时长在100 小时以上,由于没有一套完整的血流动力学监测系统,止血措施也不完善,所以围手术期并发症较多、死亡率较高。经过肝移植研究者的不断探索,经典原位肝移植技术应用已经逐渐减少。

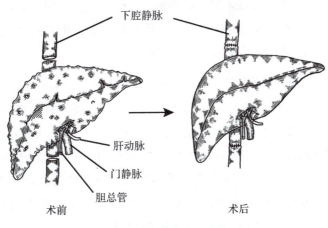

图 6-2　经典原位肝移植

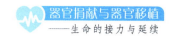
（二）背驮式肝移植（图6-3）

背驮式肝移植最早由卡恩（Calne）教授于1968年提出，1989年，美国迈阿密大学扎基斯（Tzakis）教授首次在成人肝移植中成功地采用了该术式。1992年，贝勒吉提（Belghiti）报道了供受者下腔静脉侧侧吻合术式。该术式因为在切除受者病肝时保留了其肝后下腔静脉，将供者下腔静脉与受者下腔静脉以一定方式吻合，形似受者下腔静脉背驮供肝而得名。随着外科技术的改进，目前背驮式肝移植越来越受到重视，该术式无须切除受者肝后下腔静脉，简化了手术操作，缩短了手术时间，同时保证了肝血液回流的通畅，明显减少了各种术后并发症的发生，已成为许多大型肝移植中心原位肝移植的主流术式。

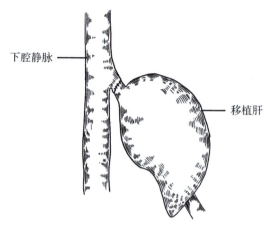

下腔静脉

移植肝

图6-3　背驮式肝移植

（三）减体积式肝移植

当原位全肝移植逐渐成为肝移植标准方法后，临床肝移植学家发现这一技术并不能使儿童和一些体形瘦小的患者受益，原因在于，成人供者的全肝脏体积过大。相对成人供肝数量而言，儿童供肝数量更为有限，有20%～50%的儿童受者在等待供肝过程中死亡。因此，一些肝移植学家提出，将成人肝脏部分切除，余下的肝植入患者体内。1984年，法国著名的肝移植学家亨利·比斯缪特（Henri Bismuth）首先为一位患有先天性胆道闭锁的10周岁儿童施行减体积式肝移植。减体积式肝移植（reduced-size liver transplantation，RLT）对儿童肝移植的发展起到了至关重要的作用，并对在此基础上逐渐发展起来的劈离式肝移植、活体肝移植术式功不可没。

（四）劈离式肝移植（6-4）

劈离式肝移植（split liver transplantation，SLT）是将完整的供肝分割成2个或2个以上的部分，分别移植给不同受者，达到"一肝两受"或者"一肝多受"的效果。该术式由德国医生皮赫尔迈尔（Pichlmayr）于1988年首创。至20世纪90年代末，技术成熟的劈离式肝移植已从最初主要应用于儿童肝移植逐渐成为欧洲和澳大利亚肝移植的常规术式，并扩展成双成人受者的肝移植。劈离式肝移植在我国多家移植中心如浙江大学医学院附属第一医院、上海瑞金医院等逐渐开展。劈离式肝移植可以有效拓展供肝数量并缓解供肝短缺问题，有效缩短受者等待时间以获得更满意的移植效果。随着供肝劈离技术和部分肝移植技术的改进,劈离式肝移植术后并发症发生率、受者及移植物存活率已可与全肝移植相媲美。

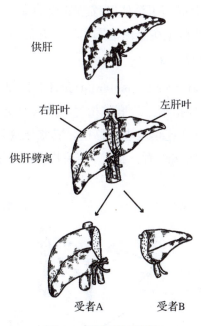

供肝

右肝叶　　　　左肝叶

供肝劈离

受者A　　　受者B

图 6-4　劈离式肝移植

(五)活体肝移植(图 6-5)

活体肝移植(living-donor liver transplantation,LDLT)的发展在很大程度上缓解了供肝匮乏的难题。1988 年,巴西医生拉亚(Raia)等首次开展了活体部分肝移植术,但最初的两例并未获得成功。1989 年,澳大利亚医生斯特朗(Strong)等首先成功

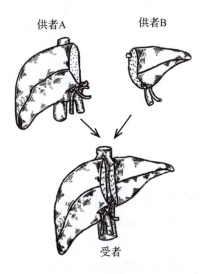

供者A　　　　　供者B

受者

图 6-5　双供肝活体肝移植

地将母亲的左肝外叶移植给其儿子,从而开创了活体肝移植的崭新篇章。1992年,莫里(Mori)等率先提倡使用手术显微镜,使直径在2mm左右的动脉吻合的通畅率达到99%,从而在很大程度上提高了活体肝移植的成功率,这在活体肝移植历史上具有里程碑意义。自此,活体肝移植在全球范围内广泛开展。

(六)多米诺肝移植(图6-6)

多米诺肝移植(Domino liver transplantation,DLT)是费塔尔(Furtado)教授首先于1995年提出来的,原意是指第一位肝移植受者所要切除的肝脏作为供肝移植给其他患者,如同多米诺骨牌一样连续地进行移植。其临床应用较少,多米诺供肝来源多限于部分遗传性或代谢性疾病患者。目前,淀粉样多神经病变患者供肝是多米诺肝移植供肝的主要来源。

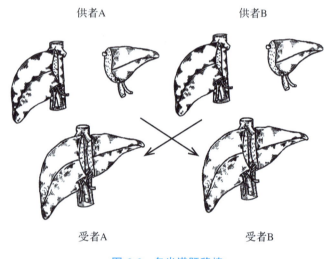

图6-6　多米诺肝移植

第四节　肝移植手术的注意事项

一、肝移植的费用

自1976年第一次肝移植手术取得成功至今,已经成功挽救了无数终末期肝病患者的生命,为无数徘徊在死亡边缘的肝病患者开启了一道"重生"之门。但是,肝移植的医疗花费相较于其他治疗方式来说过于高昂,使得很多患者在面对肝移植治疗时仍然犹豫不决,无数在肝病末期痛苦挣扎的患者只能望而却步。

一般情况下,肝移植费用主要由三部分组成,即肝移植前期准备费用、手术费用以及术后的康复治疗费用。首先,肝移植前期准备费用主要是术前的检查和评估,目的是评估患者能否接受肝移植手术或用于术前制定具体的手术方案以及评估术后恢复的概率,这是任何一种治疗前都会产生的费用,完备的术前评估有助于医生选择最为合适的治疗方案,使患者能够在最大程度上获益。其次,肝移植的手术费也相对高于其他治疗方式,地域的不同和患者疾病的危重程度及就诊医院的硬件条件的差异,手术费用也有所不同。最后,就是术后的康复治疗费用,包括肝移植术后早期的住院费用及出院后患者长期随访的费用。与其他终末期肝病的治疗方式(主要包括人工肝、静脉曲张内镜治疗、经颈静脉肝内门腔静脉分流术、肝部分切除术、射频消融术、靶向及免疫治疗等)相比,肝移植术后早期费用较高。由于肝移植手术难度大,术后病情变化快,所以肝移植患者术后早期需要在监护室度过,通过密切检测患者病情,调整患者抗排斥用药,待患者病情平稳后转入普通病房。如果在此期间,患者出现术后严重并发症,可能还会产生更多的治疗费用。值得庆幸的是,就目前我国肝移植中心的移植水平来看,绝大部分患者都能顺利度过肝移植术后早期这一关键时期。而且,肝移植使得终末期肝病患者的疾病得到根本性控制,其术后仅需按时服药及定期复查监测移植肝功能,生活基本能够接近正常人的水平,术后长期用药量及种类也随着手术时间的延长而逐渐减少。相较之下,采用其他治疗手段的患者,由于不能完全根除其终末期肝病,往往需要反复住院接受治疗,造成治疗费用不断增加甚至出现病情逐渐加重的情况。

就目前国内肝移植现状而言,肝移植的治疗费用在今后很长一段时间内可能还是会高于其他治疗方式。这可能与肝移植手术难度大,具备肝移植资质的医院和移植医生相对短缺以及肝移植供者不足有关。但是,肝移植已经越来越受到人们的重视,其术后部分费用在一些省市已被纳入医保报销范畴,报销比例甚至可达70%,这为终末期肝病患者接受肝移植减轻了相当一部分的经济负担,避免了他们因经济原因而失去重生的机会。

二、肝移植的疗效

肝移植是目前公认的根治各种终末期肝病的有效疗法,它不仅能够挽救患者的生命,还可以使患者获得高质量的生活,甚至彻底摆脱肝病的困扰。截至2018年,全球施行肝移植已超过45万例,国外最长存活者已经超过40年,国内最长存活者已经超过20年。

2015—2022年,我国共实施肝移植4万余例,患者总体1年生存率约为85%,5年生存率约为70%。由此可见,肝移植手术的成功率及长期生存率都是比较理想的。

肝移植手术是外科最复杂的手术之一,因此,很多人认为经历了"换肝"术后,生活质量会很差。其实不然,大多数受者1个月内便可出院,术后半年基本可恢复到正

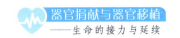
常生活的状态。患者出院后只需要定期复查及服用抗排斥药物,复查时间也随着术后时间而逐渐延长,病情稳定后可每 6 个月复查一次。恢复顺利的肝移植受者术后 3～6个月就可以像正常人一样生活和工作,并能维持较高的生活质量,国内外现在还会定期举办器官移植受者运动会,项目包括短跑、跳远、游泳、羽毛球等。

三、肝移植术后免疫抑制剂的使用

尽管肝移植已经是目前公认的治愈终末期肝病的有效疗法,但是,肝移植术后也不能完全放松警惕,肝移植受者术后需要定期复查及长期服用抗排斥药物。

肝移植手术与其他手术的主要区别在于,肝移植手术不仅要"移除"一个失去功能的肝脏,还要"植入"一个新的肝脏并使其保持正常功能,也就是说,受者需要接纳一个来自"异体"的新器官。但是,由于我们自身免疫系统天然的自我防护功能,即及时"识别"出身体内的"异己"或"变异"的成分,清除和消灭它们,达到抵御外界侵害和防止自身恶性变的作用。因此,肝移植术后,受者身体里有两股力量就悄然开始了军团大作战。我们暂且把异己组织称为"异己军团",机体的免疫系统称为"免疫军团"。移植术后,免疫军团巡视肝脏,发现这个移植物上的很多信息与原来肝脏不同,随即号召一帮免疫兄弟过来看看,哎哟,还真不是原来的肝脏,于是得出结论,这是个非法闯入者。既然是非法闯入,按照免疫原则,异物需要清除,以保证机体健康。这时免疫军团和异己军团,短兵相接,势均力敌,一场大战不可避免。这场战争就被称为排斥过程。如果这个过程,免疫军团胜了,移植物就无法在体内正常存在;如果免疫军团没有获胜,移植物会被机体认为是自己的器官而在机体中存在,并发挥作用。但往往是我们的免疫军团足够强大,会打败异己军团,导致移植失败。如果异己军团过于强大,就可能发生更加危险的"移植物抗宿主病",甚至导致受者死亡。所以,移植排斥反应是器官移植患者需要终身警惕的问题。因此,在免疫抑制剂被发现之前,移植手术的成功率很低。但是,在 1983 年开始应用免疫抑制剂后,移植 1 年后新肝脏的排斥就很少见了,目前许多肝移植中心的术后排斥率仅为 2%,因此,肝移植手术的成功率大大提高了,在有些肝移植中心甚至可以接近 100%。

免疫抑制剂就是降低免疫军团的"作战能力",使异己军团能够逃过免疫军团的攻击,使移植肝能够与免疫系统"和平共处"的药物。移植术后早期是排斥反应的高发期,而且往往较为严重,常需联合应用大剂量免疫抑制药物进行预防。随着器官移植时间的延长,在监测移植物功能正常的情况下,患者可以逐渐减少抗排斥药物的使用剂量和种类进行长期的维持治疗。对于很多的移植患者来说,是否可以减药甚至停药,都需要在医生指导下进行。

同时,这些免疫抑制剂的作用效果与其在体内的血药浓度有很大关系,患者体内的药物浓度必须达到稳定的有效浓度时才能获得良好的治疗效果。而各种免疫抑制药物的有效浓度与中毒浓度之间差距很小,同时不同个体对药物的吸收和代谢能力差异很大。因此,需要定期监测血药浓度,既要达到治疗效果,又要防止药物中毒。

此外,长期服用免疫抑制剂,还会因其抑制机体正常的免疫功能而增加感染和肿瘤的发生风险,另外,还可能会有如下副反应:①肾毒性,最常用的他克莫司、环孢素类药物最显著的副反应就是肾功能损害,很多患者会出现血肌酐水平升高,严重时还有可能发生肾功能衰竭;②骨髓抑制和胃肠道反应,如吗替麦考酚酯临床上主要的副作用就包括白细胞减少症和腹泻;③心血管疾病及代谢相关并发症,如高血压、高脂血症、糖尿病等。因此,移植术后受者需定期门诊随访检查,以便早期发现和治疗上述并发症,提高受者生活质量及长期生存率。

四、肝移植术后的注意事项

(一)配合医生定期门诊复查

术后患者需要做好定期复查,及时了解自身恢复情况,如果有异常就要及时处理,避免不良反应对健康造成危害。

(二)遵照医生规定按时服药

肝移植术后患者可能会产生排斥反应,为了减少排斥反应,术后患者一定要遵医嘱按时服用抗排异药。但是要注意,服用剂量需严格按照规格剂量进行,不可随意改变,以免影响身体恢复。

(三)有效预防以及控制代谢性并发症

肝移植术后可能会出现并发症,常见的有肥胖症、糖尿病、高血压等,一定要做好科学预防,减少并发症的出现。如果这些病症出现了,就要及时就医,以减少其对健康造成危害。

(四)正确饮食与均衡营养

术后饮食很重要,需要做到高钙、低脂、低糖,少食多餐,定时定量,只有做到科学饮食才能促进身体恢复。

(五)坚持锻炼,增强体质

术后患者还要坚持锻炼,增强体质,提高抗病力,减少并发症。

(六)保持乐观心态,学会自我监测

乐观心态对身心健康来说非常重要,遇到问题应及时与家属和医生沟通,平时注重监测体温、血压、脉搏及大小便等基础指标。

五、肝移植术后的并发症

肝移植术后常见的并发症主要包括早期并发症及远期并发症。

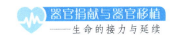
(一)早期并发症

肝移植的早期并发症大多比较凶险。由于移植肝需要与受者的血管、胆管重新吻合,所以相应吻合口出现问题都会影响肝移植的效果,甚至危及受者的生命,如血管吻合口缝合不严导致术后出血,血管吻合口狭窄或术后血栓形成导致移植肝失去功能,胆道吻合口出现问题可能会有胆漏、吻合口狭窄等一系列问题,但这些并发症发生大多较早,患者大多还在术后住院期间,比较容易及时发现并解决。

肝移植早期最常见的并发症就是移植排斥反应,但是,基于免疫抑制剂的发展及联合用药,排斥反应在多数情况下能得到有效控制。

(二)远期并发症

1. 感染

感染是肝移植术后常见的并发症之一。肝移植后由于要使用免疫抑制剂,导致患者对外来致病菌的抵抗力减弱,很容易发生肺部等各种部位的感染。采取以下措施将有助于防止术后感染:①戒烟戒酒;②术后尽量少去人群密集的场所,非去不可时要戴口罩,并减少逗留时间;③随气温高低适当增减衣服,气温过低时减少户外活动,外出戴口罩;④注意个人卫生,养成饭前便后洗手的好习惯,在洗手前避免用手接触鼻、口,勤洗澡(最好是淋浴),勤换内衣裤,注意外阴部清洁,避免接触感冒及其他感染性疾病患者,咳嗽或喷嚏后要洗手;⑤不要忽视皮肤小伤口,如擦伤、碰伤、抓伤、疖肿等,一定要消毒处理;⑥使用柔软的牙刷,避免牙龈损伤;⑦室内经常通风换气,有条件的患者,可以室内定期用紫外线照射消毒等。

2. 乙肝复发

基于我国国情,大概有80%的患者是因为乙肝相关性肝病而进行肝移植的,所以,如果他们在移植后不采取任何抗病毒的治疗措施,那么这些患者当中有近80%将在2年之内出现乙肝复发。有人可能会问,为什么换肝之后,乙肝还会复发呢?有哪些因素会导致乙肝的复发?原因是:乙肝患者行肝移植之后,虽然肝脏这个乙肝病毒最大的储藏地被清除了,但是患者的血液和其他一些组织器官里仍有残存的一些病毒,这些病毒可能会感染移植的新肝脏,导致乙肝复发。因此,对于术前即有乙肝的受者,移植术后长期应用抗乙肝病毒药物预防乙肝复发是非常重要的,且经过证明,这种方案是经济有效的。

3. 癌症

由于长期服用免疫抑制剂,移植受者相较于健康者更容易有新发肿瘤的风险。同时,对于肝癌肝移植受者,肝癌复发也是他们移植后可能会面对的重要问题。目前,对于移植后肝癌复发高风险人群可采用移植术前及术后抗肿瘤治疗来预防肝癌复发。

第五节　肝移植面临的问题与展望

一、供者器官短缺困境探索

器官短缺一直是困扰移植学界的瓶颈问题。我国每年约有 30 万患者因终末期器官功能衰竭亟须器官移植。每年都有许多患者因为器官短缺而得不到有效的治疗,在等待中死去。因此,如何缓解甚至解决器官供需不平衡这一问题一直是肝移植所面临的最大困境和挑战。

(一)鼓励器官捐献

2015 年 1 月 1 日起,公民自愿捐献成为器官移植供者的唯一来源。截至 2021 年 4 月,全国累计器官捐献志愿登记人数已超过 315 万人,完成公民逝世后器官捐献 3.3 万余例,捐献器官 9.9 万余个,成功挽救了近 10 万器官衰竭患者的生命,这表明我国在鼓励器官捐献工作上取得了一定的成效。然而,这仍然不能解决我国器官供需不平衡这一突出问题。

(二)边缘性供肝管理体系及研究创新

供肝匮乏是全世界肝移植领域面临的主要挑战,除了要加强动员工作和器官移植体系建设外,对边缘性供肝进行研究及创新也是重要途径。

边缘性供肝主要包括高龄供肝(≥60 周岁)、缺血时间过长(冷缺血时间＞10 小时)供肝、脂肪肝供肝和乙肝或丙肝阳性供肝等,其质量评定和功能修复受到前所未有的重视。针对边缘性供肝,我国肝移植学者也进行了大量研究。2018 年,一项研究表明,对于高龄供肝来说,其 5 年生存率为 73.2％,与非高龄供肝 5 年生存率无明显差异(76.4％)。郑树森院士团队研究发现,轻、中度脂肪肝供肝肝移植是安全有效的,而重度脂肪肝供肝容易发生原发性移植肝无功能。另外,对于本身就患有乙肝或者丙肝的受者来说,乙肝或丙肝阳性供肝也不失为一种可行的选择。

除边缘性供肝外,以基因编辑猪为供体的异种肝移植和组织工程、3D 打印技术下的类器官构建也是当前基础研究的热点。

二、肝癌肝移植相关技术革新

(一)挽救性肝移植术在肝癌肝移植中的应用

由于器官移植供需矛盾,肝癌患者在长期等待器官来源时可能因为疾病进展而失去治疗机会。为了缓解这种情况,一些学者提出了一种将肝切除术和挽救性肝移植相结合的方法。先对肝癌患者行肝部分切除,出现肿瘤复发后再行肝移植。幸运的是,一些患者可能在肝癌切除后痊愈,因此,这一策略可以部分缓解供者肝脏的短缺问题,并被越来越多的学者所接受。近年来,有研究表明,挽救性肝移植与直接肝移植相比,不会增加受者的围手术期死亡率。同时,其总体生存率与无瘤生存率无显著差异。中国肝移植注册中心(China Liver Transplant Registry,CLTR)的数据也显示,挽救性肝移植与直接行肝癌肝移植后1、2、3年的生存率无统计学差异。因此,挽救性肝移植作为一种安全有效的治疗方法,有助于缓解我国肝癌患者数量多、肝资源短缺的矛盾。

(二)降期治疗在肝癌肝移植中的应用

肝癌的降期治疗包括经动脉化疗栓塞术、经动脉放疗栓塞术、射频消融术、靶向治疗和免疫治疗。许多国内外移植中心在这一领域进行了大量探索,例如,华西医院移植中心的数据显示,在肝癌降期治疗后,符合 UCSF 标准的患者与符合杭州标准的患者1、3、5年的生存率无统计学差异。作为一种有效的治疗方法,晚期肝癌患者在降期治疗成功后接受肝移植,预后较好。因此,更多的移植中心现在已经认识到并接受了降期治疗的理念。此外,分子靶向和免疫治疗等新型降期治疗手段,使得进展期肝癌成为肝移植的重要适应证。新型免疫抑制剂如 sirolimus 和 everlimus 既有免疫抑制作用,又具有抗肿瘤作用。因此,术前等待期如何选择降期和过渡方法,术后如何进行恰当的抗肿瘤治疗,均有待深入研究。

三、肝移植相关交叉学科创新进展

(一)肝移植联合人工肝支持系统的应用

我国严重肝功能衰竭主要是由肝炎病毒引起的,特别是 HBV 感染(约占70%)。2011年,美国肝病研究协会(American Association for the Study of Liver Diseases,AASLD)发表了一项新的急性肝衰竭管理实践指南,强调肝移植是治疗急性严重肝衰竭的最终有效手段。2018年,中华医学会传染病学会肝衰竭与人工肝组更新了《肝衰竭诊疗指南》(2018版),也指出肝移植是治疗各种晚期肝衰竭最有效的方法之一。然而,由于器官短缺和治疗费用高,肝移植无法满足所有肝衰竭患者的需求。

人工肝支持系统能够广泛应用于急性肝衰竭的治疗,因为它能在短时间内显著改善肝衰竭患者的病情,有效去除体内积累的有毒物质,改善凝血,延缓肝损伤的进展,维持内环境稳态,平衡炎性细胞因子,抑制肝细胞凋亡和坏死,促进肝再生,最终延长生存期。但对于部分急性肝衰竭患者,由于肝细胞大量变性坏死,常规治疗联合人工肝支持系统难以逆转病情进展。对于这些患者来说,人工肝支持系统被认为是肝移植的生命桥梁，为等待供肝的患者赢得了更多的时间。浙江大学医学院附属第一医院团队通过使用肝移植联合人工肝支持系统治疗重型肝炎引起的肝衰竭，术后生存率明显提高。

（二）肝移植灌注系统革新应用

随着外科手术技术的日趋成熟、免疫抑制剂的应用以及麻醉管理手段的快速发展，肝移植受者的手术成功率已经超过95％。然而，离体供肝难以长时间地保持生命力一直是供肝保存的一大难题，加上由于供肝短缺，边缘性供肝的应用增加，对供肝保存和修复技术也提出了更高的要求。目前，体外供肝保存的主流方法仍然是"静态冷藏法（static cold storage，SCS）"，即单纯用冰和保存液在低温下保存肝脏，通过降低温度使肝细胞的新陈代谢减缓，从而减少保存期间供肝的损伤。但静态冷藏法并不能让人满意，即使供者各种指标都很好，肝脏最多也只能保存12小时，如果供肝质量稍差，则保存时间还会更短。近年来，肝脏机械灌注相关研究日益成熟，相关设备开发也更加完善，机械灌注有望成为供肝保存的有效手段。

机械灌注是一种新型器官保存方式，将供体器官血管连接至机械灌注系统，在器官离体阶段将保存液持续灌注至离体器官，同时供给离体器官氧气、营养物质等。机械灌注不仅可以修复边缘性供肝，减轻肝脏缺血再灌注损伤，还能促进移植肝功能的恢复，降低肝移植术后并发症的发生率。2018年，英国牛津大学的大卫·纳斯拉亚（David Nasralla）教授发表了全球首个对比常规静态冷储存和常温机械灌注（normothermic machine perfusion，NMP）的随机对照试验的研究结果：NMP可将供肝的平均保存期延长54％，将器官弃用率降低50％。可见，NMP在延长供肝保存时间、减轻供肝缺血再灌注损伤方面表现出了巨大优势，为解决器官移植缺血再灌注损伤的难题提供了新思路。

目前看来，机械灌注有望成为新一代供肝保存修复的标准方案，但是机械灌注在器官保存中仍无统一的技术标准，对于灌注期间各种参数的设定仍有待于大量临床试验的验证，以优化机械灌注在器官移植中的应用。

肝移植是衡量一个国家医学发展水平的重要标志。近半个世纪以来，我国肝移植事业取得了令人瞩目的进步，移植例数位居全球第二，移植术后存活率达到国际先进水平。这依赖于我国肝移植相关外科技术的不断进步，管理体系的日趋成熟，新药物、新技术、新方案的不断推陈出新。

（郑树森 杨 喆 田欣尧 赵中帅）

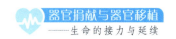
习 题

一、选择题

1. 关于肝脏的表述,以下错误的是[单选题]　　　　　　　　　　（　　）

A. 肝脏位于右上腹,呈楔形,分 2 面 4 缘

B. 肝脏分左叶、右叶、方叶、尾状叶 4 叶

C. 肝脏由肝动脉、腔静脉两支主要血管供血

D. 第一肝门是门静脉、肝胆管、肝动脉出入肝脏的位置

2. 关于肝移植的表述,以下选项错误的是[单选题]　　　　　　（　　）

A. 1963 年,现代肝移植之父美国医生 Starzl 施行了世界上第一例人体原位肝移植

B. 1977 年,我国开展了人体肝移植的尝试,从此揭开了我国临床肝移植的序幕,术后疗效已接近甚至达到国际先进水平

C. 目前,肝移植术式包括标准原位肝移植、背驮式肝移植、劈离式肝移植、减体积式肝移植等

D. 从目前的肝移植技术来看,选择活体肝移植疗效最好

3. 下述哪种疾病不是肝移植的适应证[单选题]　　　　　　　　（　　）

A. Budd-Chiari 综合征

B. 终末期肝硬化

C. 肝豆状核变性

D. 广泛转移的肝细胞癌

4. 以下可行肝移植的患者为[单选题]　　　　　　　　　　　　（　　）

A. 乙肝肝硬化、小肝癌患者

B. 乙肝肝硬化的 HIV 患者

C. 腹腔广泛转移的肝癌患者

D. 长期嗜酒,无法放弃喝酒的酒精性肝硬化患者

二、简答题

阐述各种肝移植手术方式的优缺点和适用情况。

第七章　肾乃五脏之源

——肾移植

第一节　肾移植的发展历程

自古以来,人类一直渴望通过给身体换个"零件"来治疗疾病,并一直在为实现这一目标而不断努力,中国古文献记载的扁鹊"换心术"就是最好的例证。然而,在19世纪之前,这种理想的治疗方式仅存在于神话传说或者寓言故事中,并往往都需要在"神力"的帮助下才可能实现。

在15世纪文艺复兴时期,意大利的一位画家描绘了这样一个传说,一对孪生圣人圣葛斯默(St. Comos)和圣达弥盎(St. Damian)在天使的助力下,奇迹般地完成了下肢移植手术(图7-1)。

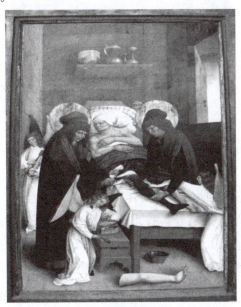

图 7-1　传说中的下肢移植手术

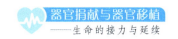

19 世纪以来，随着现代医学的萌芽及不断发展，现代器官移植技术和理论雏形初现。在欧洲，有一些医生开始尝试进行皮肤移植，1863 年，法国生理学家保罗·伯特(Paul Bert)首次证实同种异体组织移植会产生排斥反应，人类终于掀开了器官移植神秘面纱的一角。

19 世纪末到 20 世纪初，开展与现代器官移植技术类似的动物实验，首先进行的就是肾移植。1902 年，奥地利医生埃默里克·乌尔曼(Emeich Ullman)利用血管套接法首次完成了动物的肾移植手术，包括犬-犬肾移植和犬-羊肾移植。尽管器官存活时间都很短，但是他的很多研究成果成了后期肾移植的外科技术基础。与此同时，一些重要的生理发现也进一步推动了器官移植的理论发展。1901 年，奥地利科学家卡尔·兰德斯坦纳(Karl Landsteiner)首次发现了 ABO 血型，并因此获得了诺贝尔生理学或医学奖。供受者 ABO 血型相容成为日后各种大器官移植所要遵循的基础原则。同时，外科技术也在这个时期有了突破，1905 年，法国医生亚历克西·卡雷尔(Alexis Carrel)(图 7-2)发明了血管三点吻合术，突破了血管吻合技术的瓶颈，奠定了现代血管吻合的基础，解决了各类器官移植血管吻合的难题，他本人也于 1912 年获得了诺贝尔生理学或医学奖。

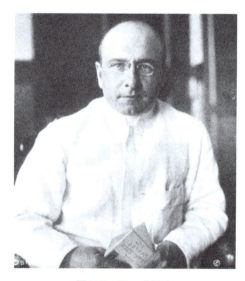

图 7-2　Carrel 医生

Carrel 在之后尝试了多种类型的同种或异种组织移植，均未能成功，主要原因还是无法克服排斥反应，仅仅依靠外科技术是无法成功实现大器官移植的。由于欧洲爆发了两次世界大战，在 20 世纪 20—40 年代，器官移植相关技术发展处于停滞状态，而那个时期美国的医疗界则流行将猴子的睾丸移植给人以求返老还童，战争也给医学发展蒙上了阴霾。但同时期，乌克兰外科医生沃罗诺伊(Voronoy)完成了人类历史上首例同种异体肾移植术。1933 年，Voronoy 将一 B 血型的供肾移植给一 O 血型的患者，患者因氯化汞中毒而致肾衰竭，供者因头外伤而去世，在局麻下，移植肾保持热温 6 小时，患者在 2 天后死亡，尸检显示移植肾血管仍是开放的。至 1949 年，Voronoy 共进行了 6 次这样的移植，但均以失败告终。

1956 年，人类首次成功完成肾移植，实现了大器官移植的重大突破。当时，在哈佛布莱根医院工作的约瑟夫·默里（Joseph Murray）医生收治了一个 23 周岁的重症肾炎患者理查德·赫里克（Richard Herrick），他因为双肾功能急剧恶化而面临生命危险，好在理查德有一个同卵双胞胎的哥哥罗纳德。虽然距离主要组织相容性复合体（major histocompatibility complex，MHC）组织配型被发现还有 10 年的时间，但是当时的医学界已经开始意识到排斥反应是由基因所决定的，因此，默里医生领导的治疗小组决定利用同卵双胞胎基因完全相同的优势，尝试进行肾移植（图 7-3）。

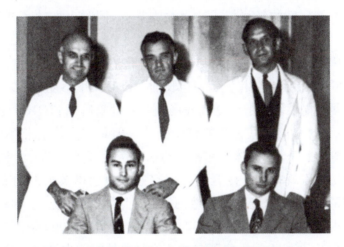

图 7-3　人类历史上第一台肾移植的医疗团队及患者

在正式实施手术之前，默里医生对两兄弟进行了皮肤交叉移植，结果很令人满意，未发生排斥反应。经过准备，在 1956 年 12 月 23 日，首先由哈特韦尔·哈里森（Hartwell Harrison）将供者的一侧肾脏切取下来，然后默里医生再接力将肾移植到受者的体内，肾脏病学家约翰·梅里尔（John Merrill）负责围手术期的内科维护工作。供者的肾脏在移植后成功地开始工作，理查德的身体状态迅速得到了恢复，弟弟带着这个属于哥哥的肾脏又活了 8 年。而哥哥罗纳德也并没有因为摘除一颗肾脏而影响到自己的生活，他活到了 79 周岁。默里也因此在 1990 年获得了诺贝尔生理学或医学奖。

同卵双生的亲属移植巧妙地躲开了排斥反应的阻碍，首次证实了肾移植的可行性和价值，留存了几千年的梦想得以实现。无独有偶，我国历史上第一例成功的肾移植，同时也是第一个大器官移植也是在同卵双生兄弟间实现的。在 1972 年，广州医学院的梅骅教授和北京友谊医院的于惠元教授合作，为一位南洋华侨完成了亲属活体同种异体肾移植手术,术后受者存活了 1 年多。

尽管在 1959 年和 1962 年,国际肾脏病学会主席让·汉堡(Jean Hamburger)等人先后成功地完成了异卵孪生双胞胎间活体肾移植和表亲间活体肾移植,但是排斥反应依然阻碍了肾移植的发展道路,毕竟并没有那么多的肾衰竭患者都有一个能够为自己捐献器官的兄弟。免疫抑制剂的出现以及主要组织相容性复合体(MHC)的发现和其他免疫基础理论的不断突破才带来了肾移植的快速发展。1962 年,美国药学家格特鲁德·埃利恩(Gertrude B. Elion)研制出首个抗排异药物硫唑嘌呤并应用于肾移植;1967 年,法国免疫学家让·多塞(Jean Dausset)首次发现 MHC,同一时期,英国免疫学家彼得·B. 梅达瓦(Peter B. Medawar)和澳大利亚病毒学家弗兰克·M. 伯内特(Frank M. Burnet)在免疫耐受方面进行了大量的研究,为器官移植奠定了免疫学基础,他们于 1960 年获得了诺贝尔生理学或医学奖。这些发现使得非亲属间的肾移植成功率大大提高,同时也推动了其他大器官移植的开展。

出于伦理学及安全性上的考虑,尽管活体肾移植具有良好的效果,但缺乏有意愿的供者,使得这种治疗手术在起步后相当长的一段时间里不能普及。随着全球多国脑死亡立法和器官捐献体系的建立和发展,在 20 世纪后期到 21 世纪初期,尸肾移植迅猛发展,成为肾移植器官主要的来源形式。但是器官库的瓶颈效应使尸肾移植在数量上达到增长极限,活体肾移植才再次成为发展的新动力。同时,对于供者术后的长期随访也发现捐献一侧肾脏具有良好的短期以及长期的安全性,各国活体肾移植得到了长足发展,尤其在一些国家和地区,出于传统、宗教和社会原因,活体肾移植一直占主导地位。伊朗自 1984 年以来施行的 16000 余例肾移植中,活体肾移植的比例在 95% 以上。一些著名的活体肾移植案例也推动了公众关于捐献肾脏的认可。例如,2003 年 12 月,美国 NBA 巨星莫宁接受其表兄的供肾完成了肾移植,随后他还在 2005—2006 年 NBA 赛季获得了联盟总冠军,彰显了活体肾移植的良好效果。

如今,随着组织配型技术的提高、器官低温保存技术的改进、移植外科手术技术的发展以及各种高效低毒免疫抑制剂的不断研发和临床应用,肾移植的疗效显著提升,已经成为世界上完成数量最多、效果最好的实体器官移植。2022 年,我国肾移植的数量仅次于美国,位居世界第二位。随着公民逝世后器官捐献体系的不断规范化以及活体肾移植技术的不断提高,我国的肾移植工作在今后会不断地发展和进步。

第二节　肾移植的适应证和禁忌证

肾移植是终末期肾病(end stage renal disease，ESRD)的有效治疗手段，与透析相比，可以显著延长患者的存活时间和提高其生活质量。但是由于原发疾病种类、年龄、免疫状态以及影响移植结局的相关危险因素不同，并不是所有的 ESRD 患者均适宜接受肾移植手术。严格掌握肾移植的适应证和禁忌证，选择合适的肾移植受者及充分的术前准备是提高肾移植成功率和受者存活率的关键。

一、肾移植的适应证

目前，随着移植外科技术的发展，肾移植受者的年龄范围已经不断扩大，但应综合考虑供受者年龄、原发病和身体状况等因素，一般年龄以 4～70 周岁为宜。

(1)肾小球肾炎:肾小球肾炎是最常见的适合做肾移植的原发病，但是移植后可能存在复发风险，因此术前充分评估尤为重要。肾小球肾炎包括局灶节段性肾小球硬化、膜性肾病、膜增生性肾小球肾炎(Ⅰ、Ⅱ型)、IgA 肾病、抗肾小球基底膜性肾炎、过敏性紫癜性肾小球肾炎等。

(2)慢性肾盂肾炎、慢性间质性肾炎。

(3)遗传性疾病:遗传性肾炎(如 Alport 综合征)、多囊肾、肾髓质囊性变。

(4)代谢性疾病:糖尿病性肾病、原发性高草酸尿症、胱氨酸肾病、Fabry 病、肾淀粉样变、痛风性肾病。

(5)梗阻性肾病:上尿路梗阻性肾病、下尿路梗阻性肾病。

(6)血管性肾病:高血压肾病、肾血管性高血压、小动脉性肾硬化症等。

(7)中毒性肾损害:止痛药性肾炎、阿片滥用性肾病、重金属中毒。

(8)系统性疾病:系统性红斑狼疮性肾炎、血管炎性肾炎、进行性系统硬化病性肾炎、溶血性尿毒症综合征。

(9)肿瘤:肾胚胎肿瘤、肾细胞癌、骨髓瘤。

(10)先天性畸形:先天性肾发育不全、马蹄肾。

(11)急性不可逆性肾功能衰竭:双侧肾皮质坏死、急性不可逆肾小管坏死。

(12)其他:如肾严重外伤、神经源性膀胱、Denys-Drash 综合征等。

美国肾脏数据系统(United States Renal Data System，USRDS)2021 年度报告显示，近 20 年时间里，肾移植患者 ESRD 主要的三大病因为糖尿病肾病、高血压肾病和肾小球肾炎，而近些年，糖尿病肾病已成为最主要的原因，2019 年数据显示，糖尿病

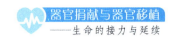
肾病占 26.2％,高血压肾病占 22.7％,肾小球肾炎占 21.2％。而在我国,肾移植患者ESRD 最常见的原因仍然是肾小球肾炎。

二、肾移植的禁忌证

肾移植的禁忌证包括绝对禁忌证和相对禁忌证。

(一)绝对禁忌证

(1)活动性肝炎:所有等待移植的尿毒症患者应定期检查肝炎病毒复制情况和肝功能情况,若存在活动性肝炎,如乙型肝炎或丙型肝炎等,应禁止移植手术,积极治疗,待病毒无复制且肝功能稳定后再行肾移植。

(2)近期心肌梗死:近期发生心肌梗死的患者不宜行肾移植手术,患者需进行积极治疗并且待病情稳定后至少半年,才可以考虑手术。对于冠心病患者或高危人群,应充分进行冠状动脉评估,必要时予以治疗后再行肾移植手术。

(3)活动性消化性溃疡:有活动性消化性溃疡的患者不宜行肾移植手术,需溃疡治愈后 3~6 个月才可以考虑移植。对于既往存在消化道溃疡或胃肠道症状的患者,建议移植前完善胃肠镜检查。

(4)活动性感染:存在活动性感染的患者禁止行肾移植手术,如艾滋病、梅毒、活动性结核、泌尿系统感染、肺部感染、血管通路相关感染等。经过治疗待病情稳定后,方可进行手术。

(5)未经治疗的恶性肿瘤:恶性肿瘤发病 2 年以内或已发生转移的患者禁止行肾移植手术,对于低度恶性肿瘤,经过治疗达到根治状态并且随访 2 年无复发者方可考虑移植,然而对于恶性程度较高的肿瘤,如乳腺癌、结肠癌或黑色素瘤等需要根治后随访 5 年以上无复发方可考虑移植。

(6)各种进展期代谢性疾病:如高草酸尿症等,若仅行肾移植手术,术后患者仍然存在草酸代谢障碍,复发率极高,因此,此类患者不宜接受单纯的肾移植手术,而建议行肝肾联合移植。

(7)伴发其他重要脏器终末期疾病:合并心、肺、肝衰竭等患者,不宜行肾移植手术,除非进行器官联合移植。

(8)尚未控制的精神病。

(9)一般状况较差,不能耐受肾移植手术的患者。

(二)相对禁忌证

(1)过度肥胖或严重营养不良:除极端肥胖的受者外,肥胖几乎不影响受者移植肾的存活率,但是,肥胖患者围手术期并发症风险相对较高,包括移植肾功能延迟恢复、创伤相关并发症、急性排斥和糖尿病等。

(2)癌前期病变:交界痣、黏膜白斑、慢性萎缩性胃炎等继续发展下去有癌变的可能。

（3）依从性差：不能坚持按医嘱服用免疫抑制剂和随访是术后发生排斥反应和移植肾功能不全的常见原因。

（4）酗酒或药物成瘾：此类患者应参加物质依赖疗法项目进行治疗，并要求其在移植前6个月内不摄入任何该类物质。

（5）严重周围血管病变：慢性肾脏疾病很容易引发周围血管病变，尤其是伴有糖尿病的患者，应仔细筛查是否存在髂动脉病变和腹主动脉瘤等。

第三节　肾移植手术

随着医疗水平的整体提高和外科技术的日益成熟，肾移植手术可以极大地提高终末期肾衰竭患者的生存率。肾移植手术方式已标准化，是临床上常规性的器官移植手术。肾移植手术主要步骤包括供肾修整，移植肾植入受者并完成肾动脉、肾静脉和输尿管的重建。

一、供肾修整

在工作台上对供肾进行修整是肾移植过程中的重要步骤。修整过程应在2～4℃的肾保存液中进行，以确保供肾质量。因尸体供肾常为双肾整块切取，所以要先分离左右肾脏，然后按照先修左肾后修右肾、先修静脉后修动脉的顺序进行修整。活体供肾一般选择左肾，因为修整过程较为简单。对于肾动静脉的小分支应仔细结扎，有血管变异的肾动脉，要在修整过程中进行吻合或酌情结扎，具体方法为：①可牺牲非常小的第二条动脉；②两条动脉可以并联在一起；③可将较小的动脉吻合于大动脉侧（端侧吻合）。左肾静脉较长，修整简单方便，右肾静脉较短且变异多，对于右侧尸体供肾短于2cm的右肾静脉或多支静脉需要利用下腔静脉进行延长，活体供肾可以采用供者性腺静脉或大隐静脉延长较短的右肾静脉。待动静脉修整完毕，评估输尿管的长度、质量和数目，建议保留肾盂和输尿管近端周围组织，以保证输尿管血供。最后将肾周脂肪剪除。为了对供肾质量进行多因素评估和决策，可在工作台上进行移植肾活检。修整后的供肾可以单纯低温保存或低温机械灌注保存，等待移植手术的开始。

二、常规肾移植手术

（一）移植部位

供肾植入部位可分为原位和异位。

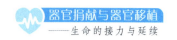
1. 原位肾移植

因为要切除原肾,所以手术的操作难度增大,目前已很少采用。

2. 异位肾移植

自从1951年法国泌尿外科医生勒内·库斯(René Küss)推荐髂窝作为移植部位以来,大大降低了植肾手术的难度,并且手术在腹膜外进行,对患者的干扰小,术后恢复快,并发症少,还为术后观察移植肾和活检带来诸多方便。因此,髂窝已经作为标准移植部位。双侧髂窝均可用于肾移植,但由于右侧髂窝的髂外血管走行更加平直,有利于血管吻合,所以右侧髂窝是较好的选择,只有当右侧髂窝或右下肢有特殊情况如长期留置深静脉导管、右下肢静脉炎等才选择左侧髂窝。切口一般选择在移植侧下腹部,呈斜形或弧形(图7-4),经腹膜后径路,显露髂血管,结扎髂血管周围淋巴管以降低术后淋巴囊肿的发生风险,并将髂血管骨骼化,以备接下来的血管吻合。

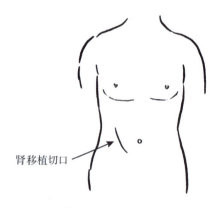

肾移植切口

图 7-4　肾移植切口

(二)血管重建

在进行移植肾血管和髂血管吻合前,提前设计好供肾安放位置,调整好血管吻合的位置和长度是必要的(图7-5)。肾动脉可以和髂内动脉端端吻合或髂外动脉端侧吻合,对于肾下极的变异动脉也可和腹壁下动脉进行端端吻合。动脉吻合部位应避免动脉粥样斑块,以降低发生动脉夹层的风险。在开始动脉吻合前,应检查供肾和受者动脉的内膜,以确保没有内膜破裂或内膜瓣。如果发现上述情况,则需要在动脉吻合前或吻合过程中进行修复。肾静脉一般和髂外静脉进行端侧吻合,吻合顺序为先静脉再动脉。吻合结束后开放血流,先开放静脉,再开放动脉,移植肾立即被充盈,张力迅速恢复,颜色转为红润,呈饱满状态,并有明显的血管搏动感。开放血流后1~3分钟即可看到输尿管有尿液流出,随即输尿管逐渐恢复蠕动。

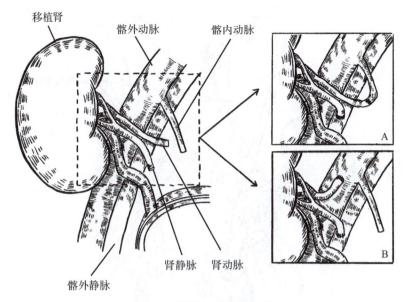

移植肾　　髂外动脉　　髂内动脉

肾静脉　肾动脉

髂外静脉

图 7-5　移植肾血管吻合方法

（A）肾动脉和髂内动脉端端吻合；（B）肾动脉和髂外动脉端侧吻合、肾静脉和髂外静脉端侧吻合

（三）尿路重建

开放血流之后,要对输尿管长度再行修剪,供者输尿管应尽可能短,并保留输尿管周围脂肪以保证足够的输尿管血供。重建方式包括输尿管-膀胱吻合术和输尿管-自体输尿管吻合术,一般选择前者,因为术后并发症较少。目前对于术中留置输尿管支架管的问题尚存在争议,既往的研究认为,在成人供肾移植中无须留置输尿管支架管,因为可能会增加术后泌尿系统感染的风险;但根据最新的研究结果,使用支架管可减少主要的泌尿系统并发症,尤其是尿漏(图 7-6)。支架管拔除的最佳时机尚未确定,但如果超过 3 周,就会出现更严重的泌尿系统感染。

三、儿童肾移植手术

目前将儿童肾移植定义为受者年龄在 18 周岁以下的肾移植,需要注意的是,儿童时期生理、心理发育较快,不同的年龄段具有不同的生理和心理特征,在肾移植方面也具有不同的特点。因此,通常将儿童受者分为 0～1 周岁(婴儿期)、2～5 周岁(幼儿期)、6～10 周岁(学龄期)、11～17 周岁(青少年期)几个阶段。肾移植是治疗儿童终末期肾病的最佳方法。与透析相比,肾移植更利于患儿的生理和心理发育,能显著提高患儿的生活质量和生存率。因此,儿童终末期肾病一旦确诊,应尽早实施肾移植手术。

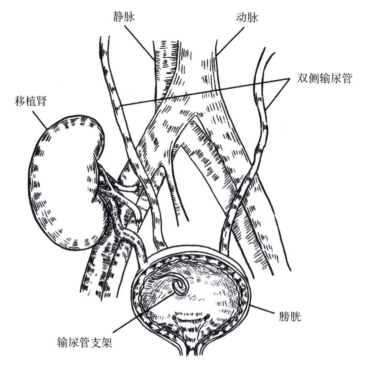

静脉　　　　动脉

双侧输尿管

移植肾

膀胱

输尿管支架

图7-6　肾移植及放置输尿管支架管

(一)供者选择

鉴于儿童在生理、解剖等方面的特殊性,儿童肾移植的供肾选择与成人不同。目前一般根据供者的年龄分为成人供肾和儿童供肾两大类,其中,成人供肾又可分为活体供肾和尸体供肾两类。活体供肾,顾名思义就是父母为子女捐献肾脏,无论从感情还是伦理上讲,都较为合适,同时活体供肾由于冷缺血时间短,移植预后较好。成人尸体供肾主要应用于大龄儿童受者,而为了保证儿童肾移植的效果,建议供者的年龄以35周岁以下为宜。既往认为,使用儿童供肾会增加围手术期并发症特别是血管栓塞的发生率,常导致移植肾失败,因此,不建议应用于儿童肾移植。但是,随着手术技巧、围手术期治疗和免疫抑制药物的不断进步,儿童供肾移植的预后得到显著改善。与成人供肾相比,儿童供肾具有以下优势:①儿童供肾可无张力地放置于儿童受者髂窝,不影响腹膜透析的进行。②儿童供、受者无论是体内环境还是血管条件,均较匹配,有利于术后肾功能的恢复。③移植肾也可随儿童受者的生长发育而同步生长,满足儿童不同生长发育阶段的需要。近年来,我国儿童供肾肾移植发展较快,我国报道的供者最小年龄仅出生4天,为目前国际上应用于儿童肾移植的最小年龄者。

(二)手术方式

目前成人供肾肾移植主要分为经腹腔途径和经腹膜外途径两种手术方式。儿童供肾肾移植一般采取经腹膜外途径,其又可分为单肾移植和双肾整块移植两种手术方式。对于供者年龄<5个月、体重<5kg、供肾长径<5cm的儿童供肾,建议采用双肾整块移植的方式。儿童供者的年龄、体重和供肾长径是决定手术方式的主要因素。

1. 经腹腔途径

采用腹部正中切口进腹,完全游离升结肠并向中线推移,暴露腹主动脉和下腔静脉,将供肾动、静脉分别与腹主动脉、下腔静脉进行端侧吻合,输尿管吻合与常规肾移植相似。

2. 经腹膜外途径

单肾移植的手术方式同常规肾移植。双肾整块移植(图7-7)需将两个供肾放置于受者右侧髂窝,将供肾的腹主动脉与受者的髂内动脉或髂外动脉进行吻合,供肾的下腔静脉与受者的髂外静脉进行吻合。供肾双侧输尿管分别与受者的膀胱吻合。对于儿童供肾移植,由于供肾输尿管较短且纤细,建议留置输尿管支架管,以减少输尿管并发症,但应于术后1个月内拔除。

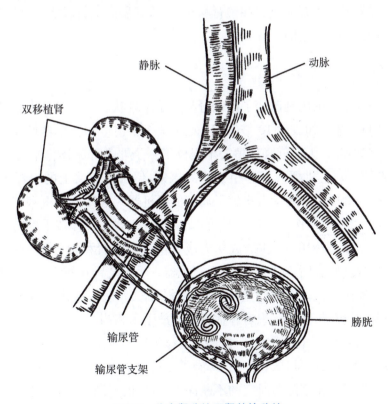

静脉　　动脉

双移植肾

膀胱

输尿管

输尿管支架

图 7-7　儿童肾移植双肾整块移植

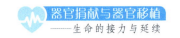
四、老年肾移植手术

高龄是肾移植的一个危险因素,老年人行肾移植后并发症的发生率和死亡率均高于青壮年受者。尽管随着透析技术、外科技术水平的提高,以及并发症防治经验的积累,部分老年受者已经通过成功的肾移植摆脱透析,但是依然面临着较高的手术失败风险和死亡风险。

老年肾移植方式同常规肾移植,但老年受者的血管均有不同程度的动脉粥样硬化,动脉壁增厚、变硬和内膜分离,可以导致血管腔狭窄,甚至闭塞,对动脉吻合造成困难。一般采用肾动脉和髂外动脉进行吻合,采取动脉斑块和内膜部分剥脱的方法,减少漏血、血栓以及吻合口狭窄等并发症。

五、腹腔镜肾移植

过去 20 年,外科技术经历了革命性的变化,手术基本实现了微创化,但肾移植手术在过去 60 年里却无明显进展,仍然采用 60 年前的开放手术技术。微创肾移植手术发展缓慢的主要原因在于,腹腔镜器械的局限性及其二维视野使得腹腔内血管吻合变得异常困难并极具挑战性,学习难度过大并难以复制,国内外仅有少数移植中心及为数不多的外科医生开展过腹腔镜肾移植手术,开展的例数较少,在整个肾移植患者中所占比例几乎可以忽略不计。

六、机器人肾移植

机器人手术系统的出现改变了微创肾移植手术现状。机器人手术系统克服了腹腔镜的一些固有缺陷,如放大 10 倍的 3D 视野、7 个自由度的操作器械使得腹腔内血管吻合变得相对容易,为微创肾移植手术提供了一个非常好的操作平台。早在 2002 年,国外学者即开始了机器人肾移植手术的探索,但真正意义上的机器人肾移植于 2010 年才完成。2014 年,有学者报道了局部低温机器人肾移植并将术式进一步标准化,得到国内外微创移植医生的广泛认可,此后开展机器人肾移植手术的移植中心及移植例数逐渐增多。2018 年,我国成功完成首例机器人肾移植,并对手术步骤进一步优化。国内外经验表明,对同时具备丰富机器人手术及肾移植手术经验的单位,机器人肾移植术安全可行。在病例选择恰当的情况下(如亲属活体供肾移植),中短期的移植肾功能、移植肾存活率、患者存活率与开放手术相当。尽管机器人肾移植手术时间及复温时间要长于开放手术,但机器人肾移植可减少手术切口并发症,减少有症状淋巴瘘,减少术中出血量,减轻术后疼痛,手术切口更小且更加美观,更适用于过度肥胖的肾移植受者。相信随着研究的不断深入、经验的不断积累,机器人肾移植一定会有良好的应用前景。

第四节 肾移植术后并发症

移植手术与常规手术最大的不同就是,涉及"外来异物"植入,因此,移植术后除了需要关注手术创伤本身带来的并发症外,还需要关注移植排斥所产生的问题。肾移植手术的操作主要涉及三根管道的重连——肾动静脉及输尿管的重新连接,而三根管道重连后的稳固性及通畅程度都对术后恢复有重要的影响,因此,肾移植术后常见并发症也与三根管道的情况密切相关。基于上述理论,本章将肾移植术后并发症归纳为肾移植术后排斥反应与非免疫相关并发症,其中,非免疫相关并发症包括肾移植术后血管并发症、输尿管损伤及其他术后并发症。

一、肾移植术后排斥反应

肾移植术后排斥反应通常根据其发生时间及临床表现分为四种类型,包括超急性排斥反应、加速性急性排斥反应、急性排斥反应和慢性排斥反应。这一分型最为原始、简洁,沿用至今,但是并不能反映移植排斥反应机制,因此,随着人们对排斥反应机制有了更为深入的了解,移植排斥反应又有了基于排斥发生机制的分类,即T细胞介导的排斥反应(T cell-mediated rejection,TCMR)及抗体介导的排斥反应(antibody-mediated rejection,ABMR)。通过检查手段明确病理表现、免疫状态来判定移植肾受者排斥反应的机制分类,对于指导后续治疗更有意义。以上两种排斥反应也可以同时存在,形成混合型排斥反应。不同时间段发生排斥反应的机制类型也不尽相同,因此,本节主要以时间节点分类介绍肾移植术后排斥反应,在具体分节中对机制分类进行讨论。

(一)超急性排斥反应与加速性急性排斥反应

超急性排斥反应(hyperacute rejection,HAR)是发生在肾移植术中或术后24小时内的排斥反应。HAR在移植肾血流刚刚恢复时即可发生,移植肾血流接通后颜色变暗变紫、搏动消失,血液无法进入移植肾内,是移植肾发生超急性排斥反应的术中典型表现。若术后24小时内患者出现无尿、寒战、高热、精神萎靡等表现,则需要警惕超急性排斥反应的发生。

超急性排斥反应的发生与受者体内预先存在的针对供者的抗体有关,这类抗体可以在移植肾血流开放后迅速与供肾血管内皮上的抗原相结合,继而通过激活受者的淋巴细胞以及补体系统破坏供肾的结构,促进血栓形成。

移植手术发展早期，发生超急性排斥反应并不少见，其原因在于，当时缺乏对血型和抗体概念的认知。当血型不相容时，受者血液中存在大量抗供者红细胞抗原的抗体，直接导致红细胞凝集及供肾内皮细胞的损伤。而预存供者特异性抗体（donor specific antibody，DSA）的产生原因尚无定论，可能与既往输血或妊娠相关。随着配型技术的发展，现阶段超急性排斥反应已罕见。

超急性排斥反应是移植术后发生的最为严重的排斥反应，不可逆转，严重时可危及患者生命。

移植术后2~5天内发生的排斥反应称为加速性急性排斥反应。其临床表现与超急性排斥反应类似，但程度较轻，主要表现为术后几天突发尿量减少、无尿、血尿，伴随发热，血压升高，乏力、恶心、腹胀，移植肾区肿胀、疼痛明显，血清肌酐水平反跳升高。但是与超急性排斥反应不同，加速性急性排斥反应由于发生时间稍晚，且可能有肾功能短暂恢复的情况，因此需要与血管栓塞和尿路梗阻伴感染相鉴别，一般移植肾彩超检查可以显示移植肾的血流情况。

与超急性排斥反应相同，加速性急性排斥反应也较难逆转。应用血浆置换或持续性肾脏替代治疗可以清除血液中的毒性抗体，使用抗胸腺细胞抗体（anti-thymocyte globulin，ATG）、大剂量激素冲击也可以减轻排斥反应，但是整体效率不高。

加速性急性排斥反应发生机制与超急性排斥反应相似，也与预存DSA有关。从机制分类上来讲，可以称之为抗体介导的移植排斥反应。

（二）急性排斥反应

急性排斥反应（acute rejection，AR）是既往最为常见的排斥反应，常发生于移植术后3个月内，术后第一个月内更为常见。AR主要表现为血清肌酐缓慢升高，外周血中淋巴细胞比例升高。部分患者会出现临床症状，如移植肾区肿胀、疼痛，尿量减少伴血尿，发热等。

急性排斥反应的发生与免疫抑制不足有着密切的联系。由于移植器官常常扮演"外来异物"的角色，免疫系统主要发挥"排除异物"的作用，因此，必须降低移植受者免疫系统的应答，才能保证移植物的安全存活。对于急性排斥患者来说，其本身导致排斥发生的因素可能较其他患者多，而常规免疫抑制不足以使其免疫系统对移植物无应答，因此发生排斥反应的患者部分免疫细胞活化，以直接或间接的方式攻击移植肾，并最终导致急性排斥反应的发生。

由于近年来监测免疫抑制剂血药浓度越来越受重视，所以急性排斥反应的发生率呈下降趋势，但是仍有患者在免疫抑制剂适量使用的情况下发生急性排斥反应。

急性排斥反应在机制分类方面既包括TCMR，也包括ABMR。依据急性排斥反应的机制分类需要制定不同的治疗方案。TCMR主要由细胞毒性T淋巴细胞介导，因此首选大剂量激素冲击，辅以ATG，以达到减少T淋巴细胞数量，抑制T淋巴细胞毒性的目的。由于人们对于ABMR的认知不如对于TCMR的深入，所以ABMR的临床处理相对困难。ABMR的主要特征是移植受者血清检出DSA，并在移植肾内监测到补体组分C4d沉积。对于ABMR型急性排斥反应，预防重于治疗。群体反应性抗体（panel reactive antibodies，PRA）指患者由于输血或既往妊娠，机体产生了针对外来物的抗体，这些抗体就有可能包括DSA，而PRA水平高的患者，机体存在DSA的可能性更高，因此，术前检测PRA水平，筛选高敏者，并尽量进行术前免疫抑制诱导，清除高敏者体内的抗体对于预防ABMR型急性排斥反应有重大意义。对于已经发生排斥的患者，可以静脉注射丙种球蛋白，这种药物可以中和患者血清中的抗体，减少抗体与供者抗原的结合，同时它还可以与补体组分结合，抑制补体的活化。除此之外，静脉输注抗CD20单克隆抗体也可缓解ABMR，这是因为CD20是B淋巴细胞表面的标志蛋白，参与B淋巴细胞的活化，若阻断CD20则可以直接抑制B淋巴细胞的活化，减少抗体的产生。

（三）慢性排斥反应

慢性排斥反应（chronic rejection，CR）发生于术后3个月以后。临床表现为，在无明显诱因下患者出现血清肌酐升高，可伴有蛋白尿、血尿、高血压等。

科学界对于慢性排斥反应的发生机制一直存在争议，对于这个问题的探索也从未停止。有观点认为，慢性排斥反应可以分为免疫性致病因素型慢性排斥反应和非免疫性致病因素型慢性排斥反应。准确地说，免疫因素导致的移植肾损伤可以称为慢性排斥反应；非免疫因素如高血压、糖尿病等导致的移植肾损伤可以统称为慢性移植物肾病。免疫致病因素型也可以分为TCMR与ABMR。目前的研究结果显示，慢性排斥反应主要与抗体介导的排斥反应相关，部分研究者称其为慢性抗体介导性排斥反应（chronic antibody-mediated rejection，CAMR），需要依据血清DSA水平、穿刺病理改变及移植肾C4d沉积情况进行综合判定，同时排除肾病复发、药物导致的肾损伤及病毒感染。

导致CAMR的具体原因不清，但CAMR的发生很可能是免疫与非免疫致病因素共同作用的结果。还有部分研究者认为，术中损伤或术后损伤导致供者抗原呈递，激活受者免疫系统产生的新生供者特异性抗体（de-novo donor specific antibody，de-novo DSA）在其发生发展中扮演着重要角色。

由于慢性排斥反应起病缓慢，原因未明，所以针对慢性排斥反应的治疗手段也非常有限，一般根据其所属的机制分型，采用与急性排斥反应相同的治疗策略，但是其预后效果不佳。

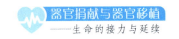
二、肾移植术后非免疫相关并发症

(一)术后血管并发症

1.出血

出血永远是术后最为严重的并发症之一,肾移植手术也不例外。肾门小血管出血是导致术后血肿最为重要的原因。移植肾血管吻合口瘘导致的大出血很少发生,但是部分严重的排斥反应及血液再灌注可能导致移植肾破裂造成严重出血。

临床情形下,患者术后1~3天内诉头晕,出现血压降低时需要警惕术后出血,此外还应关注血红蛋白浓度,若下降明显,则需要考虑术后出血问题。部分患者出现血肿,可见明显的皮肤瘀斑、移植肾区域肿痛,也有部分患者出现腹膜后血肿,皮肤表面无明显异常,但出现下肢水肿、静脉及输尿管梗阻,对于腹膜后血肿的诊断依赖于多普勒彩色超声。

对于出血严重或血肿进行性扩大的患者,需要二次手术进行探查及止血;出现移植肾破裂的患者,则需要直接移除移植肾。

2.移植肾动静脉血栓形成

血管内膜破损易活化血小板并启动外源性凝血途径,促使血栓的形成。而在肾移植手术中很有可能造成血管壁的破坏,因此,术后动静脉血栓形成也是肾移植术后血管并发症之一。移植肾动脉血栓比静脉血栓更常见,儿童的移植肾动脉细小,更容易发生血栓。

常规情况下,移植肾动静脉血栓形成发生于术后72小时内。若患者出现无尿、移植肾区疼痛等症状,则需要考虑发生肾动静脉血栓形成,尤其是存在高凝血风险的患者,需要全身预防性使用肝素,预防血栓形成。

手术取下移植肾并再次灌注、修整后再次移植是处理该并发症的方法之一,部分静脉血栓可采取静脉注射链激酶的方式溶栓。对于静脉栓塞需要注意不可让栓子进入血液循环,否则可能导致肺栓塞,威胁患者的生命。

3.下肢深静脉血栓和肺栓塞

下肢深静脉血栓和肺栓塞是所有外科手术后普遍发生的并发症,患者术后长期卧床以及高凝状态是外科手术后下肢深静脉血栓生成并导致肺栓塞的主要原因。与其他外科手术不同的是,肾移植手术需要关闭髂外静脉,而在钳夹过程中下肢静脉血液瘀滞,更易发生下肢深静脉血栓,引发肺栓塞,因此,在肾移植手术中应该缩短移植肾静脉吻合时间以减少髂外静脉的钳夹时间,减小患者罹患下肢深静脉血栓的风险。

4.移植肾动脉狭窄

移植肾动脉狭窄是肾移植术后最为常见的血管并发症。引起动脉狭窄的原因很多,供受者血管管径不匹配、排斥反应发生、手术操作对内膜的损伤,或者血液湍流的长期冲击都可能导致移植肾动脉狭窄。导致肾动脉狭窄的不同原因会影响肾动脉狭窄临床表现显现的时间,大多数移植肾动脉狭窄发生于术后 3 年内。

移植肾动脉狭窄患者常有顽固性高血压、血清肌酐升高及移植肾区血管杂音,多普勒彩色超声、CT 血管造影(computed tomography angiography,CTA)、磁共振血管造影(magnetic resonance angiography,MRA)等影像学手段应用于移植肾动脉狭窄的诊断。术后 1 个月内出现的移植肾动脉狭窄需要通过手术治疗,1 个月后出现的移植肾动脉狭窄则可以通过经皮腔内血管成形进行干预。

5.移植肾周淋巴囊肿

淋巴管位于血管周围,因此涉及血管的操作极易损伤淋巴管,术中漏扎淋巴管也会导致淋巴液大量渗漏,引起移植肾周淋巴囊肿。通常情况下,淋巴积液少,无须干预。仅有个别患者会出现较大的移植肾周淋巴囊肿,引起压迫症状,需要通过开放或腔镜的方式进行囊肿开创引流。

(二)术后尿路并发症

1.尿液渗漏

移植肾输尿管的血液供应来自移植肾下极的肾动脉分支,而肾移植手术可能会对肾周血管造成损伤,导致输尿管供血不足而发生坏死,引起尿液渗漏。除此之外,输尿管膀胱吻合处也容易发生尿瘘,不过,如果能在术中将输尿管完全包埋在膀胱逼尿肌中,则可以避免这种情况的发生。

尿液渗漏的主要临床表现是切口引流增加、尿量减少、移植肾区疼痛,采用多普勒彩色超声、核素扫描以及膀胱造影可以进一步明确诊断。对于尿液渗漏的患者,早期手术探查并修补瘘口是优选治疗方式。

2.移植肾输尿管梗阻

导致移植肾输尿管梗阻的原因主要有两类:一类是与外部压迫相关,另一类是与内部堵塞相关。术后移植肾周的巨大血肿、淋巴囊肿或尿囊肿都有可能压迫输尿管导致尿路梗阻。要求移植手术将输尿管固定于膀胱逼尿肌中,若处理不当也会导致输尿管压迫性阻塞。术后移植肾出血,血液进入输尿管形成血栓也会导致输尿管阻塞;输尿管扭转、扭曲、缺血性纤维化也会导致输尿管梗阻。

若患者出现不明原因的尿量减少、移植肾增大、血清肌酐升高,则应警惕输尿管梗阻的发生。对于疑似输尿管梗阻的患者,应行超声检查,进一步明确梗阻的原因及部位,判断积水的程度,在此基础上通过手术减压,解除梗阻。

目前,肾移植手术会常规放置输尿管支架,有了支架的支撑,输尿管膀胱接合处瘢痕组织形成时就不易造成输尿管的阻塞,减少了该类术后并发症的发生,同时也容

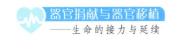

易排除移植后少尿梗阻的原因,有利于移植后少尿的鉴别诊断。

三、其他术后并发症

(一)感染

感染是肾移植后最常见的并发症。终末期肾病患者在接受移植前往往经历了长期透析、饮食控制,加之疾病本身也会引起消化功能紊乱,因而移植受者大多营养不良,免疫功能低下。除此以外,部分患者在接受移植前还需要经历术前诱导,进一步压制免疫功能。因此,移植受者在经历外科手术后,相较于其他患者更容易发生感染,又因为术后必须使用免疫抑制剂以避免发生排斥反应,所以感染处理也更为棘手。有些供者捐献前长期在监护室,因而供者来源的感染也不少见。

肾移植后,尿路感染较为常见,发生率可达40%,其中,少部分患者还会发生移植肾盂肾炎。对于尿路感染患者,最为有效的治疗是使用敏感抗生素,对于肾盂肾炎患者则需要排除尿路梗阻,对于耐药菌引起的感染,在抗生素无效的情况下,国内外也尝试采用噬菌体的治疗,并取得了不错的效果。

移植后肺部感染更需要得到重视,患者处于免疫抑制状态,因此,还需要警惕真菌感染的发生,及时诊断、及时治疗、及时调整免疫抑制用药,对于治疗肾移植术后肺部感染至关重要。

(二)移植肾功能延迟恢复

移植肾功能延迟恢复(delayed graft function,DGF)是指肾移植术后一周内,移植肾功能未恢复,患者仍需透析。DGF的发生机制尚不清楚,但学术界认同DGF的发生与供肾经历缺血再灌注损伤、低温储存相关。对于移植肾功能延迟恢复的患者,需要继续进行血液透析,并观察移植肾功能的恢复情况,若超出一周移植肾功能仍未恢复,则需要考虑发生移植肾无功能,继续探查原因,并为移植肾切除做准备。

(三)早期移植肾失功

早期移植肾失功指肾移植手术后移植肾短暂恢复功能,但在术后两周内出现血清肌酐升高,移植肾功能不全。早期移植肾失功的原因有很多,如严重排斥反应、药物损伤、严重的移植肾动静脉栓塞、尿路梗阻等,也有个别患者发生原因未明的早期移植物失功。

早期发现移植物失功并查明引起失功的原因,根据失功的原因,对症处理,这对于挽救早期失功的移植肾而言极为重要。若已明确移植肾失功,则需要进行移植肾切除。

(四)肾移植后新发肿瘤

肾移植患者术后需要长期服用免疫抑制剂,抑制免疫功能,以达到使自身免疫细胞不攻击移植物的目的。但是，由于免疫系统还发挥着免疫监视的功能，抑制免疫系统可能导致免疫监视功能减退，发生突变的细胞很有可能逃过免疫细胞的"法眼"，得以存活，并在此基础上不断增殖，最终发展为恶性肿瘤。除此之外，研究表明，部分病毒、细菌、真菌感染也可能有致癌作用，如卡波氏肉瘤相关疱疹病毒（KSHV）导致Kaposi肉瘤、人类疱疹病毒（EBV）导致鼻咽癌等，而肾移植患者在免疫抑制状态下更易感染这部分病毒、细菌、真菌，且其免疫系统并没有杀灭它们的能力，因此，综合以上两点，肾移植患者容易罹患肿瘤。

肾移植患者相较健康人群罹患肿瘤的风险要高出 3～10 倍。在西方国家，肾移植患者中非黑色素瘤皮肤癌发生率最高，而在我国，尿路上皮癌更为常见。

对于移植后新发肿瘤的患者，手术切除肿瘤仍是首选方案，制定放化疗方案时需要关注药物之间的相互作用，以防免疫抑制剂血药浓度不稳定。除此之外，对于罹患膀胱癌的肾移植患者，应禁用传统的卡介苗膀胱灌注，因为该治疗方式可能使免疫抑制状态的患者感染结核。

（五）肾移植后代谢综合征

钙调磷酸酶抑制剂（calcineurin inhibitor，CNI）、吗替麦考酚酯（mycophenolate mofetil，MMF）、西罗莫司以及糖皮质激素是肾移植后免疫抑制疗法的常用药物，而以上药物的应用尤其是激素的应用使患者发生代谢综合征的机会增加。代谢综合征指新发糖尿病、高血压、高脂血症及高尿酸血症，其中，高血压、高血糖以及高尿酸血症会直接影响肾脏功能，最终导致移植肾失功，而高脂血症则增加患者罹患冠状动脉粥样硬化及颈动脉斑块的可能，严重者甚至会危及生命。

因此，对于肾移植患者，应长期监测血糖、血压、血脂及尿酸水平，控制饮食，保持健康的生活方式。

第五节 肾移植面临的问题与展望

一、肾移植面临的问题

（一）供需关系不平衡

虽然器官捐献数量以及移植手术量在逐年上升，但还远远不能满足患者的需求。截至 2022 年 1—12 月，全国仍有 113272 人等待肾移植，而我国 2022 年的肾移植手术量为 12712 人，也就是说，仍有超过 10 万名患者在等待肾移植，更为不幸的是，等待移植患者数量仍在逐年增长。我国现有数百万心、肝、肾、肺等终末期器官功能衰竭

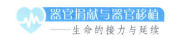
患者,其中,尿毒症患者已超300万人,且随着人口老龄化进程的加快,糖尿病、高血压等能够影响肾功能的"老年病"患病率持续升高,在此基础上,等待肾移植患者数还将继续快速增长。

事实上,阻碍肾移植手术开展最大的障碍一直以来都是肾源不足。受民俗文化及丧葬观念的影响,虽然我国公民逝世后器官捐献的数量在增加,但是选择器官捐献的比例仍然较低,而改变这一现状不仅需要政策倾斜、加强宣传,更需要时间。因此,依据我国国情,我们还应该换个思路,考虑用其他方法来解决这一问题。

(二)全身免疫抑制不利于移植物长期存活

在慢性病发病趋向低龄化的今天,越来越多的器官移植受者尤其是青少年在接受一次具有挑战性的移植手术后,将面临移植物失功及更具挑战性的二次移植。而影响移植物长期存活的因素有很多,其中排斥、感染、肿瘤较为常见,而这些因素又与肾移植患者的免疫抑制状态息息相关。

当免疫抑制不足时,受者免疫系统活化攻击移植物,造成移植物的损伤;而当免疫抑制过度时,则导致感染、肿瘤等疾病的发生,影响移植物乃至移植受者的长期存活。除此之外,糖皮质激素等免疫抑制剂也会影响糖代谢、脂质代谢,使移植受者罹患代谢综合征,最终引起移植肾功能损害。部分免疫抑制剂(如环孢素、他克莫司)具有肾毒性,长期过量使用也会影响肾脏功能。因此,为延长移植肾的存活时间,需要改进免疫抑制疗法。

(三)监测并改善供肾质量面临障碍

供肾质量与移植肾的存活时间有着密切的关系。《中国器官移植发展报告》(2020年)的数据显示,亲属活体供肾术后3年移植物存活率为96.8%,而尸体供肾为93.2%,相较于活体供肾,尸体供肾质量更加参差不齐,这一数据也反映了供肾质量对长期存活的影响。由此可见,监测并提高尸体供肾质量对于患者而言是非常重要的。目前,尸体供肾质量控制手段有限,主要依托于术前机械灌注阻力监测,对于灌注阻力异常的供肾会选择直接放弃,这种方式显然是有局限性的,可能会造成肾源的浪费,也可能遗漏存在问题的肾脏。除此之外,改善供肾质量的手段更为局限,对于心死亡供者,术前供者管理困难,如对于脑死亡尸体供肾,可以在摘取肾脏前使用多巴胺改善末端器官的血流灌注,从而最大限度地保证供肾质量,因此,在供肾质量监测与供肾质量提高领域,还有许多空白等待填补。

(四)肾移植合并感染治疗困难

肾移植受者处于免疫抑制状态,常规感染和机会性感染的风险增加。普通人发生感染后,免疫系统会被激活,清除病原体或已被破坏的细胞,而对于处于免疫抑制状态的患者来说,免疫系统难以发挥作用,只能依赖抗感染药物抑制病原体的增殖,而对于病毒和部分细菌和真菌,我们尚没有有效的药物。以病毒感染为例,目前市面上用于治疗病毒感染的药物大多以抑制病毒复制为机理,而对于潜伏于细胞的非裂解性感染,这类药物难以发挥作用。对于健康人群,以 NK 细胞及 CD8 阳性 T 淋巴细胞为主的免疫细胞会被活化,通过特异性识别,杀伤感染细胞,但对于免疫抑制人群,这类细胞很可能会逃过免疫系统的监测,在撤除药物后,感染导致的相应病症仍可能复发。除此之外,为应对感染而减少免疫抑制剂的用量,也有可能增加排斥反应的发生风险。因此,肾移植患者感染治疗对于临床医生来说是一大挑战。

二、肾移植领域展望

(一)异种移植——开辟供肾新来源

2021 年 9 月,美国阿拉巴马大学伯明翰医学院团队的一项研究轰动了移植界,研究团队将经过 10 个位点基因编辑的猪肾接入了双肾切除的脑死亡患者循环系统,实验持续了 74 小时,在整个实验过程中,研究人员并未观察到超急性排斥反应,也并未观察到内源性病毒(porcine endogenous retrovirus,PERV)的嵌合传播。自此,人类在异种移植领域迈出了一大步,异种移植有望成为扩大移植肾供应的新的途径。

事实上,人类在异种移植的道路上已经潜行良久。20 世纪初,血管外科刚刚萌芽时,美国普林斯顿大学的医生就曾尝试将一块兔子的肾脏连接到肾功能衰竭的孩子体内,16 天后,孩子死于肺充血。20 世纪 50 年代,研究人员开始将目光转向与人类体型相近的灵长类动物身上,但结局依然不理想。20 世纪 80 年代,器官大小合适又更容易繁育的猪作为器官供者进入研究人员的视野,直至 1989 年,猪胰岛细胞移植成功使猪来源器官在异种移植领域得到广泛的认可。基因编辑技术在异种移植领域的应用是异种移植发展史上的里程碑,在该技术的支撑下,异种移植终于从梦想变为现实,成为移植领域新的希望。

目前看来,尽管异种移植已经迈出了从基础研究到临床试验的一大步,但仍然存在大量亟待解决的问题:第一,异种移植的安全性仍没有保障。2022 年 1 月,美国马里兰大学医学研究中心开展的世界首例猪心移植在患者死亡后宣告失败。该患者在接受 10 个位点基因编辑的猪心移植后存活 59 天,最终死于心力衰竭。这一结果向世人宣告,异种移植是希望,但仍然存在安全性问题;至今患者的确切死因仍未明确,这也告诫人们,对于异种移植,我们还是知之甚少。第二,异种移植的社会及伦理学问题难以解决。在当前背景下,异种移植可能很难被普通民众所接受,一方面,大众难以接受猪的器官能够在人体内工作的事实,另一方面,现阶段基因编辑动物成本高昂,若将异种供者器官市场化,器官价格必定会阻碍普通群众获得相应肾源,并给大众造成购买代替分配的错觉。除此之外,动物权益在异种移植中也难以得到维护。

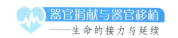

(二)再生医学与肾移植——用"人造肾"取代"人源肾"

进入21世纪,再生医学迎来了跨越式发展的新阶段。2007年,人类诱导多能干细胞(induced pluripotent stem cells,iPSC)诞生,与此同时,体外3D培养技术也迅速发展,在此基础上,iPSC体外诱导定向分化已经能够生成具备类人体组织器官功能的三维细胞团块——类器官。但由于肾脏功能较为复杂,肾脏类器官完成血管化困难,难以复刻肾小球结构,所以目前肾脏类器官批量生产制造出新的肾脏代替原有肾脏的可能性低。尽管如此,研究人员在将肾脏类器官移植入小鼠肾脏包膜下后发现类器官更为成熟,并出现部分血管化,因此,肾脏类器官未来可能通过自体移植使无功能的肾脏重新焕发生机。

(三)扩大标准供肾移植——改变供需不平衡的最短路径

年龄高于(含)60周岁或年龄为50～59周岁但有高血压病史,血清肌酐高于$132.6\mu mol/L$或死因为心脑血管意外的供者,即为扩大标准供者(expanded criteria donor,ECD)。使用ECD供肾是填补肾源缺口,解决供求矛盾的途径之一,但是由于我国尚未建立完整的供肾质量评估体系,所以ECD供肾不能也难以进入临床。如果能够准确评估供肾的功能,那么临床将能够放心使用ECD供肾,挽救更多患者的生命。

研究人员提出了将"液体活检"应用于供肾质量评估,即通过检测血液、尿液、器官灌注液中的各类分子标志物,如代谢物、标志蛋白、细胞外游离DNA、外泌体等来全面评估供肾情况,并进行评分判断其是否能够用于移植。当"液体活检"的体系逐步完善,临床医生就可以避免ECD供肾"开盲盒"的局面,尽可能保证患者及自身的安全。与此同时,与ECD供肾相关的伦理体系建设也在逐渐完善,有学者提出,应该将使用ECD供肾的风险及治疗好转率、并发症发病率及死亡率等具体数字呈现在患者眼前,让其在进行移植登记时就自行选择是否接受ECD供肾。

(四)诱导肾移植免疫耐受——改善移植肾及移植肾受者长期存活

诱导器官移植免疫耐受是指令受者免疫系统不攻击移植器官,但保留对第三方抗原的免疫反应,也就是让移植器官从"非己"变为"自己"。通过诱导肾移植免疫耐受,可以破除全身免疫抑制,避免免疫抑制疗法带来的诸多弊端,改善移植肾及患者本身的长期存活。

目前,诱导肾移植免疫耐受最为成功的方式即为供者造血干细胞输注联合肾移植,通过重建免疫系统,构建供受者嵌合体,实现受者免疫细胞对供肾无应答。已有多家移植中心进行了相关尝试,并取得了丰厚的成果。2020年,美国斯坦福大学总结了29例人类白细胞抗原(human leukocyte antigen,HLA)全相合的肾移植联合骨髓造血干细胞输注患者,其中有24例患者持续嵌合状态至少达6个月,并在2年内完全停药,而后续没有排斥反应的发生。同时,在 22 例 HLA 半相合的患者中,有 10 例患者持续嵌合状态至少 12 个月,并且免疫抑制剂撤除至单药治疗。2022 年 6 月,美国斯坦福大学 Bertaina 团队在《新英格兰医学杂志》发表了一份病例报告,报告指出,某患者先后进行半相合造血干细胞和肾移植,无须服用免疫抑制剂。

虽然造血干细胞输注联合肾移植能够实现免疫耐受诱导,但是这一方法只对活体供肾患者可行。除此之外,对于免疫造血系统功能正常的终末期肾病患者,造血干细胞联合肾移植必需的非特异性全身放、化疗将令患者承担罹患肿瘤、放射性肺炎等严重并发症的重大风险,这是对最优化诊疗原则的挑战。因此,这种策略并不适用于大多数肾移植患者。

另有一些学者将希望寄托于细胞输注诱导免疫耐受,其中,调节性 T 淋巴细胞与间充质干细胞自体输注是最受瞩目的两种细胞免疫疗法。虽然,目前以上疗法都进入了Ⅱ期临床试验阶段,且安全性已得到验证,但疗法的有效性并不理想,因此,细胞免疫疗法用于临床实践还有很长的路要走。

前路漫漫,道阻且长。虽然研究者们在诱导肾移植免疫耐受领域已经取得了丰厚的成果,但最终在临床上实现免疫耐受诱导,仍需要在此基础上优化策略,开发新技术。

(五)排斥反应的精准和无创诊断

对于患者是否发生排斥反应或是其他因素导致的移植肾功能损害,目前病理学检查结果仍然是诊断的金标准。由于移植肾穿刺活检是有创检查,所以患者接受度低,同时还缺乏专业的移植病理医生,这就需要我们发展更加敏感、精准和无创的移植肾免疫状态检查方法。

随着分子生物学技术的快速发展,免疫状态的精准无创诊断也有望快速实现。免疫组库测序(immune repertoire sequencing)是以 T/B 淋巴细胞受体为研究目标,用多重聚合酶链反应技术扩增 B 细胞抗原受体(B-cell receptor,BCR)和/或 T 细胞抗原受体(T-cell receptor,TCR)多样性序列,再结合高通量测序技术进行组库测序,有望成为取代移植肾活检的新型排斥反应诊断方法。免疫组库是指个体循环系统中所有功能多样性 T/B 淋巴细胞的总和。利用单细胞免疫组库测序(scVDJ-seq)在单细胞水平同时检测转录组基因表达和 TCR/BCR 多样性,不但可以了解 TCR/BCR 克隆型,还可以联合转录组数据深入挖掘生命机理,为免疫组学研究提供更高效的平台,在排斥反应、肿瘤微环境、感染性疾病、自身免疫疾病等研究领域有着广泛的应用前景,目前已有不少文献报道了 TCR 和 BCR 测定可以用于排斥反应的精准诊断。

(田　野　朱同玉)

习 题

一、选择题

1.世界第一台肾移植手术能够成功的主要原因是[单选题]　　　（　）

A. 免疫抑制剂的使用　　　　　B. 同卵双胞胎基因完全相同

C. 医生手术技术的成熟　　　　D. 血型相同

2.以下关于肾移植手术说法错误的是[单选题]　　　（　）

A. 主流肾移植手术需切除原有的肾

B. 肾移植供受者血型必须相同

C. 高草酸尿症等各种进展期代谢病不宜接受单独肾移植

D. 高龄是肾移植的一个危险因素

3.肾移植后会发生哪些类型的排斥反应[多选题]　　　（　）

A. 超级性排斥反应　　　　　B. 加速性急性排斥反应

C. 急性排斥反应　　　　　　D. 慢性排斥反应

二、简答题

比较透析和肾移植的优缺点。

第八章　心为生之本

——心脏移植

心脏是人体循环系统的核心，其正常工作是人进行一切活动的前提。心力衰竭（以下简称心衰）指心脏功能无法满足全身组织器官的代谢需求。心衰的发病率在全球范围内持续攀升。终末期心衰患者生活质量差，疾病负担重，死亡率高。心脏移植是这类患者的重要治疗手段。

第一节　对外科艺术的"亵渎"还是外科"皇冠上的明珠"

心脏持续跳动，供给全身血液。在心外科发展早期，心脏手术患者死亡率居高不下。有"腹部外科之父"称号的西奥多·比尔罗特（Theodor Billroth）教授更是给出了"心脏手术是对外科艺术的亵渎"的评价。但心外科先驱们始终没有放弃对解除心脏病患者病痛的追求，持续突破技术瓶颈，推进着动物实验与临床转化。

1905 年，法国医生亚历克西斯·卡雷尔与美国芝加哥大学生理学家查尔斯·克劳德·格思里首次报道了犬颈部异位心脏移植。1953 年，有"体外循环之父"之称的约翰·希舍姆·吉本（John Heysham Gibbon）发明了心肺转流技术，极大地推动了心外科技术的发展。

1960 年，斯坦福大学的诺尔曼·E. 沙姆韦（Norman E. Shumway）和理查德·罗尔（Richard Lower）医生在犬模型上完成了原位心脏移植。

1964 年，美国医生 Hardy 将黑猩猩的心脏移植给一位男性患者。1967 年，南非的克里斯琴·巴纳德（Christiaan Barnard）医生完成了世界首例人同种异体心脏移植，掀开了心脏移植史上崭新的一页，但是术后排异与感染极大地影响了移植患者的预后。

1973 年心肌活检技术及 1981 年免疫抑制剂环孢素的出现，显著提高了心脏移植患者的存活率，为心脏移植开启了新的时代。

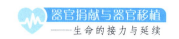
现在,心脏移植已广泛应用于终末期心衰患者的救治,成为临床指南推荐的治疗心衰的标准疗法。心脏移植手术量、患者预后情况已被视为评价医院外科技术的重要指标。

我国自1978年开展首例心脏移植手术以来,手术量与外科技术持续发展。目前,我国年心脏移植数量已逾500例,患者生存率与国际水平相当,尤其是在人工心脏研发领域不断取得突破。

第二节　心衰病理生理学基础

一、心衰产生的原因

熟悉心衰基本病理生理基础与心脏解剖是了解心脏移植的第一步。心脏的外形呈锥体,1/3位于中线右侧,2/3位于中线左侧,"圆而下尖,形如莲蕊,外有心包卫护",藏于胸腔之内。心脏解剖可概括为"两房两室",即左心房、右心房、左心室、右心室。心房位于心室上方,其间通过瓣膜控制血液流向。通过肺动静脉、主动脉、上下腔静脉等管道输送血液。在正常状态下,心脏通过节律性舒缩向全身组织器官供给血液,为机体运作提供动力。当心肌、冠状动脉或瓣膜组织因遗传、炎症、病毒感染等因素致心脏的收缩或舒张功能下降(或两者共同作用),心脏的射血功能不足以满足机体需要时,机体最先启动适应性代偿机制进行自我调节,包括通过激活交感肾上腺素系统进而加快心率与增强心肌收缩力,释放脑钠肽参与神经体液调节等。急性期的反应最初对维持机体血供有益,但倘若心脏疾病不断进展,机体难以通过自身调节抵御心脏疾患,出现失代偿性心肌肥厚,心肌耗氧量增加,纤维化不断加重,射血能力持续下降,最终进展为终末期心衰。目前,我国心脏移植患者最常见的病因首先为心肌病与冠心病,其次为先天性心脏病与瓣膜病。

二、移植适应证与禁忌证

移植是治疗终末期心衰的主要手段,移植前需对心脏移植候选者进行严格评估。筛选的基本原则是要找出相对健康、药物治疗无效且具有恢复正常生活的愿望、并能保证心脏移植后服从严格医疗管理的终末期心脏病患者。移植受者术前除接受常规实验室检查外,还需接受免疫学检查、心肺运动试验及心脏专科检查等以确保机体耐受移植手术及术后免疫抑制治疗。

综合国内、国际指南与临床实际,中华医学会器官移植学分会发布的《中国心脏移植受者术前评估与准备技术规范》(2019版)将移植适应证与禁忌证各分为绝对、相对两方面(见表8-1、表8-2)。需要指出的是,随着外科技术及免疫治疗技术的进步,心脏移植手术的适应证与禁忌证不断调整,如高龄、糖尿病等多项"绝对禁忌证"已被攻破,手术指征日趋完善。这不仅要求移植评估委员会结合最新的学术进展与医学中心实际情况进行调整,也提示我们从发展、进步的视角来审视指南推荐。

表 8-1 心脏移植适应证

绝对适应证	相对适应证
1. 血流动力学恶化 2. 难以治疗的心源性休克 3. 依赖静脉血管活性药物维持器官灌注 4. PeaKVO$_2$<10mL/(kg·min),出现无氧代谢 5. 严重缺血导致持续发生的活动受限,且CABG和PCI无法解决 6. 反复发作恶性心律失常,所有治疗方法均难以终止或避免发作	1. 活动严重受限,PeaKVO$_2$ 11~14mL/(kg·min)或≤55%预计值 2. 不稳定型心绞痛反复发作,不适合给予其他干预治疗 3. 反复发生非服药依从性不好所致的体液平衡紊乱或肾功能不全

注:PeaKVO$_2$为峰值摄氧量;CABG为冠状动脉旁路移植术;PCI为经皮冠状动脉介入手术

表 8-2 心脏移植禁忌证

绝对禁忌证	相对禁忌证
1. 合并系统性疾病,预计生存期<2年,包括活动性/近期发现的实体器官/血液系统恶性肿瘤 2. 累及多系统的活动性红斑狼疮、结节病或淀粉样变性 3. 不可逆的肾或肝功能不全且无法行联合移植 4. 临床症状严重且未能进行血管再通的脑血管疾病 5. 严重阻塞性肺疾病,FEV1<1L 6. 不可逆的肺动脉高压 　肺动脉收缩压>60mmHg 　平均肺动脉压力梯度>15mmHg 　肺血管阻力>6Wood单位	1. 年龄>72周岁 2. 任何活动性感染(VAD导致的器械相关性感染除外) 3. 活动性消化性溃疡 4. 严重糖尿病并发神经性病变、肾病和视网膜病等 5. 严重的外周和中枢血管疾病 　不能外科手术/介入治疗的外周血管疾病 　有症状的颈动脉狭窄 　未矫正的>6cm的腹主动脉瘤 6. 病理性肥胖(体重指数>35kg/m^2)或者恶病质(体重指数<18kg/m^2) 7. 不可逆的血清肌酐>2.5mg/dL或肌酐清除率<25mL/min(心肾联合移植除外) 8. 总胆红素>2.5mg/dL,血清转氨酶超过正常值3倍,未服用华法林的情况下,INR>1.5 9. 严重肺功能不全,FEV1<40%预计值 10. 6~8周内发生肺梗死 11. 难以控制的高血压 12. 严重不可逆的神经或神经肌肉疾病 13. 活动性情感疾病/精神状态不稳定 14. 6个月内有药物、烟草或酒精滥用史 15. 100天内有肝素诱导的血小板减少史

注:FEV1为第一秒用力呼气容积;VAD为心室辅助装置;INR为国际标准化比值

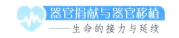

三、移植供心的选择

合理选择供心、减少供心获取过程中的心肌损伤,是保证心脏移植手术成功和受者远期生存的重要因素。经典的移植供者选择标准是:

(1)年龄<50周岁,经谨慎评估部分边缘供者可<55周岁。

(2)心脏超声检查示无心脏运动异常,左室射血分数>50%,瓣膜结构功能良好。

(3)正性肌力药物使用量:多巴胺<20μg/(kg·min)、肾上腺素<0.2μg/(kg·min)、去甲肾上腺素<0.4μg/(kg·min)。

(4)供、受者体重比例为0.75~1.5;供心冷缺血时间<8小时,一般情况下,心肌缺血时间<6小时;在年轻供者、心脏功能正常、未使用大剂量正性肌力药物支持等条件下,可以考虑使用缺血时间>6小时的供心;血清学检查排除HCV、HIV等感染。

由于供体来源稀缺,所以临床实际所用的标准需结合供受者情况与移植中心实际情况综合判断。如合并易于矫治的心脏疾患的供体心脏,可经处理后用于心脏移植手术。

四、中国心脏分配

供体心脏是挽救终末期心衰患者极宝贵的资源,按照医学需要,科学、公平、公正地进行器官分配是基本准则。为进一步完善人体器官分配与共享政策,保障人体器官科学、公平、公正分配,2018年,国家卫生健康委员会制定了《中国人体器官分配与共享基本原则和核心政策》(以下简称《基本原则与核心政策》),其中,对心脏分配与共享制定了明确的要求。需指明的是,《基本原则与核心政策》不仅用于指导心脏移植中心及医护团队的日常移植工作,社会大众熟悉政策内容也有助于促进医疗公正,维护自身合法权益。心脏移植等待名单与匹配名单是进行心脏供体分配的重要依据。

心脏移植等待名单指的是在未获得器官捐献者心脏临床数据的情况下,中国人体器官分配与共享计算机系统按照排序规则,自动输出的一个有序的、等待心脏移植手术的患者名单。排序规则包括心脏移植等待者医疗紧急度评分及心脏移植等待时间。对已不再需要接受心脏移植手术的患者,移植医院应及时将等待者移出名单。

心脏移植匹配名单指的是结合器官捐献者心脏的临床数据、心脏移植等待者自身的医疗紧急度、等待时间、心脏移植等待者与器官捐献者心脏的匹配程度等因素,由分配系统按照既定的规则,自动输出的一个有序名单。心脏移植等待者医疗紧急度的最高级别为紧急状态,其次是一般状态(表8-3)。

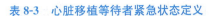

表 8-3　心脏移植等待者紧急状态定义

成人(≥18周岁)心脏移植等待者	未成年人(<18周岁)心脏移植等待者
1. 因血流动力学失代偿,至少使用下列器械中的一种维持循环功能:植入左心室和/或右心室辅助装置 2. 全人工心脏,且入院治疗 3. 主动脉内气囊泵超过两周,且入院治疗 4. 体外膜肺氧合系统,且入院治疗 5. 因使用维护循环功能器械而产生的严重器械相关并发症,包括血栓、器械感染、机械故障或危及生命的室性心律失常等 6. 机械通气依赖,且入院治疗	1. 呼吸机支持 2. 机械辅助设备支持 3. <6个月的等待者,罹患先天性或后天性心脏病,反应性肺动脉高压超过循环动脉压的50% 4. 不符合上述1、2、3条件的,但由于顽固性心律失常等,等待者不接受心脏移植的预期寿命可能小于2周(以此条申请时,需提交诊断报告等以备核查) 5. 有生长障碍 6. 年龄小于6个月,且不符合1~5条件等

第三节　心脏移植手术

一、原位心脏移植

原位心脏移植主要有三种:双腔静脉法、双心房法、全心法。

(一)双腔静脉法移植

目前临床应用最普遍的心脏移植术式,要求完全切除供心右心房,制作左心房及上下腔静脉袖口,吻合供受者左心房袖口,分别行上、下腔静脉断端吻合。双腔静脉法吻合有助于降低房性心律失常及三尖瓣关闭不全的发生风险,血流动力学效果更佳。

(二)双心房法移植

原位心脏移植的经典术式,保留受者左右心房全部后壁,手术包括左右心房、主动脉和肺动脉吻合4个基本步骤。患者术后血栓形成风险高;房室瓣开闭不同步,二尖瓣与三尖瓣反流常见,晚期房扑、房颤发生率高等。

(三)全心法移植

将受者左右心房全部切除,能更好地恢复心脏的生理功能。但该术式需要分别完成左右肺静脉、上下腔静脉、肺动脉和主动脉6个吻合步骤。吻合时间相对延长,2个肺静脉开口与左心房吻合要求一次性完成且术后不出血。

二、异位心脏移植

即保留患者自身病变的心脏,并将供心植入患者体内。目前,异位心脏移植主要

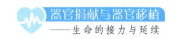

的适应证是患者有不可逆的肺动脉高压或供/受者大小严重不匹配。但此术式存在操作复杂、自体心腔血栓形成风险大、需终身抗凝、排斥反应难以发现、心内膜活检难度大等缺点。

第四节　心脏移植术后并发症

心脏移植术后最常见的并发症便是排斥反应,在心脏移植的发展史中,心脏外科医生克服过许多的困难与挑战,唯有排斥反应这一大敌如影随形,让我们不敢有片刻懈怠。

一、免疫抑制药物的发展

事实上,排斥反应难题正是一众医生在心脏移植这一领域曾经裹足不前的重要原因。免疫排斥与感染互相冲突。患者出现排斥反应,就应该加大免疫抑制药物的用量;而感染发生时,又需要减量甚至停用免疫抑制药物,这就好比过独木桥,桥下是万丈深渊,无论是往左还是往右偏一点都会粉身碎骨。

在克里斯蒂安·巴纳德的第一次成功的人体心脏手术的鼓舞下,很多人纷纷挑战这一心脏外科的"极限手术",仅在1968年全世界便完成了102例心脏移植,可惜由于排斥反应,半数患者没能活过一个月,加上一直以来伦理方面的困境,到1970年,心脏移植的手术量便锐减到16例,很多医生开始提议暂停其临床应用,待技术成熟后再重新启动。

一次偶然的机会,诺尔曼·E.沙姆韦通过剑桥大学的罗伊·约克·卡恩(Roy Yorke Calne)教授的报告,了解到了环孢素这一药物。环孢素正是一种既能够抑制排斥反应,又不影响机体正常抗感染能力的理想药物。在环孢素获批进行人体临床试验之后,沙姆韦团队直接将心脏移植的术后一年生存率提高到了90%以上,从而开启了心脏移植领域的新时代。像环孢素这样一种恰好符合器官移植领域特殊要求的药物,简直就像专门为人类设计的,它的出现既是无比幸运的偶然,也是像沙姆韦这样的心外科医生们默默无闻、多年耕耘之下的必然。

二、排斥反应的筛查与检测

除了免疫抑制药物的发展,对于排斥反应的筛查与检测手段也同样至关重要。可以说,当年巴纳德开展第一例人体心脏手术时,落后的检测手段是受者早早逝去的重要原因。

目前,对于移植心脏的免疫排斥反应,最主要的检测方法包括心内膜心肌活检(endomyocardial biopsy,EMB)、血管内超声(intravascular ultrasound,IVUS)及冠状动脉造影(coronary angiography,CAG)等检查。

另外,还有两种有效的非侵入性检测手段:光学相干层析成像(optical coherence tomography,OCT)和心脏磁共振(cardiac magnetic resonance,CMR)。

1991 年,美国麻省理工学院(Massachusetts Institute of Technology,MIT)的黄大卫(David Huang)等人在 Science 上首先报道了光学相干层析成像(OCT)技术。之后,施米特(Schmitt)等人将此技术用于生物组织光学特性参数测量,取得了很好的效果。OCT 通过对心肌组织进行不同深度和层面的扫描可得到高分辨率图像,经过对 OCT 图像分析可以更早地识别移植心脏中的排斥反应。OCT 以其非接触性和非破坏性、极高的探测灵敏度及噪声抑制能力、高分辨率、无损伤、造价低、结构简单等优点,在医学领域的无创检测方面有着显而易见的应用价值和广阔的发展前景。

而 CMR 不仅能够观察冠状动脉病变程度、评估心肌前/后负荷及心室收缩/舒张功能,还能展示心肌灌注情况,有效预测心脏移植物血管病变,可以说是兼具了筛查和评估的作用。

此外,其他的非侵入性检测手段还有很多,比如,外周血白细胞基因表达谱用于评估两个月以上状态稳定的移植心脏的排斥反应发生情况,供体特异性抗体(DSA)检测能够帮助医生评估患者在心脏移植后出现不良预后以及心血管不良事件的发生率,供体来源的细胞游离 DNA(donor-derivedcell-free DNA,dd-cfDNA)、循环中的外泌体(extracellular vesicle,EV)、多种循环中的 miRNA 都能作为敏感的生物标志物,不仅能够精确反映排斥反应类型和移植物受损程度,还有助于区分不同类型的排斥反应,甚至有望成为排斥反应全新的治疗靶点。

另外,正电子发射计算机断层(PET)心肌灌注成像、心电图(ECG)、肌钙蛋白(cTnI)、氨基末端脑钠肽前体(NT-proBNP)等均可用于心脏移植排斥反应的筛查。这些检测手段便是心外科医生的"眼睛",有了创伤更小、敏感性与特异性更高的检测手段,医生才能慧眼识"珠",做到早期预防、及时治疗心脏移植术后的排斥反应。

第五节　心脏移植面临的问题与展望

随着技术的不断进步与免疫抑制药物的不断更新,世界心脏移植也得到了迅猛的发展,无论是开展数量还是长期预后都在稳步提升。但供体器官短缺、心脏保存技

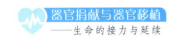
术限制、移植排斥反应等仍然是限制心脏移植发展的重要瓶颈。

一、供体器官短缺

据统计,目前全球心衰患者已达 2250 万人,每年都有超过 700 万名患者因此而逝世。对于这一类患者,心脏移植是公认的治疗"金标准",大部分患者在心脏移植术后可生存 5～10 年乃至更长。目前,每年全球大约完成 4500 例心脏移植,我国每年完成 500 余例。从全球来看,捐献的器官仅能满足约 10% 的移植需求。而我国在 2015 年 1 月 1 日停止使用死囚作为器官移植供体之后,仅凭公民逝世后自愿捐献这一条途径,已远远不能满足心脏移植受者的需要。并且在病毒流行的大背景下,使用病毒感染器官进行移植可能存在的风险也增加了临床医师选择供体时的器官弃用率,加剧了供心短缺问题。为了扩大供体心脏的来源,其应用标准逐渐扩大,包括供体年龄、心肌缺血时间、供体基础疾病等。鉴于国内的现状,合理应用 DCD 供心有望提高近 20% 的心脏移植数量。国外已有研究报道,合理保存维护后的 DCD 供心,与 DBD 供心在移植效果与患者的长期预后上无显著差异。因此,DCD 心脏移植的推广应用,是缓解供心短缺现状的重要方式。

二、心脏保存技术限制

暂且抛开器官捐献率不谈,全球的供心利用率也仅有 30%,其中,造成利用率低下的一个重要因素便是供心保存技术的缺陷。目前,移植心脏的标准保存技术是静态冷保存(static cold storage,SCS)(0～4℃)技术,它的优点在于简单易行、价格低廉,但保存时间仅有 4～6 小时,随着保存时间的延长,供心会出现与时间呈正相关的冷缺血损伤。另一种新型技术——机械灌注(machine perfusion,MP)能在器官保存的过程中不断清除代谢废物并提供代谢所需的基本营养物质,不仅能延长保存时间,提高保存效果,还能起到评估器官功能、筛选合适移植器官的作用,并且能够在一定程度上修复器官损伤,优化器官质量。但 MP 所需设备及运转时的成本高昂,且无法长时间稳定运行,无法完全满足如今离体器官的保存需求。目前,TransMedics 公司研发的常温机械灌注仪(organ care system,OCS),是国际上唯一一款可供临床使用的机械灌注系统。相较于 SCS,OCS 有着更好的保存效果,并且它的临床应用大大推动了 DCD 供心的应用。OCS 在一定程度上能逆转热缺血损伤,保障了心脏的长途转运,并方便心脏功能评估的实施,有望成为 DCD 及边缘供心的标准处理方法,并成为 SCS 的有效扩展。

三、无缺血心脏移植

不管是机械灌注技术还是静态冷保存技术,都不可避免地会出现一定程度的缺血损伤,我国于 2021 年 7 月开展的首例无缺血心脏移植,通过我国自主研发的体外多器官维护系统(Life-X),可替代人体为离体器官创造接近生理状态的灌注压力、流量、温度、氧合及营养支持,使器官在"离体状态"下仍能保持正常的活力与功能,理论上能够实现全程心脏不停跳,避免心脏出现缺血损伤,为解决供心质量问题提供了全新的思路与可能。

这些供心保存技术为心脏移植赢得了宝贵的时间,但以小时计的保存时间仍使得供心的运输成为一次次生死时速,每一次转运都是在与死神赛跑,极大地限制了手术的进行与受者的选择。而解决这一问题的最好办法便是器官的长期保存以及器官库的发展。早在 20 世纪 50 年代,超低温保存技术就已用于保存鸟类精子。同期,人类精子也由这项技术保存起来。随着冷冻保护剂的发展,超低温保存技术在保存细胞、体液方面取得了较大进步,但当它应用于器官移植时,却出现了许多困难。虽然科学家在冷冻保护剂的帮助下已经能够将器官冷却到保存所需的温度,但在加热冷冻器官的过程中,冰晶的形成会严重破坏组织细胞,造成器官损坏。在样本较小时,冷冻保护剂能很好地发挥作用,但对复杂的立体人体器官来说,这种破坏十分常见。零度以下冰晶的出现仍是无法跨越的难题。在器官的超低温保存过程中有效预防和延缓冰晶的形成,将留给患者更多的术前准备时间,甚至有望将心脏移植手术转变为择期手术。

四、异种心脏移植

除了心脏保存技术存在不足之处,供心的短缺也极大地限制了心脏移植的发展。缓解供心短缺问题的一种思路便是异种心脏移植。异种移植物排斥分为超急性移植物排斥(hyperacute rejection,HAR)和迟发性移植物排斥(delayed xenograft rejection,DXR),主要涉及免疫反应(包括抗原抗体结合、补体系统、细胞免疫等)的触发、凝血功能异常、炎症反应以及缺血再灌注损伤。通过基因编辑技术,修饰或敲除异种抗原,如 $\alpha 1,3$-半乳糖($\alpha 1,3$-Gal)、N-乙酰神经氨酸(Neu5Gc)和 SDa 抗原等将有效减轻异种排斥反应。通过下调共刺激和猪细胞 MHC 的表达可保护移植物免受人类 NK 细胞介导的细胞毒性,还能显著抑制巨噬细胞产生的促炎细胞因子和巨噬细胞介导的细胞毒性,从而有效抑制 T 细胞排斥反应。通过调节 HO-1、A20 等表达可以缓解缺血再灌注损伤,更好地保护异种移植物。通过体外连续灌注保存,能够防止基因编辑猪心出现早期异种移植功能障碍。2016 年,Mohiuddin 报道应用抗 CD40 单克隆抗体阻断 CD40-CD145 通路,使得基因编辑猪在异种异位移植模型存活达 945 天。通过获取患者自身的成纤维细胞,将其进行基因重编程后再导入猪的囊胚,诱导构建出的异种心脏在移植时将有更好的组织相容性。2022 年 1 月 7 日,美国马里兰大学医学院团队成功地在一名 57 周岁男性心衰患者体内移植了一颗基因编辑猪的心脏,他们使用的基因编辑猪不仅敲除了上述三种异种抗原及生长激素受体,同时转录表达了人 CD46、血栓调节蛋白和内皮细胞蛋白 C 受体,亦调节了抗炎因子 CD47 和 HO-1 等。在移植术后的一个月,猪心仍保持良好的心功能,虽然在 49 天后移植心发生衰败,术后第 60 天患者死亡,但尸检结果显示,抑制物的表现并不是典型的排斥反应。我国科学家成功完成了六基因编辑猪-猴的心脏、肝脏等多器官、多组织同期联合移植,这一成果在异种移植领域无疑具有里程碑意义。

长期以来,无论是世界范围还是我国的捐献器官数量和等待器官患者的数量都是不均衡的,存在巨大的缺口。如果异种器官移植能够成功的话,就可以很好地弥补这一缺口。经过此次实验,虽然尚不能立即在人体进行异种移植,但是也让未来充满了可能。之所以选择猪,是因为猪的组织器官结构、生理功能和大小与人的接近。之前虽然国外也有过类似的实验,但是多为单一组织或器官移植,像这种多组织器官同期进行的异种移植尚未有过。相信不久的将来,曾经让哈迪一败涂地的异种心脏移植将走进现实,弥补他的遗憾。

五、人工心脏

美籍荷兰裔心脏外科传奇人物威廉·约翰·科尔夫(Willem Johan Kolff)曾经说过这样一句豪情万丈的话:"心脏既然能长出来,就一定能被造出来。"正是这一信念推动着这位人造器官之父孜孜探索,开发出了包括透析机原型、膜式氧合器、全人工心脏等一系列在器官移植历史上具有重要意义的医疗器械。最开始的"人工心脏"实际上指的是"心室辅助装置"(ventricular assist device,VAD)。我们的心脏分为四个腔室:左心房、左心室、右心房和右心室,其中,主要负责向全身泵血的是左心室,绝大部分心衰患者也都是左心衰竭,因此,人工心脏的研制目标一开始就定位为左心室辅助装置。

(一)第一代心室辅助装置

第一例人工心脏 VAD 移植手术非常成功,该装置运转了 64 个小时,患者成功存活并等来了合适的供体进行了心脏移植。这一代心室辅助装置以充盈-排空模式模拟自然心脏产生波动性血流为特点,代表性的产品有 HeartMateXVE 和 Novacor。据统计,有超过 7000 例心衰患者接受了上述左心辅助装置支持,延续了生命。然而这一代产品结构复杂、体积庞大,患者生存率不高。

(二)第二代心室辅助装置

第二代心室辅助装置以离心泵或轴流泵驱动血流,主要代表产品有 Heart-MateⅡ、Jarvik-2000 等。这一代的心室辅助装置体积小、耐久性好,且显著提高了患者的生存率和生活质量,目前在临床上应用广泛,已成为心脏移植前过渡支持治疗的首选。

（三）第三代心室辅助装置

第三代为磁悬浮心室辅助装置，体积更小、性能更稳定，代表性的产品有 Ivcor 和 HVAD，目前正在进行临床试验中。

（四）全人工心脏

虽然上述左心室辅助装置挽救了很多心衰患者的生命，然而它仍然不是真正意义上的人工心脏，因为它只能部分代替心脏的功能。对一些严重心衰患者，迫切需要一种全心辅助装置，于是全人工心脏（total artificial heart，TAH）应运而生。

第一个全人工心脏由威廉·约翰·科尔夫和他的助手威廉·C. 德弗里（William C. DeVries）和罗伯特·考夫勒·加维克（Robert Koffler Jarvik）共同研制，命名为加维克 7 号（Jarvik-7）。经过反复的动物实验，1982 年，他们决定把该技术应用在人体上。第一例全人工心脏移植手术患者本人也是一位医生，尽管知道人工心脏技术仍然不成熟，但他仍然选择了接受移植手术，为医学的发展做出贡献，最终他存活了 112 天。

随着技术的不断进步，人工心脏逐渐成熟。美国的 Abiomed 公司经过近 30 年的研发，最终推出了一款成熟的全人工心脏 Abiocor，2001 年，获美国食品药品管理局（FDA）批准，可永久植入人体，而不是作为心脏移植前的过渡手段。该装置采用了经皮能量传输装置，可以通过皮肤传输能量，因此，可以把整个装置植入人体而不需要额外的电线连接至体外。

目前，应用最广泛的辛卡迪亚（SynCardia）全人工心脏，是迄今问世的 10 余种全人工心脏装置中最成功的一款，也是唯一经过美国、加拿大及欧洲认证的全人工心脏。虽然接受人工心脏的患者仍需随身携带一个用于维持运转的背包，并有相应的管道与身体相连，但随着人工心脏的小型化、无线能量传输、互联网检测及控制等技术的实现，终末期心衰患者将有望像正常人一样生活。

自 2019 年来，我国先后有四款心室辅助装置上市，填补了心室辅助装置临床应用领域的空白。截至 2023 年 3 月，全国已经有 70 家医院共完成了 363 例植入式心室辅助装置的应用，其中，2021 年后心室辅助装置植入数量快速增长。人工心脏这一机械辅助技术不仅能作为暂时性的支持治疗，大大降低心衰患者在移植等待过程中的死亡率，为等待移植的患者带来更多生的希望，还能作为心衰的终点治疗手段。随着技术的发展，机械辅助的方式及效果均有明显的提升，适应证也逐步趋于病情更加稳定的患者，机械辅助桥接心脏移植的患者预后也得到了较大的改善。但是，机械辅助桥接心脏移植的开展仍然受到治疗费用、手术技术、并发症及预后不良等多重因素的影响，传统的辅助技术有待进一步改进和优化，新兴的辅助技术则仍需更多的临床研究证实。

（郑　哲　程　才）

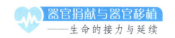
● **习 题** ···

一、选择题

1. 成功完成世界上第一例人体心脏移植的国家是[单选题]　　　　（　　）

A. 美国　　　　　　　　　　B. 南非

C. 中国　　　　　　　　　　D. 英国

2. 心脏移植受者的禁忌证不包括[单选题]　　　　（　　）

A. 合并恶性肿瘤

B. 合并严重的肝、肾疾病

C. 急性感染或血清 HIV 阳性

D. 合并顽固、难治性心律失常

3. 新型移植后免疫排斥监测的优点不包括[单选题]　　　　（　　）

A. 无创　　　　　　　　　　B. 操作简便

C. 价格便宜　　　　　　　　D. 诊断效能好,可以作为金标准

4. 心室辅助装置可以用于[多选题]　　　　（　　）

A. 等待心脏供体

B. 逆转心室重构

C. 终生心脏辅助

D. 进行临床试验

二、简答题

心死亡患者可以捐献心脏吗？如果可以,需要满足哪些条件?

第九章 轻松呼吸绝处逢生
——肺移植

第一节 肺移植的发展历程

一、国外肺移植的发展历程

1963 年 6 月 11 日,美国密西西比大学医学中心詹姆斯·D.哈迪(James D. Hardy)等医生开展了人类首例肺移植,移植后肺功能恢复良好,但受者出现了严重肾功能衰竭并在术后第 18 天死亡。1963—1983 年,肺移植受者多因免疫排斥反应和吻合口瘘等并发症在术后短时间内死亡。

随着抗排斥反应药物环孢素 A 应用于临床和支气管吻合技术的进步,肺移植受者存活情况得到显著改善,这促进了肺移植工作的开展。

1983 年,多伦多的乔·D.库珀(Joel D. Cooper)医生为一位 58 周岁男性终末期肺纤维化患者进行了单肺移植手术,术后受者存活了近 5 年,这是世界上第一位术后能长期存活的肺移植受者。1986 年,多伦多大学移植团队开展了世界首次双肺移植。1990 年,Abissonk 开展序贯式双肺移植术(bilateral lung transplantation),该移植方式是通过将每一侧肺进行单肺移植,提高了双肺移植的安全性。序贯式双肺移植技术成熟后,逐渐取代整块肺移植技术,成为双肺移植的主流,且双肺移植在肺移植中的占比也不断提高。到 2000 年,全世界单、双肺移植的数量已经持平,2017 年,单、双肺移植比例约为 1∶2。

二、国内肺移植的发展历程

1979 年,北京结核病研究所的辛育龄教授在国内率先开展了两例肺移植,但患者因急性排斥及感染无法控制,分别于术后第 7 天及第 12 天将移植肺切除。

在经过 14 年的停滞阶段后,1993—1998 年,我国又相继开展了近 20 例肺移植手

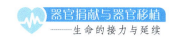
术,但只有北京安贞医院的 2 例受者存活时间较长,其余均在术后短期内死亡。之后,我国肺移植再次陷入了停滞阶段。

2002 年 9 月 28 日,江苏无锡以陈静瑜为首的肺移植团队成功完成了 1 例单肺移植,术后该患者恢复良好,生存达 6 年,使得停滞 5 年的临床肺移植工作再一次燃起生机。

2022 年,我国全年累计开展肺移植 700 多例,具备肺移植资质的中心达到 54 家,常规开展肺移植的中心有 30 家左右。中国的肺移植技术进入快速发展阶段。

第二节　肺移植的适应证和禁忌证

与其他实体器官移植一样,选择合适的肺移植受者是移植成功的决定性因素之一。当前,国际上肺移植发展的主要障碍是可利用供肺的短缺,受者常常因为等不到合适的供肺病情加重而死亡。因此,供者器官资源应最优化分配和使用。需要确保患者患有无其他可替代治疗措施的终末期肺疾病,才能入选等候移植名单。为了帮助全世界的医师更好地选择具有潜力的肺移植受者,1998 年,国际心肺移植协会(The International Society for Heart and Lung Transplantation,ISHLT)初步制定了《肺移植指南》,并于 2006 年重新修订了《肺移植指南》。

一、肺移植的适应证

慢性、终末期或其他医疗手段医治无效的肺疾病均为肺移植术的适应证。

肺移植最根本的目标是延长生存期限,因此更推荐囊性肺纤维化、特发性肺间质纤维化和特发性肺动脉高压患者行肺移植。而对于肺气肿患者行肺移植的受益和时机尚有争议。

二、肺移植的禁忌证

(一)绝对禁忌证

(1)2 年之内患有除表皮鳞癌和基底细胞瘤外的恶性肿瘤者。肺移植术在治疗局限的气管肺泡细胞癌中的应用还留有争议。

(2)伴有无法治疗的其他器官或系统(如心脏、肝脏或肾脏)病变者。冠状动脉疾病或具有严重的左室功能损伤都是绝对的禁忌证,但可以考虑心肺联合移植术。

(3)无法治愈的肺外感染者(如感染慢性活动性病毒性肝炎或艾滋病)。

(4)未治疗的精神病或心理状况无法配合治疗者。

(5)成瘾患者(如对酒精、烟草或麻醉药)。

(二)相对禁忌证

(1)患者的年龄是受者选择的一项参考条件,虽然对于年龄上限并无绝对标准,但是高龄将会增加移植的风险。《肺移植指南》中推荐受者年龄不超过 65 周岁,但考虑到我国肺移植受者的现实情况,结合我国肺移植中心经验,经评估无其他手术禁忌且全身情况良好者可适当放宽。

(2)危重或者不稳定的身体状况(如休克)。

(3)恶病质患者。

(4)存在高致病性的感染。

(5)严重肥胖(体重指数超出 $30kg/m^2$)者。

(6)严重骨质疏松者。

(7)显著的胸壁或脊柱畸形者。

(8)机械通气。对于移植前使用机械通气支持的患者需要谨慎对待,要排除其他急性或慢性器官损伤,并且要让其积极参与康复锻炼以提高肺移植术的成功率。

(9)同时伴有其他未达到终末期的器官损伤。糖尿病、系统性高血压、消化性溃疡或胃食管反流症患者需在肺移植前先予以治疗。有冠状动脉疾病的患者应在肺移植术前先经介入诊断评估和治疗。

三、治疗的时间选择

一般来说,当患者 2～3 年的生存率不足 50％或按照纽约心脏协会(New York Heart Association,NYHA)心功能Ⅲ至Ⅳ级水平或两者皆有可考虑进行肺移植评估。尤其是特发性肺间质纤维化、囊性肺纤维化或特发性肺动脉高压患者,相对肺气肿或艾森门格综合征患者来说,能够耐受等待供者的时间更短,故应尽早进行肺移植评估。

第三节　肺移植手术

随着肺移植外科技术的不断进步,最初采用的网膜覆盖支气管吻合口技术因其手术复杂现已被弃用。支气管动脉血管重建现在也很少采用。控制性白细胞滤过再灌注作为一项预防缺血再灌注损伤的新颖方法得到了推广。

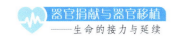

一、受者准备

常规行气管内双腔插管,这一操作可以保证在单肺通气期间有最佳的通气效果,从而减少使用体外循环的可能性。但是,以下病例可能需要使用体外循环:部分儿童肺叶移植、不能插双腔管的病例(如体型较小的成年人)、合并心脏疾病需心腔内操作的、有肺动脉高压的大多数病例。绝大多数病例无须使用体外循环,但可能需要备体外膜肺氧合(extracorporeal membrane oxygenation,ECMO),可以准备红细胞收集器,如手术过程中出血较多者可以进行血液回收。

二、切口的选择

随着临床经验的积累,以及支气管和血管吻合口缝合材料的发展,肺移植的切口选择已得到了进一步改良。

(一)双侧前外侧切口

对大多数患者,特别是胸膜粘连较少的阻塞性肺疾病患者,采用经第4肋间的两个局限性前外侧切口,不横断胸骨即可完成序贯式双肺移植。该切口可以防止胸骨愈合并发症。

(二)横断胸骨的蚌式切口(clamshell incision)

横断胸骨开胸使切口呈"蛤壳状",这能更好地暴露肺门结构、纵隔和双侧胸腔。

(三)左后外侧开胸和右前外侧开胸

在限制性肺疾病和小胸腔病例及继发肺动脉高压和心脏扩大症的病例中,心脏可能占了更多的左前半胸腔,因而通过前路径暴露左肺门十分困难。对于这种情况,选择左后外侧切口开胸行左肺移植,可以避免使用体外循环。

(四)腋前线保留肌肉开胸

有些外科医生为慢性阻塞性肺气肿患者行单肺移植时,会选择腋前线保留肌肉开胸切口。据推测,该切口能够改善术后胸壁和肩部的机械牵拉约束。

(五)胸腔镜辅助小切口肺移植

该技术显著降低了手术创伤,更好地保护了胸廓的完整性,减轻患者术后疼痛及呼吸功能限制,并且能在一定程度上减小术后出现切口出血、愈合不良、感染的风险。

三、病肺切除

为减少使用体外循环的可能,应先切除和移植肺功能较低一侧的肺(由术前肺通气和灌注扫描评估决定)。

四、肺移植

肺移植包括单肺移植和双肺移植两种类型。其中,双肺移植又可分为序贯式双肺移植和整体双肺移植。

(一)单肺移植

在受者胸腔内放置冰袋,将供肺置入。如果胸腔空间允许,可预先在胸腔内放置一层冰泥,按支气管、肺动脉、左房袖口顺序吻合。

吻合时需精密,针距小,同时还要避免吻合口狭窄。恢复通气和灌注后,所有吻合口缝线处和心包切缘都应检查止血。

(二)双肺移植

非体外循环下序贯式双肺移植时,一侧单肺移植完成后,采取同样方式行对侧肺移植。

五、肺移植与体外生命支持

肺移植采用的体外生命支持技术主要包括体外循环、ECMO。一般成人单肺移植除了个例以外,均无须应用体外循环。整体双肺移植、部分儿童肺移植和肺叶移植需要在体外循环下完成。序贯式双肺移植时,根据具体情况决定是否要用体外循环,通常于双肺移植术中第一只肺植入后即开始使用体外循环。ECMO能够提供绝大部分肺移植手术期间的生命支持作用,如对以各型呼吸衰竭为主的患者可采用静脉-静脉的 ECMO 模式,合并肺动脉高压的患者可采用静脉-动脉的 ECMO 支持。

六、控制性再灌注

控制性再灌注可以进一步减少肺冷却血再灌注损伤,但该技术会增加用血量,可能出现低血容量性低血压。

七、免疫抑制方案

肺移植患者免疫抑制剂一般首选环孢素 A(CsA)、硫唑嘌呤和皮质类固醇三联标准方案。标准方案发生问题,如毒性、无效、排斥、复发或存在细支气管阻塞综合征时,可使用二线或三线药物。他克莫司(FK506)和霉酚酸酯(MMF)已用于肺移植,此外还有西罗莫司、依维莫司和来氟米特等也在临床中有所应用。

八、生存结果

《中国器官移植发展报告(2021)》中提到,中国双肺移植受体术后围手术期(<30天)、1年及3年生存率分别为 80.2%,60.3%和 47.5%,单肺移植相应生存率为

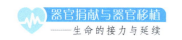

83.3％,63.3％和42.0％。

第四节　肺移植术后并发症

肺移植术是具有较高技术难度及风险的手术,因此,即使患者术后处在严密的围手术期管理下,依然有发生各类并发症的风险。肺移植术后常见并发症按照其发生时间可分为:即刻并发症(＜24 小时)、早期并发症(24 小时至 1 周)、中期并发症(8 天至 2 个月)、后期并发症(2~4 个月)和远期并发症(＞4 个月)。

一、即刻并发症(＜24 小时)

术后 24 小时内常见的各类并发症大致可分为以下三类。

第一类是监护相关操作引起的并发症,如气管插管引起的纵隔气肿、气胸,肺气肿,机械通气导致的气压伤,放置中央静脉导管或 Swan-Ganz 导管可能导致气胸、血胸、心律不齐等。

第二类是供受者大小不匹配所致并发症,供受者之间肺或胸腔的大小不匹配,会导致机械性并发症,如肺不张等。

第三类是超急性排斥反应,受者体内存在供者 ABO 血型抗原和同种异体人类白细胞抗原(HLA)的对应抗体,在超急性排斥反应中发挥作用。超急性排斥反应在肺移植术后可立即出现,并迅速发展,甚至导致死亡。

二、早期并发症(24 小时至 1 周)

(一)缺血再灌注损伤

缺血再灌注损伤(ischemia reperfusion injury,IRI)是一种器官缺血后血液再灌注导致的损伤,由于所有供肺在成功移植前都会经过一段时间的缺血,在血管吻合完成后,再次恢复血流供应时就会发生 IRI。IRI 是一种无菌性肺部炎症表现,表现为非心源性肺水肿,在移植后 72 小时内出现的肺功能障碍被称为原发性移植物失功(primary graft dysfunction,PGD)。PGD 是移植后早期发病和死亡的首要原因,大部分患者在术后 1 周开始明显缓解,在术后 2 个月左右可完全缓解,而也有部分移植患者肺水肿无法在短期内缓解,甚至可持续至术后 6 个月。PGD 发生和加重的相关危险因素多种多样。目前,IRI 的治疗常规采用保护性呼吸机支持、积极利尿等方式,在紧急情况下,我们也可使用 ECMO 进行生命体征的支持。有研究表明,吸入一氧化氮可保护肺毛细血管的完整性,预防白细胞和血小板黏附聚集,具有预防和治疗

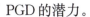

PGD的潜力。

(二)急性胸腔并发症

气胸、血胸、胸腔积液、脓胸、支气管胸膜瘘是术后早期常见的并发症,发生率为22%左右,其中最常见的是气胸。一般来说,大部分术后胸腔积液在2周内会显著吸收。支气管胸膜瘘是较为严重的早期外科并发症,常由支气管吻合口愈合不良引起。这些胸部并发症的控制与移植患者的生存和康复密切相关。

三、中期并发症(8天到2个月)

(一)急性排斥反应

急性排斥反应通常由细胞免疫介导,多发生在术后第2周。反复发作的急性排斥反应被认为是闭塞性细支气管炎(bronchiolitis obliterans,BO)的诱发因素。其影像学表现在胸部高分辨率CT上,表现为小叶间隔增厚、胸腔积液和磨玻璃样阴影,但这种影像学特征缺乏特异性。如临床高度怀疑存在排斥反应,但又无法进一步确诊时,给予冲击剂量甲泼尼龙,若症状缓解则可以做出诊断。目前,经支气管肺活检,明确血管、气管周围炎症或淋巴细胞浸润是急性排斥反应诊断的金标准。

(二)气道并发症

进入21世纪以来,虽然医学在供者获取、器官保存、手术技巧、免疫抑制药物、感染控制等方面取得了飞速发展,大大减少了气道并发症的发病率,但是全球大部分移植中心报道,各种气道并发症的发病率仍有7%~18%不等。

肺移植术后气道并发症分类较为复杂,至今还没有出现共识性的分类。一般认为,肺移植术后气道并发症有六种基本类型:吻合口狭窄、开裂、肉芽增生、气管支气管软化、吻合口瘘、吻合口感染。

1. 预防

气道并发症的主要影响因素包括支气管吻合处血运情况、吻合口感染情况,以及吻合技术等。而为了减少气道并发症的发生,针对各影响因素,我们也应采取相应的措施。

一方面,手术时进行更为精准的支气管吻合。尽可能缩短供者支气管长度,保留受者支气管及周围组织,改善吻合手法及方式如望远镜式吻合等,通过这些方式保护受者支气管的血运。

另一方面,要加强围手术期管理,合理运用免疫抑制药物,术后应及时抗感染和对症支持治疗,减少感染。术后应预防低蛋白血症的发生。

另外,有人认为,在供者获取时,采取双正向及逆向灌注,可保护支气管循环,有利于支气管愈合,从而降低吻合口并发症的发生率。

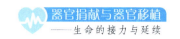

2.治疗

若发生气道并发症,我们也应及时采取治疗措施,全身抗炎抗排斥支持治疗与呼吸道雾化吸痰治疗相结合的同时,视具体情况采取合适的治疗方案。支气管狭窄有多种治疗方法。对于吻合口肉芽组织增生,可使用硬质气管镜和激光消融治疗,还可以采用支架植入的方式。

吻合口及远端的瘢痕缺血性狭窄(非肉芽肿性单纯狭窄)可通过反复应用经硬质气管镜或纤维支气管镜下球囊扩张术治疗。另外,行袖式切除狭窄支气管肺叶可取得良好的效果。当狭窄延伸至上叶或下叶支气管时,肺叶切除、全肺切除或再移植可能是最终的解决方法。

支气管开裂是肺移植术后较为严重的并发症,其治疗困难、死亡率高,在早期可考虑手术修补或局部切除再行吻合术,如修复失败也应考虑行移植肺叶切除术。

(三)感染

感染是影响患者肺移植术后康复和导致患者死亡的首要原因,并可发生于移植后的任何时间。肺内病原体定殖、肺叶膨胀不全、纤毛运动功能受损、供肺去神经支配、淋巴回流中断、术后接受免疫抑制治疗等都是感染的诱发因素。

术后早期感染的危险因素主要包括供者缺血时间过长、供者氧合指数不佳($<350\text{mmHg}$)、受者年龄超过 40 周岁、长期呼吸机支持和痰液排除不畅。肺移植术后发生的肺部感染以细菌感染最为常见,特别是革兰氏阴性菌,如铜绿假单胞菌、克雷伯菌属。西班牙的一项前瞻性多中心研究显示,平均每年每 100 位肺移植受者中有 72 位发生肺部炎症,其中,2/3 的(57 例)患者有病原学依据明确诊断,在这些感染患者中,82% 为细菌感染。

肺移植术后第一个月是肺部感染发生的高峰,6 个月后风险逐渐下降。早期的细菌性肺炎主要来自供肺,在对供肺进行微生物学普查的同时进行术后预防性抗感染治疗,可以改善预后。后期发生的感染与 BO 有关。对于肺移植术后诊断为 BO 的患者,感染可急性加重病情,甚至导致患者死亡。

四、后期并发症(2～4 个月)

(一)支气管狭窄

气管软化和支气管吻合口狭窄多出现在肺移植术后 4 个月。

(二)巨细胞病毒感染

巨细胞病毒(cytomegalovirus,CMV)是肺移植术后不可忽视的病原微生物,与其他疱疹病毒一样,巨细胞病毒可终身潜伏于宿主体内。肺是 CMV 特有的潜伏部位,CMV阳性的肺移植供者是重要的传播源,患者接受有 CMV 潜伏的供肺后有发病的风险。

随着预防措施的改变,CMV的发病率及发病时间也有所改变。在预防措施下,肺移植术后CMV感染出现得更晚。而没有经过预防的患者,典型的CMV症状将出现于术后第1个月至第4个月。CMV除了直接引发器官损伤外,还能引起一种免疫系统的改变,称为CMV感染的间接效应。CMV感染的间接效应能导致机会感染的增多,最常见的是,CMV与社区获得性呼吸道病毒(community acquired respiratory virus,CARV)共同作用,从而引发急慢性移植物功能障碍。

抗病毒药物的应用是肺移植后对于CMV感染的主要治疗方法,主要抗病毒药物有更昔洛韦、阿昔洛韦等。除了各类抗病毒药物外,免疫球蛋白输注也是可供选择的治疗方法。

(三)其他呼吸道病毒

CARV包括多种病毒,如小RNA病毒(鼻病毒和肠病毒),冠状病毒科(冠状病毒),副黏病毒科(呼吸道合胞病毒、副流感病毒、肺炎病毒),正粘病毒科(流行性感冒样病毒A、B),腺病毒科(腺病毒)等。肺移植术后患者的CARV发病率很高,出现明显的呼吸道症状者可达57%。

CARV感染的呼吸道症状表现不一,可以是无症状和轻度上呼吸道感染,也可引发重症肺炎。感染的严重程度也与感染的病毒类型有关,腺病毒感染移植肺可引发相当高的死亡率,而在CARV的基础上再继发细菌和真菌感染则是更为严重的并发症。

CARV感染移植肺受者术后急、慢性排斥反应发生率更高。

(四)曲霉菌感染

曲霉菌感染可以进一步分为支气管吻合口感染、支气管感染、侵袭性肺部感染或播散感染。肺移植术后曲霉菌感染的高峰集中在术后前3个月,75%的曲霉菌感染出现在支气管或者吻合口,而18%为肺实质侵袭性感染,7%为全身播散性感染。单肺移植受者发病较双肺移植受者晚。

最常见的曲霉菌是烟曲霉(91%),黄曲霉和黑曲霉感染的发生率各为2%,不同种类曲霉菌混合感染达5%。侵袭性曲霉菌感染的总体死亡率为52%,而肺侵袭性曲霉菌感染的死亡率为82%。

55%的肺移植术后患者气道内有曲霉菌定植。然而,侵袭性曲霉菌的感染诊断较为困难,缺乏有效的检测方式,肺移植术后曲霉菌感染的检测方法灵敏度较低,痰培养的阳性率为8%~34%,支气管肺泡灌洗液(bronchoalveolar lavage fluid,BALF)分离和培养的阳性率也仅为62%。

侵袭性肺曲霉菌感染患者的CT检查可表现为结节影和实变,但并非特异性表现。晕轮征是侵袭性曲霉菌性肺炎的特征性改变,但在肺移植患者中相对罕见。实验室诊断技术的进步为曲霉菌的诊断提供了新方法。半乳糖甘露聚糖是曲霉菌的细

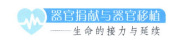

胞壁成分,并在其生长过程中释放。在肺移植患者血清中半乳糖甘露聚糖检测的阳性率较低(30%),目前对 BALF 中半乳糖甘露聚糖的分析似乎更有意义。通过酶免实验证实,BALF 中半乳糖甘露聚糖分析用于诊断侵袭性曲霉菌病的灵敏度为 60%,特异性为 98%。然而,抗真菌预防(假阴性)和三唑巴坦+哌拉西林抗感染治疗(假阳性)能影响检查结果的质量。

最后,常规纤维支气管镜检查对于侵袭性曲霉菌感染的诊断而言非常重要。气管、支气管和吻合口附近的曲霉菌感染可以通过气管镜看到病灶,并获取标本进行培养和组织学检查。

(五)肺动脉栓塞和梗死

肺血栓栓塞事件往往发生于移植后 4 个月内,据报道,发病率为 27%。由于肺移植术后受者处于高凝状态且需要长期卧床,若存在感染和急性排斥反应等并发症、供肺血栓未完全清除等因素,则更易发生肺栓塞。术后早期,长时间机械通气(超过 48 小时)也被认为是危险因素,推测机制可能是机械通气增加了移植肺的血流灌注,而动脉吻合口的创面为血栓好发部位。

CT 肺动脉造影可辅助诊断,为预防肺栓塞及肺梗死,肺移植术后受者应施用活血类药物及低分子肝素预防血栓形成。

五、远期并发症(>4 个月)

(一)分枝杆菌感染

典型或非典型结核分枝杆菌感染均相对罕见,通常出现的时间较晚,在术后 4 个月或以上。在这方面,原发或继发病例均有报道。影像学表现为多个小结节集群、结节性磨玻璃混浊或渗透、空洞、小叶间隔增厚、胸膜增厚、单侧或双侧胸腔积液及淋巴结肿大。

(二)慢性排斥反应

慢性排斥反应通常发生在肺移植后 6 个月左右,是肺移植术后晚期发病和死亡的主要原因。急性排斥、巨细胞病毒感染、HLA 错配等都是慢性排斥反应的诱发因素。闭塞性细支气管炎综合征(bronchiolitis obliterans syndrome,BOS)是慢性肺移植排斥反应的一种临床表现,其病理改变表现为,小气道上皮细胞损伤、上皮基底膜增厚、气道炎性细胞浸润、进行性纤维化和胶原组织沉积导致小气道闭塞。发生 BOS 时,由于小气道纤维化闭塞呈进行性不可逆的发展,故移植肺的功能逐渐丧失,出现胸闷、气急,呈进行性的、不可逆的阻塞性通气功能障碍,直接影响患者的生活质量和生存率。肺移植术后生存期超过 5 年的患者中,50%～60%会发生 BOS,因 BOS 而死亡的病例占肺移植术后长期生存患者总死亡率的 30%以上。

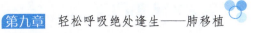

目前免疫抑制方案有吸入环孢素 A,口服他克莫司、阿奇霉素、他汀类药物等,可通过抑制炎症介质,调节免疫,改善肺功能,减轻 BOS,提高生活质量。

(三)隐源性机化性肺炎

隐源性机化性肺炎(cryptogenic organizing pneumonia,COP)在肺移植术后发生率为 10%～28%,其特点是小气道、肺泡腔内炎症,肉芽组织浸润。由于其临床表现、体征及实验室检查结果缺乏特异性,影像学诊断在其诊断中占据重要地位,其 CT 特征通常表现为,双肺多发斑片状实变影或磨玻璃密度影,伴有或不伴有支气管充气征,可沿支气管血管束周围分布。肺组织活检是诊断 COP 的金标准,除患者拒绝活检、临床存在禁忌证等特殊情况外,所有怀疑 COP 可能的患者都应争取早期获得病理诊断。COP 对大剂量糖皮质激素治疗敏感,且激素治疗是目前临床运用最多、疗效最受肯定的治疗方法。

(四)移植后淋巴组织增生症

淋巴组织增生症常见于移植术后第一年。它主要是淋巴细胞或浆细胞来源,且90%的患者同时伴有 EB 病毒血清阳性。移植术后 1 年,该病的发病率为 2.8%～6.1%。该病若发生在术后早期,则往往对抗病毒治疗和免疫抑制减量反应良好;若晚期病变,可胸腔外受累,往往需要化疗及放疗。

第五节　肺移植面临的问题与展望

随着肺保存技术、肺移植操作技术和免疫抑制剂的进步,肺移植治疗终末期肺病效果已被广泛认可。当前,制约肺移植发展的主要障碍是供肺短缺、受者死亡率高、术后早期原发性移植物失功、慢性排斥反应等,这也是国际上肺移植研究的焦点。

一、国外肺移植进展

(一)移植肺的基因表达及基因治疗

早期 PGD 与移植前及移植后的多种肺损伤有关,如脑死亡相关的肺损伤、缺血-再灌注损伤及免疫介导的肺损伤等。Keshavjee 等人认为,基因转染可以修复受损移植器官。加拿大多伦多总医院研究者对猪和小鼠供肺植入前转入腺病毒转染的IL-10基因,实验结果表明,IL-10 可明显减轻缺血-再灌注所造成的急性移植肺损伤的严重程度,甚至有可能改善 BOS。另有研究发现,器官获取过程中经支气管内转基因治疗较供肺获取后保存过程中的转基因治疗效果更佳,因此,可尝试经支气管内给

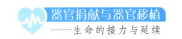

予转基因治疗,以减少 PGD 发生。

(二)体外膜肺氧合和 NovaLung 膜氧合装置的应用

供者紧缺一直是肺移植技术进步的一个瓶颈,也使得大量需要器官移植的患者失去生存机会。不过,体外膜肺氧合(ECMO)与 NovaLung 的相继问世与应用,在一定程度上为解决供者紧缺这一问题提供了助力。

ECMO 是将体内的静脉血引出体外,经过特殊材质人工心肺旁路氧合后注入患者动脉或静脉系统,起到部分心肺替代作用,维持人体脏器组织氧合血供。ECMO 的基本结构包括血管内插管、连接管、动力泵(人工心脏)、氧合器(人工肺)、供氧管、监测系统。ECMO 可作为人工心肺维持患者心肺功能,以赢得等待供肺的时间。

ECMO 可代替常规体外循环,能完全满足肺移植术中的体外转流需要,从而减少并发症,提高肺移植手术的成功率。ECMO 还能减少术后 PGD 的发生率,使术后 ICU 的管理更加安全。不仅如此,当发生 PGD 时,术后早期应用 ECMO 仍可以显著降低受者死亡率。

德国学者 Fischer 在 2003 年研制出了一种简易的体外膜氧合装置——NovaLung,并在欧洲开始应用。该技术操作简单,采用股动、静脉插管,体外接 NovaLung 膜氧合装置,其特点是血流阻抗小,管道流量大,仅依靠心脏输出泵血,无须采用体外人工血泵。它只需将体内部分血液引出体外氧合,氧合效率高,二氧化碳清除完全,一般 6 小时以内即可明显改善高碳酸血症。配合采用保护性肺通气策略可以达到较满意的效果,且基本上避免了 ECMO 技术的主要副作用。相信该技术广泛应用于临床后,可抢救更多的潜在肺移植受者。

(三)供者利用

为最大化利用供者,提高供肺利用率,目前在体外进行供肺评估的基础上,许多研究中心将边缘供肺作为供肺来源的重要补充。常温体外肺灌注(ex vivo lung perfusion,EVLP)的应用可将边缘性供肺进行评估和修复后达到移植标准。

(四)慢性排斥反应与 BOS

BOS 的病名最早由国际心肺移植协会提出并被广泛采用。这一名称直观地反映了肺移植术后慢性排斥反应的组织学特点:小气道以及瘢痕形成进而阻塞细支气管,可同时伴有血管内皮的增厚以及硬化。BOS 是肺移植后受者主要的晚期慢性并发症,该病是影响预后的主要原因,可导致受者移植后远期死亡。

慢性排斥反应是移植器官局部损伤、组织修复的一个过程。研究发现,Ⅴ型胶原既是抗原又可以作为免疫耐受原,术前给予一定剂量的 Ⅴ 型胶原可以减少慢性排斥反应的发生。相信不久的将来,Ⅴ 型胶原可以应用于临床,从而延长肺移植受者的存活时间。

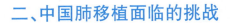

二、中国肺移植面临的挑战

进入21世纪以来,我国肺移植的推广及发展较为迅速,但仍面临着各种问题。

(一)手术技术渐趋成熟

目前,国内单肺、双肺、肺叶移植手术均已成功开展。南京医科大学附属无锡人民医院率先在国内开展了不横断胸骨双侧前胸小切口非体外循环下序贯式双肺移植。2009年2月,上海同济大学附属上海肺科医院完成国内首例亲体双侧肺叶移植手术。国内不同的移植中心在双肺移植中是否应用ECMO有所不同,上海同济大学附属上海胸科医院报道的均为体外循环或ECMO辅助下序贯式双肺移植,而南京医科大学附属无锡人民医院为大部分肺气肿患者进行非体外循环或ECMO下序贯式双肺移植。

(二)受者的选择还有许多困难

我国肺移植受者与国外一样也以肺气肿和肺纤维化患者为主。肺移植在我国尚处于起步阶段,另外,由于文化、观念及经济的差别,我国的患者不到万不得已不会选择肺移植手术治疗。与国外肺移植受者相比,我国目前接受肺移植的患者年龄大、基础条件差、高危因素多,很多患者进展至呼吸机依赖才要求肺移植。对于这样的高危患者,可通过谨慎选择受者、手术时机和积极的术前术后处理以提高移植效果。

(三)长期存活率有待提高

即使肺移植手术成功,有些受者也无法度过围手术期,主要问题在于,感染与排斥反应的鉴别困难以及肾功能保护不够,同时忽视了对PGD的治疗。提高肺移植受者术后存活率与外科医师、呼吸内科医师、麻醉科医师、ICU监护医师、物理治疗师和护士等团队配合及围手术期管理是分不开的。

边缘供肺与心脏死亡供者捐献肺脏的应用,常温体外肺灌注(EVLP)技术的临床应用,体外膜肺氧合应用于肺移植等成为近年肺移植技术发展的亮点。尽管如此,肺移植术后生存率仍低于其他实体器官移植。

三、肺移植发展展望

(一)肺移植供者和受者特征的变迁

越来越多的国家和地区开展肺移植,随着技术体系的不断成熟,欧美国家的肺移植数量在全球所占比例呈下降趋势。受到新型冠状病毒(COVID-19)疫情的影响,全球肺移植的数量和肺移植中心的工作流程都经历了巨大改变,也逐渐形成了适应疫情特殊环境下的工作模式。

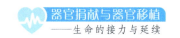

1.扩大供肺池

全球供肺平均利用率逐年上升,2022年为15%~20%,但仍低于心脏(30%)及肝肾(65%~70%)的利用率,而我国供肺利用率仅为6%,还有较大的提升空间。供肺的选择标准得到了重新定义。以往的理想标准很大程度上是基于临床经验的,其准确性并没有实验数据的支撑。近年来,许多边缘肺的合理利用进一步扩大了供肺池,如年龄超过60周岁、PO_2/FiO_2<300、痰微生物学指标阳性等情况不再成为绝对禁忌证,而应该在综合评估的基础上合理应用。其中,丙型肝炎病毒(hepatitis C virus,HCV)阳性供者为扩展供者库。

EVLP为临床评估供肺并进行修复提供了全新的平台,通过在体外建立灌注与通气条件,为供肺提供与体内相似的保护性环境,达到准确评估、有效保护和修复受损供肺的目的。目前,EVLP系统仍面临运行成本高昂、供肺维护时间存在瓶颈等问题,需要进一步研究解决。

2.受者特征变迁

受者的特征发生着显著的变迁,包括受者老龄化、吸烟人群比例降低、合并糖尿病的比例升高等。这些因素极大地推动了受者选择、治疗方案的不断改进,改变着医疗人员和患者对于肺移植的认知。

以往认为,高龄终末期肺疾病患者不宜列入肺移植等待名单,然而,随着人口老龄化和人们对疾病治疗要求的提高,这种观念受到了巨大的挑战。全球肺移植受者的中位年龄从50周岁增长到57周岁。

肺移植受者选择上的绝对禁忌证进一步减少,明显的胸壁或脊柱畸形、无法纠正的血液系统疾病以及体重指数(body mass index,BMI)≥$35.0kg/m^2$不再被列为绝对禁忌证,而仅被认为是死亡相关的危险因素。

此外,相关研究表明,对于特定类型的肺癌,如支气管肺泡细胞癌(bronchoalveolar cell carcinoma,BAC),肺移植后患者的生存率虽略低于其他移植患者,但相较于正常病程的BAC患者,肺移植仍延长了其生存年限。

(二)儿童肺移植受者适应证的变化

儿童肺移植的发展在东西方出现不同的发展趋势。1992—2018年,ISHLT收到的上报记录中,有超过半数的儿童肺移植受者诊断为囊性纤维化(cystic fibrosis,CF)。然而,CF患者肺移植数量在2013年以后逐渐下降,从而成了儿童肺移植中的少数适应证群体。

如今,CF患者有更多药物治疗的机会,待病情稳定进入成人期后,才可能需要移植治疗,对于肺移植的需求显著降低,也让更多宝贵的儿童供者捐献给其他等待的患儿。药物治疗是否可以成为肺移植以外的另一选择,或者仅能延缓对肺移植的需求,

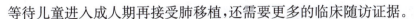

等待儿童进入成人期再接受肺移植,还需要更多的临床随访证据。

我国儿童肺移植的发展是从肺动脉高压患者的治疗起步的,积累了近10年的经验,加之我国学术界对于肺动脉高压人群的研究水平与欧美国家同处于快速发展的轨道,肺移植也应在此领域加强与国际同行的交流互通,进一步提升学术地位。

随着技术的进步,婴幼儿接受肺移植治疗的数量在增多,包括先天性心肺疾病、新生儿间质性肺疾病等。其他逐渐扩大的适应证人群包括肺高压、间质性肺疾病,如表面活性物质缺陷和肺血管畸形。

(三)COVID-19 相关 ARDS 的肺移植治疗

COVID-19 疫情对全球医疗系统造成了巨大的冲击。如何在新冠疫情蔓延的当下高质量地开展肺移植工作,如何做好供者评估和移植患者管理工作,值得移植同行们思考。一项 2020 年开展的对欧美主要肺移植中心疫情期间移植活动的调查显示,新冠疫情影响了大部分受访中心的移植工作,移植数量不同程度降低,一些中心暂停了移植工作以应对疫情发展。地域隔离、交通运输困难等因素显著影响了供肺获取的开展,等待移植的患者感染新冠病毒后引起的呼吸衰竭等因素的综合影响下,等待期间死亡率增加。在过去的两年间,最受关注的是对于 COVID-19 患者严重急性呼吸窘迫综合征(acute respiratory distress syndrome, ARDS)及不可逆肺纤维化的救治。

我国于 2020 年 2 月报道全球第一例 COVID-19 相关肺移植治疗之后,引发全球同行的关注和讨论,我国于 2020 年 2 月到 5 月,对 7 例 COVID-19 相关 ARDS 且伴有明显肺纤维化、病程超过 1 个月且无肺功能恢复表现的患者进行移植治疗,其中在武汉感染 COVID-19 导致肺纤维化的 2 例患者术前 ECMO 分别支持 62、73 天,经过肺移植手术后均顺利出院。新冠病毒感染早期引起的 ARDS 进展迅速,患者需要机械通气与 ECMO 支持的比例高于其他呼吸道病毒感染。即使新冠病毒核酸转阴后,病毒造成的肺纤维化仍会严重损伤患者的肺功能。肺移植作为终末期肺病的有效治疗手段,在疫情期间发挥了"最后一道防线"的作用。

随后,全球其他肺移植中心陆续开展了 COVID-19 相关呼吸衰竭患者的肺移植,此类患者已经占到同期移植总量的 7% 左右,其中,以双肺移植为主。尽管目前尚无肺移植治疗新冠病毒相关呼吸衰竭的详细指南和专家共识,但在受者选择方面已有一些探索得到的经验可供参考。高龄、需要 ECMO 支持、低体重指数、呼吸道深部拭子病毒核酸检测阳性等是进行肺移植的危险因素。

随着疫情的发展,部分肺移植中心报道了移植患者感染新冠病毒的情况,如何平衡术后免疫抑制和抗病毒治疗,免疫抑制状态患者能否安全接种新冠疫苗,如何进行病区管理和患者教育等问题亟须解决。我国在疫情暴发期间果断采取了防控措施,最大限度地避免了疫情扩散。得益于此,我国供肺获取和肺移植工作未受太大影响,也未出现大量患者因终末期新冠病毒感染而需要移植的情况。目前,全球主要流行的新冠病毒 Omicron 突变株对肺脏的损伤轻于 Delta 毒株,在普遍完成疫苗接种免疫的人群中出现重症的概率已明显降低,因新冠病毒感染而需要肺移植的患者也将减少。如何避免由疫情引起的移植工作的停滞,减少移植患者因疫情造成的直接和间接伤害将是接下来的工作要点。

(四)肺移植手术技术进展与新技术融合

肺移植手术技术的发展使更多受者从中获益。在手术切口方面,双侧前外侧切口的双肺移植术不仅缩短了切口长度,也减少了总体所需的手术时间,使第二侧供肺的缺血时间降低。肺叶移植术与劈裂式肺移植术改善了供受者胸腔容积不匹配的问题,使供肺利用率进一步提高。

近年来,ECMO 作为理想的生命支持方式在临床中得到广泛应用。ECMO 可在术前桥接、术中支持、术后管理中分别发挥作用。由于 ECMO 不需要全量肝素化,也不需要心脏停搏,所以已经基本取代了体外循环。ECMO 还可以在术中常规或预防性运用,以此控制再灌注,并对供肺提供保护性通气,减少缺血再灌注损伤。术后延长 ECMO 还可以减轻 PGD,减少由 ARDS 引起的肺部并发症。随着 ECMO 在等待肺移植的患者、COVID-19 感染患者中的大量应用,清醒状态下的支持伴随康复治疗甚至居家治疗,成为对该器械未来研发的要求。

同样经历此发展历程的还有心室辅助装置,其从 20 世纪 90 年代开始发展,时至今日已经成为除心脏移植以外另一终点治疗的选择。根据体外生命支持组织的数据分析可知,在过去 5 年间,超过 17000 例成人呼吸衰竭患者接受了体外生命支持系统(extracorporeal life support,ECLS)治疗,存活率为 61%,其中,12% 的患者的支持时间超过 6 周。因此,未来对于居家 ECLS 有需求的群体包括等待肺功能恢复的 ARDS 患者、等待肺移植的患者和不适宜进行移植的终末期肺疾病患者。

一些大学和研究机构研发了体外人工肺系统,美国密歇根大学研发了从肺动脉到左心房的人工肺,利用右心室作为氧合器的"泵"。Mobybox ECMO 设备通过气体驱动,不需要能源驱动就能运行,且在体外实验中没有明显的血栓形成。

2022 年初,美国移植同行开展的基因编辑猪心脏和肾脏移植,引发了全球的关注。异种器官移植研究和临床试验的历史,并不短于我们常规的人体器官移植,而与基因编辑技术的联合,在实体器官移植领域再次取得突破。目前,基因编辑技术发展迅速,这让人类基因进入动物体内的速度超过了我们对基因本身及其相互作用的了解。

基因编辑猪的肺脏也开始用于狒狒移植的临床前试验。由于肺脏面临复杂的免疫和微生物环境,肺血管内皮及其免疫微环境对外源移植物极为敏感,因此,和其他脏器的移植进展相比,异种肺移植的发展相对缓慢。据报道目前已建立的一些猪品系,还无法克服移植后炎症反应显著的问题。即使增加基因修饰的位点,也与心脏和肾脏异种移植的状况不同,并不能避免移植后血管的病理损伤。目前,在异种肺移植领域,还没有找到最优化的基因编辑位点方案和免疫移植治疗方案。凝血和免疫炎症相关的通路干预是获得受者和移植物长期存活的关键,这些问题在异种肺移植领域若能获得突破,则更有益于等待肺移植的患者。

肺移植在全球经历了半个世纪的发展,在我国也高速发展了 20 余年。我们曾经面临器官伦理的挑战和学术交流的困难时期,但我国肺移植和相关领域发展的脚步始终没有停滞,我们的同行在国际舞台积极发声。中国肺移植走向世界的目的不仅是展示实力和获得认可,更重要的是,作为器官移植这一改写患者命运领域的从业者,我们都在为全人类的福祉共同奋斗。

(陈静瑜　刘　峰)

习题

一、选择题

1. 肺移植受者的禁忌证不包括[单选题]　　　　　　　　　　　　　　( )

A. 合并恶性肿瘤　　　　　　　　　B. 脊柱畸形

C. 肺动脉高压　　　　　　　　　　D. 成瘾患者

2. 患者心脏占了更多的左前半胸腔,因而通过前路径暴露左肺门十分困难。对于这种情况,选择以下何种切口比较合适[单选题]　　　( )

A. 双侧前外侧切口　　　　　　　　B. 横断胸骨开胸

C. 左后外侧开胸　　　　　　　　　D. 腋前线保留肌肉开胸

3. 以下并发症中哪项不太可能是早期并发症[单选题]　　　　　　　( )

A. 缺血再灌注损伤　　　　　　　　B. 慢性排斥

C. 急性胸腔　　　　　　　　　　　D. 支气管狭窄

4. 以下说法正确的是[单选题]　　　　　　　　　　　　　　　　　( )

A. 肺移植术前需要准备 ECMO

B. 单肺移植都需要准备体外循环

C. 新冠病毒感染者不可以进行肺移植

D. 第一例肺移植开展于苏联

二、简答题

简述双肺移植和单肺移植的优缺点和适合的对象。

第十章　生命禁区的不断突破

——其他脏器移植

第一节　胰腺移植

胰腺(图 10-1)是人体的第二大腺,横跨在第 1、2 腰椎的前面,质地柔软,呈灰红色,可分为头、颈、体、尾四部分。胰腺由外分泌部和内分泌部组成。外分泌部的腺细胞分泌胰液,经各级导管流入胰管,并与胆总管共同开口于十二指肠。胰液中含有多种消化酶,包括消化蛋白质的胰蛋白酶和胰凝乳蛋白酶,消化碳水化合物的淀粉酶以及分解脂肪的脂肪酶。内分泌部是指散在外分泌部之间的细胞团——胰岛,其生理功能是将激素直接释放入血发挥作用。降低血糖的胰岛素和升高血糖的胰高血糖素

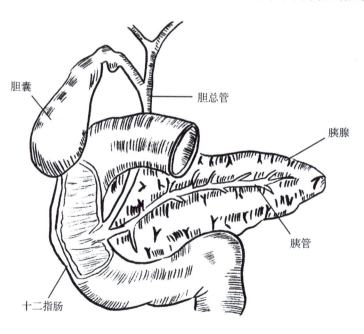

图 10-1　胰腺结构示意

均由胰岛分泌。保持适当的血糖水平对于包括大脑、肝脏和肾脏在内的关键性器官而言非常重要。

一、发展历程

威廉·凯利(Willian Kelly)和理查德·利拉海(Richard Lillehei)医生(图 10-2)于 1966 年在美国明尼苏达大学成功进行了第一例人体胰腺移植。胰腺移植发展初期,由于并发症较多以及效果不尽如人意,其发展不如其他实体脏器移植,如肝、肾移植等。然而在接下来的 30 年里,由于外科技术的提升和有效免疫抑制剂的引入,全球胰腺移植的数量逐年增加。截至 1996 年,全世界已进行了近 9000 例胰腺移植手术。在 20 世纪 90 年代和 21 世纪初的 10 年,免疫抑制疗法继续发展,他克莫司、霉酚酸酯及 T 细胞耗竭剂等药物的使用进一步降低了急性细胞排斥率,提高了移植物的存活率。这些进步联合外科技术和围手术期管理方案的进一步优化,使胰腺移植得到了更为广泛的应用,至 2017 年底,全世界已进行了 42000 多例胰腺移植手术。

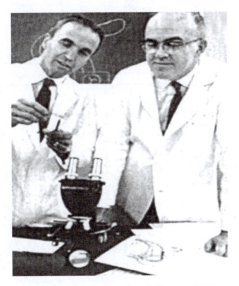

图 10-2　Lillehei(左)医生和 Kelly(右)

二、胰腺移植的适应证

目前,绝大部分的胰腺移植受者为 1 型糖尿病患者。1 型糖尿病患者具有基因缺陷,无法自主产生足够的胰岛素让细胞对多余的血糖进行储存,进而出现高血糖症状。2 型糖尿病(即后天出现胰岛素抵抗作用,其胰岛素分泌正常,但胰岛素受体无法正常工作,细胞无法响应胰岛素而储存多余血糖,从而出现高血糖)患者出现严重并发症或无法用药物控制血糖时,也可进行胰腺移植。

不幸的是,并不是上述所有糖尿病患者都适合进行胰腺移植。这是因为手术会给身体带来很大的创伤,潜在的风险可能会大于手术带来的好处。胰腺移植的禁忌证主要包括:有严重的心脏疾病;有无法被治愈的癌症;有严重的心理健康或行为状况上的问题;健康状况不佳,不太可能承受手术和随之而来的治疗压力;过度肥胖;酗酒或滥用药物。此外,胰腺移植很少在老年人中进行,因为他们经常有其他健康问题,导致移植风险太高。

因此,确定一位患者是否适合胰腺移植需要全面的检查评估,主要包括血压和心率的检查、身高和体重的评估、尿液和血液的检测、胸部 X 射线检查、血管的超声波扫描(双面扫描)、心脏的超声波扫描(超声心动图)等。

三、胰腺移植的手术方式

胰腺移植和肾移植关系密切,根据是否联合肾移植可将胰腺移植分为胰肾联合移植(simultaneous pancreas-kidney transplantation,SPK)、肾移植后胰腺移植(pancreas after kidney transplantation,PAK)和单纯胰腺移植(pancreas transplantation alone,PTA)。移植方式的选择见图 10-3。

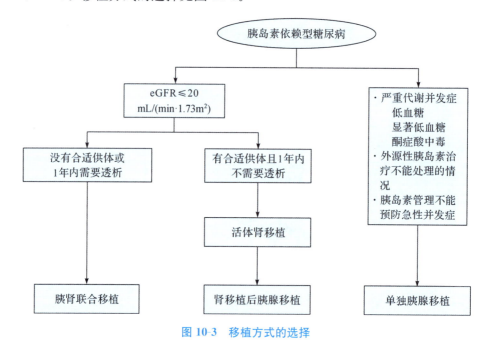

图 10-3　移植方式的选择

(一)胰肾联合移植

胰肾联合移植是最常见的胰腺移植类型,当估算肾小球滤过率(estimated glomerular filtration rate,eGFR)低于 $20\text{mL/(min} \cdot 1.73\text{m}^2)$ 时开展。通常情况下,这两个器官来自同一位捐赠者。在所有的胰腺移植方式中,胰肾联合移植的 1 年存活率最高。此外,对 1 型糖尿病合并终末期肾病的患者来说,胰肾联合移植是一种很

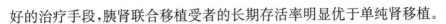

好的治疗手段,胰肾联合移植受者的长期存活率明显优于单纯肾移植。

(二)肾移植后胰腺移植

对于糖尿病和肾功能衰竭患者而言,这种方法的相对优势是最大限度地减少与透析治疗相关的并发症。据报道,1 型糖尿病患者在开始透析后前五年内的死亡率超过 33%。由于技术原因,肾移植后胰腺移植的移植物存活率一直较低,而如今随着技术水平的提高,其疗效已不再落后于 SPK,是否使用该方法通常需要考量是否有合适的活肾捐赠者以及预计等待胰肾联合移植的时间等因素。

(三)单纯胰腺移植

单纯胰腺移植适用于低血糖频发但肾功能仍正常的患者。与胰肾联合移植相比,其缺点是急性细胞排斥反应以及对受者固有肾功能的潜在有害影响。尽管如此,其受者的存活率较等待移植的糖尿病患者还是有显著提升,无肾脏疾病的糖尿病患者在接受单纯胰腺移植治疗后,生存时间也可延长 42%。

胰腺移植是在全身麻醉的情况下进行的。手术医生会从剑突下到肚脐下方作一个切口。移植物通常置于腹部右侧,与将血液输送到腿部的血管相连。供者小肠的一小部分会连接至受者的小肠或膀胱上,用于引流供者胰腺排出的消化液。如要进行胰腺和肾脏的联合移植,肾脏会被放在胃的左侧。旧的胰腺会继续产生消化液,所以不会被切除,而捐赠的胰腺会产生胰岛素。胰腺移植手术需要 4～5 个小时才能完成,如果联合肾移植,则需要 6～8 个小时。移植后,新胰腺会马上开始产生胰岛素。

四、胰腺移植后的一些事项

(一)胰腺移植疗效

接受胰腺移植的患者预后通常是乐观的。大多数人在胰腺移植后能生存很多年,甚至几十年。研究表明,每个度过围手术期的受者都至少能生存 1 年,约 90% 的人至少能生存 5 年。对于同时接受胰腺和肾移植的人来说,大约 90% 的供者胰腺在 1 年后仍能正常发挥生理功能,5 年后这一比例也有 80%。对于接受胰腺单独移植的人来说,大约 90% 的胰腺在 1 年后仍能正常发挥生理功能,5 年后这一数据也依旧有 50%。

如果胰腺在移植后无法正常运作,那么患者可重新进入等待名单进行下一次的移植。

(二)移植后受者管理

在胰腺移植手术醒来后,患者首先会在重症监护病房接受治疗,在 12～24 小时后转移到普通移植病房。住院期间,患者需要被安装上各种医疗设备。这些设备包括通过手持设备控制的止痛药输注机器、提供氧气的面罩、通过静脉提供营养的管道、通过鼻子进入胃的胃管、将术区渗出液从手术部位排出的引流管、排出尿液的导尿管等。如果联合了肾移植,可能还需要临时透析。在胰腺移植后,需要定期监测病情进展。刚开始时,需要频繁监测,之后只需要每隔几个月进行一次。

接受胰腺移植后,需要终身服用免疫抑制剂。如果没有这些药物,身体可能会识别出新胰腺是外来组织,并对其进行攻击,即所谓的免疫排斥。免疫抑制剂能大幅度减少排斥反应的发生,但也可能会产生一系列副作用,如增加感染的风险。虽然发生副作用的可能性很大,但在没有医生建议的情况下,不应该擅自停用免疫抑制剂。

胰腺移植后,胰腺的大部分正常活动能力都可以在或长或短的时间内恢复。患者需要在3周左右拆掉缝线,并休息几个月。糖尿病患者将不再需要注射胰岛素,只要自我感觉良好,患者通常可以从第6周开始进行温和的锻炼。但是至少在短期内,不推荐剧烈的活动,因为剧烈运动可能会损害新胰腺。

(三)移植后可能的并发症

1.免疫排斥

胰腺移植最常见的并发症之一,是对供者胰腺的排斥反应,也就是免疫系统识别移植的胰腺为异物并攻击它。排斥反应通常发生在移植后的几天、几周或几个月,但有时也会在几年后发生。免疫抑制剂可以降低这种情况发生的风险。免疫排斥症状包括胃部的疼痛和肿胀、体温升高、恶心、发冷和疼痛、极度疲倦、脚踝发冷和呼吸急促等。通常可以通过增加免疫抑制药物剂量的方法来治疗排斥反应。

2.免疫抑制剂的副作用

免疫抑制剂会削弱患者的免疫系统,因此会使患者更容易发生感染。为避免出现感染,最好做到以下几点:立即向医生报告任何可能的感染症状,需要注意的情况包括高烧、肌肉疼痛、腹泻或头痛;避免与任何已经感染的人密切接触,比如水痘;如有需要可以在移植后的前几周或几个月内服用抗真菌药物或抗病毒药物。

3.血栓

血栓有时会在供应新胰腺的血管中形成,从而使胰腺无法正常工作。这种情况发生的风险在手术后的最初几天最高,因此,患者需要在医院接受严密的监测,并使用血液稀释药,以减少血栓形成的机会。如果血栓已经形成,那么通常需要再做一次手术将其取出。此外,其他部位也会形成血栓,比如腿部和肺,而服用血液稀释药有助于防止这类情况的发生。

4.胰腺炎

胰腺炎在手术后的最初几天很常见。这可能是由于供者胰腺经过冰冻保存后性状有所改变。其症状包括胃部隐隐作痛、感到恶心和呕吐等。胰腺炎一般几天内就会痊愈,但有时可能需要在术区放置引流管,以排出供者胰腺渗出的液体。

五、胰腺移植相关的技术创新

(一)胰岛移植

一小部分 1 型糖尿病受者的移植方法可能略有不同,只将产生胰岛素的细胞(胰岛细胞)从供者胰腺移植到肝脏。这种移植称为胰岛移植,通常是在局部麻醉下进行的。术者先将一根较细的导管插入为肝脏供血的静脉,然后将供者胰岛细胞注入其中(图 10-4)。如果手术成功,则供者胰岛细胞将开始产生胰岛素。这可以帮助治疗那些会无征兆发作严重低血糖的患者。术后仍需进行胰岛素治疗,但低血糖发作更容易得到控制。胰岛移植也像传统的胰腺移植一样,需要服药来抑制免疫排斥反应。

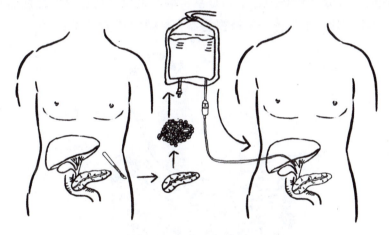

图 10-4　胰岛移植

在过去的 40 年里,人们一直认为胰岛移植是一种侵入性较小的方法,可以使 1 型糖尿病患者保持正常的血糖水平。2000 年,一项报告描述了 7 名患者成功进行胰岛移植的案例,这提高了人们对这种疗法的热情,在全世界设立了许多新的胰岛移植计划。据胰岛移植注册中心报告,1999—2012 年,共有 864 名受者接受了胰岛移植,这显示了胰岛移植的初步成功。尽管许多胰岛移植受者还是未能停用胰岛素,但他们的血糖已经接近正常水平。胰岛移植创伤小,且受者胰岛素分泌基本能恢复正常。

(二)人工胰腺

随着技术的进步,开发一个闭环系统来模拟胰腺 β 细胞的反馈和葡萄糖响应已经成为可行的临床选择。这一系统由皮下血糖传感器和胰岛素泵组成,该传感器将血糖测量数据传输到外部穿戴的胰岛素泵。当机体需要时,系统将胰岛素通过连接在泵上的输液贴片输送到皮下。当血糖水平变得异常时,该系统可以发出提醒。许多评估此类闭环系统安全性和有效性的临床试验正在进行中,这些设备可以加强血糖控制,同时减轻糖尿病患者的自我护理负担。然而,使用这类设备需要患者具备一定的认知水平。此外,由于这些系统依赖机械部件、无线技术和复杂的计算机算法,它们很容易因血糖测量不准确、泵故障、导管堵塞,甚至因网络问题而导致治疗中断。

第二节　小肠移植

　　小肠盘曲于腹腔内,是消化道中最长、最重要的一段,上端起于胃幽门口,下端止于回盲瓣,是人体吸收营养物质的主要器官,全长 4～6m,按位置与形态,分为十二指肠、空肠和回肠三部分(图 10-5)。小肠是富含淋巴组织的高度免疫源性器官,肠腔内含有大量微生物,因此,小肠曾一度被视为器官移植的禁忌器官。

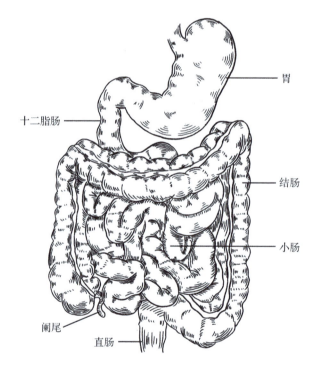

图 10-5　小肠结构

一、国内外小肠移植的发展历程

　　1959 年,美国明尼苏达州外科医生理查德·利拉海(Richard Lillehei)完成了首例犬自体小肠移植手术,并于 1967 年开展人体小肠移植手术,开创了小肠移植的先河。但世界第一例人体小肠移植是由美国拉尔夫·德特林(Ralph Deterling)医生于1964 年开展的。不过,这些早期小肠移植的开创性研究由于缺乏强有力的免疫抑制剂,所以无法克服严重的急性排斥反应,最后都以失败告终。同时,随着 20 世纪 70 年代全胃肠外营养(total parenteral nutrition,TPN)开始应用于临床,小肠移植的探索停顿了大约 15 年。20 世纪 80 年代环孢素,尤其是 90 年代他克莫司应用于小肠移植领域,开启了小肠移植的新篇章,成功的小肠移植临床病例不断涌现。1988 年,德国 Deltz 等人进行了首例成功的人体单独小肠移植;1988 年,加拿大 Grant 等人首次成功地完成临床肝小肠联合移植;1989 年,美国 Starzl 等人首次成功地完成人体腹腔多器官簇移植。

我国小肠移植起步较国际上略晚,南京军区南京总医院(现更名为中国人民解放军东部战区总医院)于 1994 年完成国内首例成人单独小肠移植,开创了我国小肠移植的新纪元。随着小肠移植外科技术的发展,小肠移植已成为种类繁多、技术复杂的一大类临床技术。

二、小肠移植分类

为避免命名混乱,全球小肠移植登记中心(Intestinal Transplant Registry,ITR)将小肠移植的分类进行了明确定义。

1. 单独小肠移植(isolated intestine transplantation)

移植物中必须包含小肠,但不含肝脏和胃。单独小肠移植适用于成人,移植物为空肠和回肠,可包括或不包括结肠。

2. 肝小肠联合移植(combined liver and intestine transplant)

移植物中包含小肠和肝脏,但不含胃。肝小肠联合移植适用于合并肝功能衰竭的小肠功能衰竭患者,主要在儿童患者中施行。其主要有两种移植方式:整体移植和分体移植。整体移植是指肝、小肠部分或整个胰腺的移植,其优点是可以防止肝门部扭转并满足胆道重建的需要。分体移植是指肝、肠作为两个独立的器官可同时或先后植入。

3. 改良腹腔多器官簇移植(modified multivisceral transplant)

移植物中包含小肠和胃,但不含肝脏。

4. 腹腔多器官簇移植(multivisceral transplant)

移植物中包含小肠、胃和肝脏。腹腔多器官簇移植对于肠外营养导致的致命肝功能衰竭合并胆汁淤积和门静脉高压的患者是首选的治疗方法。此外,它还适用于慢性假性肠梗阻、多发瘘导致的严重腹腔粘连、局部侵犯的恶性肿瘤(如家族型腺瘤性息肉病)等疾病。

小肠移植依据供者小肠的来源分为两类:尸体来源单独小肠移植,即通常意义上的"小肠移植";活体来源的节段性小肠移植,即活体小肠移植(living-related small

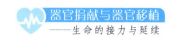

bowel transplantation),通常以亲属活体供者所提供的节段性小肠作为移植物。

三、小肠移植适应证

(1)短肠综合征:肠闭锁、坏死性小肠结肠炎、腹壁裂、肠扭转、小肠闭锁、外伤和缺血导致的小肠梗死等。对于 TPN 耐受良好的短肠综合征患者,TPN 治疗效果优于小肠移植,而对于无法耐受肠外营养或出现 TPN 相关并发症的患者,推荐行小肠移植术。

(2)肠运动功能障碍:肠梗阻、先天性巨结肠和小肠肌细胞及神经细胞病变等。

(3)肠细胞功能障碍:家族性微绒毛萎缩、肠上皮发育不良和自身免疫性肠病等。

(4)肠道肿瘤:家族性息肉病和系膜根部肿瘤或癌等。

四、小肠移植禁忌证

(一)绝对禁忌证

(1)严重的神经系统疾病。

(2)严重的心、肺功能障碍。

(3)严重的腹腔感染或全身脓毒症。

(4)先天性或获得性免疫缺陷病。

(5)侵袭性恶性肿瘤。

(6)伴有多系统的自身免疫性疾病。

(7)静脉通道丧失,无法保证移植术后 6 个月静脉通道通畅。

(二)相对禁忌证

(1)已无法建立静脉通道。

(2)患者年龄大于 65 周岁。

(3)癌前病变或过去 5 年内有癌症病史。

(4)极度营养不良。

(5)酗酒、药瘾,经治疗不足 6 个月或治疗 6 个月以上不缓解。

(6)缺少家庭支持(术后依从性差)。

五、术前受者评价和术中注意事项

受者的术前评价包括判断手术适应证、排除手术禁忌证和对手术风险的评估等。对于肝功能异常的患者,术前肝活检有助于了解肝脏损害的程度以便判断是否有肝脏和小肠联合移植的必要性。另外,凝血因子和抗凝因子的检测有助于决定术后是否需要预防性的抗凝治疗。对于中心静脉通路丧失的患者,静脉磁共振成像检查能够帮助确定手术时血管吻合部位。

六、常见术后并发症

移植小肠具有与其他实体移植器官显著不同的免疫学和解剖生理学特点,包括:

(1)移植小肠具有极其丰富的免疫组织,即移植小肠的肠系膜淋巴结、Peyer's淋巴结和黏膜固有层内含有大量的固有淋巴组织。

(2)肠腔内含有大量的微生物。

(3)肠上皮细胞高度表达人类白细胞抗原(human leukocyte antigen,HLA)Ⅰ和Ⅱ类移植抗原。

这些因素导致移植小肠可能发生显著的急性排斥反应、慢性排斥反应、移植物抗宿主病(graft-versus-host disease,GVHD)、感染和移植后淋巴组织增生性疾病(post-transplant lymphoproliferative disease,PTLD)等诸多独特且严重的并发症,其中以急性排斥反应和感染尤为棘手。

七、小肠移植的生存预后

肠衰竭会造成患者严重的心理障碍,降低患者的生活质量,增加患者对麻醉药品的依赖性,使患者需要长时间依赖胃肠外营养。胃肠外营养是一项专业的、复杂的操作,对患者及其家庭提出了很高的要求,如严格的培训、严密的监测以及专业的护理,且增加了家庭的经济负担和对家属的依赖性。而小肠移植后患者的生活质量显著提高,如焦虑、睡眠、认知情感、压力、消化功能、冲动行为的控制、麻醉药品的依赖性和社交能力等方面的问题都得到了改善。

影响小肠移植患者和移植物存活率的因素主要包括以下三点:

(1)建立了以抗淋巴细胞抗体为基础的免疫诱导治疗并联合他克莫司的维持治疗。

(2)终末期肝病模型/儿童终末期肝病(MELD/PELD)评分系统的改进。

(3)术者手术经验的丰富,供者质量的提高,护理水平的提高和移植肠检测水平的提高。

第三节　子宫和卵巢移植

宫,是古人心目中最尊贵的场所,是神仙、帝王居住之地。子宫作为生命孕育之处,被称为人体中的"宫",这体现了子宫在生命延续中的重要性。明代医学家张景岳的著作《类经》中写道:"女子之胞,子宫是也。"

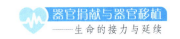
然而,有些女性会遭遇子宫先天性发育不良,有些因为不可抗力而失去子宫,她们最终都丧失了受孕的能力,被剥夺了做母亲的权利。这种情况被称为绝对性子宫性不孕症(absolute uterine factor infertility,AUFI),在女性不孕症中占 3%~5%。这种不孕症名称前面冠以"绝对性",说明想做母亲的希望渺茫。既然是自然状态下绝对不孕,如果想要获得后代,理论上只能通过领养或代孕了。领养相对简单,可操作性强,只要符合法律规定,基本可以实现,但孩子在遗传学上与母亲没有直接关系。而关于代孕,包括中国在内的许多国家是禁止的。即使这两种替代方法可行,依然让 AUFI 患者丧失了孕育后代过程中的主角身份,丧失了妊娠和分娩的"痛并快乐着"的母性体验,加上文化、宗教等方面的影响,不少患者还是渴望接受有成熟技术支撑的子宫移植来解决不孕的问题。

完成全球首例人体子宫移植术并成功活产的瑞典医生马茨·布兰斯特罗姆(Mats Brännström)认为,与代孕相比,子宫移植具有独特的优势:失而复得做母亲的权利,患者能亲历怀孕的整个过程,感受胎儿在体内慢慢长大的欢愉,同时规避了代孕容易导致的问题,如社会和法律层面对遗传学父母和生物学父母的争议,或者孩子在心理成长方面的负面影响。随着技术的成熟和完善,受孕的安全性不断提高,AUFI 患者对子宫移植的认可度和临床需求也越来越高。这是一个良性循环,需求的提高也会促使子宫移植研究的深入。

一、国内外人体子宫移植的发展历程

在人体子宫移植手术顺利实施之前,科学家在实验动物身上的探索从未停止,包括大鼠、小鼠、兔、猪、羊等。动物子宫移植这一操作的可行性得到证实后,才逐渐有了人体子宫移植的报道。

有文献报道的世界首例人体子宫移植手术,于 2000 年在沙特阿拉伯完成。一名因产后大出血被迫切除子宫的年轻女性,因为仍有生育需求,接受了另一名中年妇女提供的子宫,完成了移植。手术主要的难点在于供者子宫的血管不够长,术中只能采用受者的大隐静脉做桥接,才完成了子宫血管和髂外血管的吻合。非常遗憾的是,术后 3 个月,移植子宫还是出现了坏死,推测原因是子宫供血血管形成血栓,患者最终不得不切除移植子宫。人体子宫移植首秀以失败告终。

然而,医学家们的努力仍在继续。子宫移植第一次成功并如愿获得活产婴儿的病例报告来自瑞典的医疗团队。从 2013 年开始,他们主要将 MRKH(Mayer-Rokitansky-Küster-Hauser)综合征患者作为受者,全部使用来自活体供者的子宫,共完成了 9 例移植。MRKH 综合征属于生殖道畸形症候群,患者的子宫、宫颈和上三分之二阴道先天性发育不良。由于受者的输卵管和供者子宫不相连,即使移植成功,依然无法正常受孕。因此,移植前还需要通过试管婴儿技术,冻存足够数量的胚胎,

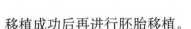

移植成功后再进行胚胎移植。

根据病例资料,移植子宫供者多为受者母亲,且大多已绝经。由于子宫血管和后方毗邻的输尿管解剖复杂,供者的手术时间均大于 10 小时,远远超过预期,但手术结果总体良好。相对而言,受者的手术难度更低,基本在 4～6 小时内完成。手术内容主要包括子宫血管和髂外血管端侧吻合、阴道的缝合重建和保证子宫正常位置的韧带修复。

虽然手术复杂但仍有可观的成功率。术后 1 个月内,2 例患者因并发血管栓塞和宫腔感染而被迫切除移植子宫。但另 7 例患者的移植子宫,即便不少是绝经期的子宫,但在抗排异治疗的保驾之下,术后 1～2 个月内也出现了规律的月经周期,这样良好的状态,如果能维持 1 年左右,就可以进行胚胎移植。

后续的过程绝对可以用"老蚌生珠"来形容。子宫移植成功的患者,通过胚胎移植,经历了妊娠期的一系列并发症后,最终如愿以偿娩下了健康的婴儿,完成了"亲自做母亲"的夙愿。这一组成功案例显示了子宫移植作为有效的治疗手段,其确实能为 AUFI 患者解决不孕问题,成为现实版的"送子观音",且具有良好的临床发展前景。

中国子宫移植手术的先行者是第四军医大学附属西京医院的陈必良教授。2015 年 11 月 20 日,陈必良教授在 DaVinci 机器人的辅助下成功切取母亲子宫作为移植物,为 1 例 22 周岁患有先天性无子宫无阴道的女性成功实施子宫移植手术。术后 40 天,患者首次月经来潮,术后 2 年 7 个月通过辅助生殖技术成功妊娠,最终以剖宫产方式顺利分娩。2017 年,西京医院又顺利完成了全国第 2 例子宫移植,新移植子宫成活良好。

截至 2021 年底,世界范围内共报道来自子宫移植术的活产婴儿达 31 位。

二、子宫移植术中的几个关键问题

(一)子宫移植术的适用人群

1. 先天性因素

先天性子宫发育异常是生殖器官畸形中最常见的一种,是胚胎期副中肾管受某种因素影响,在不同演变阶段发育异常而导致的子宫和阴道畸形,如纵隔子宫、双角子宫等。这些先天子宫畸形患者中约有 20% 属于 AUFI。

MRKH 综合征就是常见的子宫发育异常,全球每 4500 个新生女婴中就有 1 例发生,是人类子宫移植手术最主要的适应证。目前,该病的发病机制尚未明确,患者的染色体核型和第二性征发育均正常,但子宫先天缺失,而且中上段阴道发育畸形,所以无法正常受孕。大多数患者直到 15～21 周岁,因为持续性闭经,才会主动就医并获得确诊。

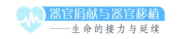
2. 后天性因素

某些医源性因素比如反复刮宫,严重损坏子宫内膜,引起宫腔粘连(如 Asherman 综合征),导致子宫丧失正常生理功能,造成胚胎反复种植失败,或者复发性流产等不良妊娠结局;此外,妇科恶性肿瘤、产后大出血或腹部创伤性因素等,大多需要全子宫切除,才能挽救生命,但这同时也剥夺了患者做母亲的权利。

对于这些传统技术手段无法解决的不孕患者,子宫移植技术提供了新希望。

(二)子宫移植的关键技术——吻合血管的选择

器官移植手术能否成功,血管吻合方案是否符合操作简便、再通高效的原则至关重要。子宫位于盆腔深处,与周围器官关系密切;子宫动、静脉血管纤细、迂曲,这些都为子宫移植的操作带来巨大困难。

子宫动、静脉和卵巢静脉是子宫移植手术过程中切除供者子宫的候选血管蒂。子宫动脉的血管蒂比较短,有时需要同时切除髂内动脉以获得足够长度的血管蒂,而髂内动脉结扎时未保护好侧支循环可能会导致供者跛行、膀胱括约肌功能障碍等并发症,因此,需要尽可能保留一侧髂内动脉。

开展全球首例人体子宫移植术的是沙特阿拉伯的医学团队,他们选取供者的子宫静脉作为移植子宫的静脉血管,这最符合子宫的正常血流供应。但子宫静脉伴随子宫动脉走行于主韧带内,其管壁薄、管径小、分支多,并且在主韧带内与输尿管关系密切,因此,子宫静脉的分离复杂、费时。瑞典的医学团队在子宫移植方面已有很多成功的经验,他们同时选择子宫静脉、子宫深静脉 2 支血管作为移植子宫静脉血管支。但子宫深静脉位于子宫骶主韧带深部,分离耗时;女性盆底血管丛丰富,止血困难,不当的手术操作可能导致难以控制的大出血。

2015 年,在猩猩模型中利用吲哚菁绿荧光成像技术的研究发现:子宫动脉灌注血液主要回流入卵巢子宫静脉,而非子宫静脉,卵巢子宫静脉走行于卵巢悬韧带内,还具有血管蒂长、管径粗、易分离等优点。因此,我国的移植团队选择卵巢子宫静脉作为移植子宫静脉支,获得了成功。然而,这一方法往往需要切除卵巢,如果捐赠者是绝经前女性,则会导致永久性卵巢缺失,需用激素来维持正常生理功能。因此,子宫移植时应慎重考虑所选取的静脉。

(三)免疫抑制药物对妊娠的影响

子宫移植的目的是孕育婴儿,但维系子宫存活必须有抗排异治疗的支持。所以在实施子宫移植前,必须充分评估妊娠后免疫抑制药物对母体和胎儿的不良影响。有数据表明:即使接受过肝移植、肾移植的患者,最终选择自然妊娠的,大约 3/4 可以顺利分娩健康胎儿。而器官移植后妊娠的胎儿总畸形率仅为 3%,与正常妇女妊娠畸形率类似。

子宫移植后,经典的免疫抑制药物主要还是环孢素 A、硫唑嘌呤和泼尼松,通过定期监测,动态评估移植子宫的功能和产妇健康,以及胎儿生长情况。虽然免疫抑制剂可能会引起流产、早产、胎儿发育不良、子痫等围产期并发症,但目前的统计数据显示,大多数患者在子宫移植成功后妊娠结果是满意的。相对于需要终生维持正常生理功能的心、肝、肺、肾等大脏器而言,子宫移植成功后,只需要实现妊娠和分娩这些相对短时间的生理功能即可,这也大大降低了因长期使用免疫抑制剂所产生的并发症风险和费用。

随着大器官移植技术的逐渐成熟,人类对免疫抑制药物研究的不断深入,以及人类辅助生殖技术的快速发展,人体子宫移植技术得以开展并获得成功,这攻克了人类辅助生殖领域子宫性不孕的治疗难题。子宫移植技术不仅给子宫性不孕女性带来了福音,同时也给予了其生理和心理上的满足。

目前,子宫移植技术总体上处于探索研究阶段,还存在很多临床推广应用的短板:缺乏严格的移植纳入、排除标准;手术难度高、风险大,高效、成熟的手术方式尚未建立;缺少灵敏的免疫排斥监测策略和有力的免疫调控方案;子宫移植后妊娠子代的安全性尚不明确;伦理争议尚未完全平息。

三、卵巢移植的发展历史

卵巢是女性极其重要的生殖器官。

女性卵巢功能容易受损。且不说卵巢先天性缺如或发育异常甚至功能早衰,如果卵巢因病变被迫切除,或者因各种恶性肿瘤需要接受放化疗,也会导致卵巢功能丧失,出现一系列内分泌失调的临床表现。

传统的治疗方法只有用激素替代(hormone replacement therapy,HRT),使用外源性雌、孕激素来替代卵巢功能。但在这种治疗之下,激素在体内的浓度不可精确调控,会极大地增加子宫内膜病变甚至癌变的概率,如果患者同时伴有乳腺恶性肿瘤、血栓性疾病、系统性红斑狼疮等疾病时,HRT 的使用就会受到更大限制。

为了探索原发性闭经的治疗方法,早在 19 世纪末,美国医生 Robert T. Morris 首次完成了人自体与同种异体部分卵巢组织的移植,短期内取得了良好的治疗效果。但在缺乏免疫抑制剂的年代,异体卵巢移植容易出现严重的排斥反应;以及由于缺乏显微外科技术的支持,自体卵巢移植后血供得不到保证,长期存活率低,移植效果并未达到理想的预期。因此,这一优秀的理念和技术被搁置了近一个世纪,仅仅局限于在动物实验中使用。

得益于器官保存、显微外科及移植手术等技术的飞速发展,从 1990 年开始,医学界成功开展了自体冷冻卵巢移植和同种异体卵巢移植,可以同时有效地恢复女性生殖功能和内分泌功能,卵巢移植展现出了极大的临床应用潜力。

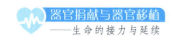

四、卵巢移植的主要类型和特点

(一)根据供受者分类

1. 自体移植

未婚未育的年轻女性,如果不幸患有必须限期治疗的癌症,往往无法在短期内接受卵母细胞或胚胎冻存的辅助生殖技术。这种技术虽然可以保留患者的生育能力,但是由于刺激取卵通常需要 2～3 周或更长的时间,癌症患者通常不愿等或者不能等。

冷冻保存卵巢组织并在将来根据肿瘤治疗后的情况,酌情择期移植,可以比较完美地解决这个矛盾,更重要的是,卵巢移植成功后能同时恢复女性的内分泌功能。目前,卵巢组织自体移植的主要目标是帮助那些因为接受放化疗而丧失正常卵巢功能的妇女恢复生育能力和女性内分泌功能。

自体移植不会发生排斥反应,不需要抗排异治疗,避免了相关的药物毒性影响,手术操作简单,并发症相对较少,能恢复女性的正常月经,有效维持女性的正常激素水平,保障正常的生育能力,迄今已经取得了快速的发展。

目前有大量的临床循证依据显示,冻存卵巢组织择期移植是保留恶性肿瘤女性患者生育能力的明智选择。根据自体移植的部位可分为:①异位移植:主要是带蒂卵巢组织移植和卵巢组织切片植入,可置于血供丰富的皮下组织中。②原位移植:将卵巢移植到原有卵巢皮质或者卵巢所在的腹膜后。自体原位移植在世界范围内已广泛开展,我国也有成功案例的报道。

2. 同种异体移植

同种异体移植面临的最大难题是排斥反应,其次是供者来源的问题。在人卵巢组织的异体移植中,目前抗排异治疗引发的药物毒性和不良反应,以及供者卵巢组织的来源受限,使得卵巢组织的异体移植在临床实践中举步维艰。

国外学者将同种异体的卵巢移植研究方向聚焦于同卵双胞胎姐妹间及具有血缘关系的亲属之间。2009 年,美国科学家对 10 对双胞胎姐妹进行分组,一方患有卵巢功能早衰,一方健康,两两配对进行了新鲜卵巢组织移植及整体卵巢移植,结果有 7 例健康婴儿出生。其中,一例带血管蒂吻合的整体卵巢移植患者,术后卵巢功能恢复最好,在移植后 2 年成功妊娠并分娩一婴儿。

3. 异种移植

异种移植存在强烈而迅猛的超急性免疫排斥反应。然而,有研究将人类冻融卵巢组织移植到免疫缺陷小鼠,发现卵泡能存活并进一步发育,小鼠能出现相应的生理过程。目前,卵巢的异种移植主要用于制作动物实验模型。

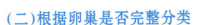

(二)根据卵巢是否完整分类

1. 卵巢皮质组织移植

仅移植部分的卵巢皮质。研究表明，卵巢皮质组织移植形成新血管期间的局部缺血可持续 3~7 天，在此期间，有 50% 或更多的原始卵泡和几乎所有生长中的卵泡都会消失。这就限制了冻融卵巢组织片段的临床应用。

2. 整体卵巢移植

移植完整的卵巢。研究显示，接受整体卵巢移植的女性在移植后可以成功妊娠，并能足月分娩。2014 年，Campbell 团队的研究表明，采用低温冷藏及移植术后优化抗凝机制技术，整个卵巢冷冻后再自体移植的成年绵羊全部恢复了卵巢功能。其中，冷冻保护剂灌注时间及灌注速率对卵巢功能的恢复十分关键。但因卵巢是女性的重要器官，所以这种方法的供者获取比较困难。

五、卵巢移植面临的问题

长期以来，器官移植始终面临着供者来源不足、死亡标准不一致等各种难题。心、肺、肝、肾等器官移植，主要关注的是支撑生命的器官功能能否实现，但卵巢移植除了要实现女性的内分泌功能外，更重要的是要实现生殖功能，这种特殊性使得其面临的伦理问题将更多、更复杂、更敏感。

在目前的临床应用中，自体卵巢组织冷冻及移植技术具备最好的实用性和可操作性。一是面临的伦理和法律问题较少，二是不存在排异问题，这对有效保护女性的生育能力及内分泌功能有着明显的优势。

从预防的角度来说，女性在青少年期增进对自身生殖系统的了解，增加对生育能力的自我保护，要比后期最有效的医学补救更为重要。

第四节 睾丸移植

一、概述

睾丸作为男性重要的生殖器官，具有生精、维持激素水平平衡的重要作用，其病理生理改变可造成男性生殖乃至整个机体功能的缺陷，如隐睾症、不育症等。先天性睾丸缺损或传统睾丸切除术后，患者常发生情绪低落、焦虑、抑郁等精神卫生疾病。睾丸的健全对于男性各种生理功能的稳定与心理精神状态的维系有着重要

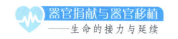

的意义和价值。

睾丸移植(testis transplantation)是人体器官移植的重要类型,是治疗高位腹腔型隐睾、男性不育症、中老年男性雄激素缺乏、阴茎勃起功能障碍等多种疾病的有效手段。睾丸移植可分为自体睾丸移植、同种异体睾丸移植、睾丸组织块移植、睾丸间质细胞移植与精原干细胞移植。虽然睾丸移植手术技术已渐趋成熟,但也面临着很多瓶颈问题,如术后稳定的生精功能依然是当前睾丸移植的难点。

二、睾丸的解剖

(一)睾丸的结构

睾丸(testis)位于阴囊内,左右各一,呈表面光滑、微扁的椭球体,一般左侧略低于右侧,是产生精子和分泌雄性激素的器官。成人睾丸重10~15g。睾丸后缘与附睾相接并有血管神经等出入,上为附睾头覆盖及精索悬吊,下端游离。睾丸表面覆盖浆膜,即鞘膜脏层,深面为白膜。白膜在睾丸后缘增厚伸入睾丸实质内形成楔状的睾丸纵隔,并由此发出许多扇形小隔,将睾丸实质分为100~200个睾丸小叶,各小叶内盘曲存在2~4条精曲小管。精子由精曲小管的生精上皮产生,精曲小管之间的组织为睾丸间质,可分泌雄性激素。生精小管迁曲汇合形成精直小管,进入睾丸纵隔后,吻合交织成睾丸网,继而发出12~15条睾丸输出小管,进入附睾头端。

(二)睾丸的血管

睾丸动脉起源于腹主动脉,也可起源于肾动脉、副肾动脉等其他动脉。睾丸动脉多在肾动脉起始平面以下发出,沿腰大肌前方斜向外下走行,进入腹股沟管深环后,参与组成精索。在阴囊内发出分支伴随输精管至附睾,与输精管动脉汇合。至睾丸内缘分为2支,在下行过程中发小支穿白膜背部分布于睾丸实质。

睾丸和附睾的小静脉逐级汇合后,伴随睾丸动脉的周围向上走行,小静脉在腹股沟管浅环处彼此汇合形成致密的蔓状静脉丛(pampiniform plexus)。静脉丛包绕于睾丸动脉外,走行于精索内,与同名动脉伴行并逐渐经腰大肌和输尿管前方向上汇合。右侧以锐角汇入下腔静脉,左侧以直角汇入左肾静脉。

(三)淋巴与神经

睾丸和附睾的淋巴管可分为深浅两丛。浅丛位于固有鞘膜脏层的深面;深丛起始于睾丸间质的毛细淋巴管。这些淋巴管经睾丸小隔与附睾淋巴管汇合后出睾丸,在精索内随睾丸血管一同上行,最后注入腰淋巴结。

睾丸和附睾的神经支配主要来自肾丛和主动脉丛,为无髓神经,含血管运动和感觉神经纤维。自脊髓第10、11胸节发出交感神经伴随精索下行至睾丸和附睾。

三、同种睾丸移植

同种睾丸移植(homogeneity transplantation of testis)指将同种异体的睾丸移植至受者的手术。适用于先天性或外伤性无睾症,双侧睾丸萎缩和先天性双侧睾丸发育不良伴有雄激素分泌缺乏者。

(一)研究历史与现状

1966 年,Ataran 等首次以犬为动物模型进行吻合血管的自体和同种异体睾丸移植。1971 年,Lee 建立了可维持促卵泡激素(follicle-stimulating hormone,FSH)与黄体生成素(luteinizing hormone,LH)正常水平的大鼠同种异体睾丸移植模型。1978 年,Silber 将一正常男性的睾丸移植到无睾症的孪生兄弟阴囊内,术后受者与配偶生育 1 胎。1984 年,王玲珑等对 1 例外伤性无睾症患者施行了同种异体睾丸移植术,供者为患者父亲,术后移植睾丸存活,并且受者育有 1 子。2008 年,张勇等报道了 12 例异体睾丸移植患者中,11 例可见性功能恢复、血浆睾酮浓度增加。在一系列回顾性研究及相关患者随访中发现,同种睾丸移植普遍能使睾酮达到正常水平,但生精水平不足,目前认为可能的原因有:①睾丸缺血时间过长;②血管及输精管的吻合质量不高;③HLA 配型不合;④术后排斥反应及免疫抑制剂对生精功能的影响;⑤缺血再灌注损伤等。

(二)适应证

(1)先天外伤性无睾丸症,此类患者虽长期接受激素替代治疗,但仍难以维持其生殖激素水平,故应视为绝对手术适应证。

(2)双侧高位隐睾行睾丸下降固定术或自体睾丸移植或其他原因致睾丸严重萎缩者。

(3)先天性睾丸发育不良(小睾症)伴睾酮值明显低下者。

由于同种睾丸移植术后生精功能不佳,凡(2)和(3)类患者尚能维持正常血浆睾酮值,以及睾丸有正常内分泌功能但无生精功能者,暂不宜行睾丸移植。

(三)供睾的保存

供者的睾丸离体后,应立即置于 2～4℃的灌洗液中并标记精索内动脉,将细硬膜外导管插入精索内动脉的管腔后,维持稍高压力持续灌注睾丸,直至静脉流出液接近清亮为止。操作过程尽可能流畅快速,避免血管内凝血。

(四)基本术式方法

1.供睾切取

同自体移植,在硬膜外麻醉后作腹股沟斜切口,游离精索内动静脉、输精管及睾丸,并分别用长短丝线做标识。将睾丸提出切口,检查其大小、硬度、是否畸形。为缩

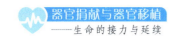
短热缺血时间,暂不离断精索血管,将其置于原切口。在手术显微镜下修剪精索内动、静脉及输精管。将处理完成的供睾低温保存,并尽快行后续移植。

2.睾丸移植

受者麻醉并作腹股沟斜切口后,游离输精管。切开腹直肌前鞘,游离腹壁下动静脉,近心端夹闭,远心端结扎并离断,用肝素生理盐水滴注动静脉管腔,以防凝血。在手术显微镜下,先将精索内动脉、静脉分别与受者的腹壁下动脉、静脉端端吻合。依次开放静脉、动脉血流,如睾丸表面颜色变红并有少许渗血,表明血管吻合成功,血运通畅;然后将供受者输精管行全层间断端端吻合;最后扩张阴囊将睾丸置入。仔细检查血管与输精管吻合口有无渗血、有无缠绕,适力牵拉感受睾丸及输精管有无张力。置引流管,关闭切口。

(五)术后护理

术后护理需注意:

(1)排斥反应是器官移植术后并发症有别于一般手术的主要特征之一。为预防排斥反应,术后常规应用皮质类固醇及免疫抑制剂。

(2)睾丸移植的排斥反应多发生在术后两周内。若发现体温升高、睾丸肿痛、阴囊肿胀明显甚至睾丸不易摸清、阴囊皮肤紫红、切口有渗血,则考虑为睾丸急性排斥反应,应及时给予激素冲击治疗。

(六)随访

出院后定期复查随访,测血浆睾酮,检查精液常规,并注意性功能及第二性征的变化。

四、其他类型的睾丸移植

(一)睾丸组织移植

睾丸组织的异种移植于1974年首次进行,将人类胎儿睾丸组织碎片移植到成年裸鼠的腹壁下,术后移植物具备生精功能。自此,越来越多的睾丸组织移植都取得了成功。睾丸组织移植是保存患者生育功能的十分有前景的方式。在拟行原发或继发病变睾丸切除术,以及那些可能对生精功能产生影响的操作之前,对睾丸组织进行有效的获取与保存,然后在患者适宜状态下将病理学上良性的具有生理活性的睾丸组织自体原位移植给患者,实现生精能力的人为恢复。此外,冷冻睾丸组织相比于精液保存,其储存的生殖细胞更多,更具有持续性。

(二)睾丸间质细胞移植

人体内大部分睾酮由睾丸间质细胞分泌。各种因素导致的睾丸间质细胞损伤是造成低睾酮血症的主要原因,临床上多通过长期服用睾酮类激素进行治疗,此法可能

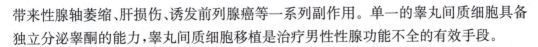

带来性腺轴萎缩、肝损伤、诱发前列腺癌等一系列副作用。单一的睾丸间质细胞具备独立分泌睾酮的能力,睾丸间质细胞移植是治疗男性性腺功能不全的有效手段。

(三)精原干细胞移植

1992年,卵细胞内单精子注射技术的出现,极大地改变了男性不育症的治疗方法。单精子的可操作性引起了人们对精原干细胞移植的极大关注。目前,科学家已经建立了具有在睾丸基底膜定植能力的人类精原干细胞的体外繁殖方法,这为精原干细胞移植提供了更便利的研究手段。

(汪　恺　牛　诤　林丽丹)

● 习　题

一、选择题

1. 以下关于胰腺移植的说法正确的是[单选题]　　　　　　　　　　（　　）

A. 绝大部分胰腺移植受者患有糖尿病

B. 胰腺无法单独移植,必须与肾联合移植

C. 移植后,新胰腺不会马上产生胰岛素

D. 胰岛移植现在已成为主流的治疗方法

2. 下列患者中不适合进行小肠移植的是[单选题]　　　　　　　　（　　）

A. 超短肠综合征

B. 肠衰竭

C. 无法耐受肠外营养

D. 严重的心、肺功能障碍

3. 关于生殖器官移植的说法正确的是[单选题]　　　　　　　　　（　　）

A. 子宫移植后无法生育

B. 器官移植后妊娠的胎儿总畸形率显著升高

C. 自体睾丸移植不会发生排斥反应

D. 自体卵巢移植后也需要使用免疫抑制剂

二、简答题

除肝、肾、心、肺和本节介绍的脏器移植外,还有哪些器官可进行移植?并简单阐述其发展现状。

第十一章　齐驱并进

——多器官联合移植

第一节　概　述

一、多器官联合移植的原因

器官移植技术是 20 世纪生命科学领域的重要成就,以心、肝、肾、肺等大器官移植为代表的器官移植技术已经挽救了无数罹患各种终末期疾病患者的生命。随着对各类疾病研究的深入,人们逐渐认识到很多疾病都可累及多系统或全身,单一器官疾病可同时损害其他器官功能;部分器官从胚胎发育角度看均存在解剖结构和功能方面的紧密联系,对疾病的反应也类似。对于累及 2 个或 2 个以上器官的终末期疾病,单一器官移植往往无法解决所有问题。临床实践表明,肝肾联合移植、胰肾联合移植及上腹部器官簇移植等多器官联合移植的手术方式很好地解决了临床中肝肾功能衰竭、糖尿病导致肾功能衰竭等一系列难题,为患者提供了治愈的机会。因此,随着器官移植学科的快速发展,在单器官移植基础上衍生出来的多器官联合移植已在临床实践中展现出了极大的应用前景。

二、多器官联合移植的发展历史

多器官联合移植的历史可追溯到 20 世纪 60 年代,1960 年,美国匹兹堡大学教授托马斯·厄尔·斯塔泽尔(Thomas Earl Starzl)等首次进行了多器官移植动物实验;1966 年,美国明尼苏达大学的威廉·凯利(William Kelly)等人实施了全球首例临床胰肾联合移植;1968 年,休斯敦心脏科医生登顿·库利(Denton Cooley)等人首次完成了心肺联合移植;1983 年,因斯布鲁克大学外科医生马格里特(Margreiter)等人首次完成了肝肾联合移植,同年,斯塔泽尔等人为一名短肠综合征继发肝功能衰竭合并心、肾功能衰竭的儿童完成了首例腹部器官簇移植。早期因该类手术创伤巨大、操作复杂、术后并发症多且死亡率高等原因,多器官联合移植一直处于摸索阶段,进展缓慢。随着单器官移植技术的日臻成熟,免疫抑制剂、抗感染药物的更新以及术后监测和管理水平的提高,移植效果和术后生存率得到了极大的改善,多器官联合移植也迎来了新的发展阶段。目前,已成功开展了心、肝、肾、胰、肺、肠等器官间的联合移植和上腹部器官簇移植乃至全腹多器官移植等。此类手术的成功率和临床疗效也有了长足进步,已经逐步接近单器官移植水平。

三、我国多器官联合移植的发展历史

以前,多器官联合移植主要在欧美发达国家开展,我国多器官联合移植起步较晚,但随着我国单器官移植技术的不断进步、规模的不断扩大和疗效的不断提高,多器官联合移植也展现出了巨大的发展潜力。1989 年,华中科技大学同济医学院附属同济医院开展了国内首例胰肾联合移植;1992 年,牡丹江心血管病医院的刘晓程等人完成了亚洲第一例心肺联合移植;1996 年,中山大学附属第一医院率先开展了亚洲第一例肝肾联合移植;2003 年,南京军区总医院联合中山大学附属第一医院成功开展了国内首例肝肠联合移植;2004 年,中山大学附属第一医院首次开展了上腹部器官簇移植并获得成功。近年来,国内各大移植中心都已开展了多器官联合移植,并且疗效已接近或已达到国际先进水平。

四、多器官联合移植的意义与挑战

多器官联合移植为单器官移植无法解决的多器官功能衰竭提供了有效的治疗方法,已逐渐在临床上得到推广与应用。但是,如何提高和改善多器官联合移植受者的长期预后,仍面临诸多困难和挑战,如克服供者短缺、减少感染、减少排斥反应、诱导免疫耐受、改善各移植器官间的相互关系和作用等。面对这些挑战,飞速发展的移植基础科学和临床医学交叉融合,必将进一步推动多器官联合移植不断向前发展,多器官联合移植受者的长期预后也必将得到进一步改善。

第二节　胰肾联合移植

一、胰肾联合移植的适应证及禁忌证

(一)适应证

糖尿病是一种常见的内分泌代谢紊乱性疾病,晚期糖尿病会导致多种器官损害,

严重危害人类健康。糖尿病并发终末期肾病时,多伴有糖尿病的其他并发症,如糖尿病视网膜病变和神经病变等。单纯肾移植仅能解决糖尿病导致的肾脏损害,无法解决糖尿病及所致的其他并发症。另外,由于移植术后需长期使用免疫抑制剂,这可能会加重原有糖尿病,甚至导致移植肾脏再次出现糖尿病肾病,因此,糖尿病合并终末期肾病患者单纯接受肾移植治疗往往远期疗效不佳。胰肾联合移植是治疗糖尿病合并终末期肾病并预防和改善其他糖尿病并发症的有效手段。终末期糖尿病肾病患者最适合接受胰肾联合移植,移植后可提高患者的葡萄糖和脂质代谢水平,降低糖尿病肾病的复发风险,稳定和改善已形成糖尿病神经病变、视网膜病变等,受者可能不再需要应用外源性胰岛素,其生存率和生存质量都将得到明显提高。随着移植技术的成熟、器官保存技术的改进以及各种新型强效免疫抑制剂的问世,胰肾联合移植受者和移植物的存活率均已获得了极大的提高。

1型糖尿病合并终末期肾病是胰肾联合移植的主要适应证。不过,一些符合准入标准的胰岛素依赖型2型糖尿病也可接受胰肾联合移植,具体标准包括:

(1)年龄<60周岁。

(2)体重指数(BMI)<30kg/m²。

(3)胰岛素治疗有效。

(4)肾功能衰竭[已透析或 eGFR≤20mL/(min·1.73m²)]。

(5)心血管疾病发生的风险低。

(6)医疗和饮食的依从性好。

(二)绝对禁忌证

对于什么样的患者不适合胰肾联合移植,各大移植中心的标准不完全相同。根据中华医学会器官移植学分会颁布的《胰肾联合移植临床技术规范(2020版)》,胰肾联合移植的绝对禁忌证主要有:

(1)全身活动性感染(包括结核病、腹膜炎等)。

(2)合并严重的心、肺、脑等重要器官的器质性病变,或一般情况差,不能耐受移植手术。

(3)溃疡病未治愈。

(4)活动性肝炎。

(5)恶性肿瘤未治疗或治愈后未满1年者。

(6)人类免疫缺陷病毒(HIV)阳性。

(7)难治性心力衰竭或左心室射血分数<30%。

(8)近期发生的(<6个月)心肌梗死。

(9)呼吸系统功能不全。

(10)进行性周围肢端坏死、卧床不起。

(11)严重胃肠功能紊乱、不能服用免疫抑制剂。

(12)伴有精神病、心理异常或依从性差。

(13)嗜烟、酗酒或吸毒。

(14)各种进展期代谢性疾病(如高草酸尿症等)。

(三)相对禁忌证

胰肾联合移植的相对禁忌证也随移植中心而异,目前比较公认的相对禁忌证主要包括:

(1)年龄<18周岁或>60周岁。

(2)近期视网膜出血。

(3)有症状的脑血管或外周血管病变。

(4)过度肥胖或超过标准体重的 150%(BMI>30kg/m^2)。

(5)严重主动脉、髂动脉和(或)外周血管病变。

(6)癌前病变。

近年来,随着器官联合移植技术的发展,胰肾联合移植的禁忌证也在不断发生改变。既往的手术禁忌证也会被逐渐突破。比如,丙肝感染以前被认为是移植的相对禁忌证,随着新型抗丙肝药物(直接抗病毒药物)的出现,丙肝已经能被治愈,因此,丙肝已经不再是胰肾联合移植的禁忌证,而且丙肝阳性供者能够实现器官捐献,使更多丙肝阳性的受者能够得到移植的机会。

二、胰肾联合移植的手术方案及过程

(一)胰肾联合移植手术方式

目前,胰肾联合移植手术方式主要有胰肾分期移植和胰肾同期移植两种。

1.胰肾分期移植

胰肾分期移植也称肾移植后胰腺移植,即先行肾移植纠正尿毒症,待患者全身情况好转后,再行胰腺移植。胰肾分期移植和同期移植各有利弊。分期移植时,尽管在肾移植后应用免疫抑制剂使受者免疫反应性降低,但胰、肾来源于不同供体,移植肾排斥征象不能作为胰腺排斥的标志,因而,移植胰腺存活率较同期移植低。

2.胰肾同期移植

胰肾同期移植可以一次性纠正原发性糖尿病和尿毒症。因胰肾来自同一供体,抗原性单一,移植肾比移植胰易于发生排斥反应或肾排斥反应出现较早,且移植肾排斥反应易于观察和诊断,在治疗移植肾排斥反应的同时常常也预防了胰腺排斥反应,其移植效果明显好于分期移植。因此,绝大多数中心主张施行同期胰肾联合移植,据统计,目前国内外胰肾同期移植约占胰肾联合移植总数的90%以上。目前,一些中心

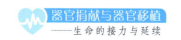

之所以采用肾移植后胰腺移植,是因为供者缺乏,等待时间过长,常先施行亲属活体肾移植,再等待机会接受捐献的胰腺移植。

胰肾联合移植手术主要步骤包括供体肾脏和胰腺切取,供肾和胰腺植入受体并完成肾脏和胰腺动静脉吻合、输尿管重建以及胰液的引流。手术方式主要有同侧胰肾联合移植和不同侧联合移植两种。不同手术方式各有利弊,各大移植中心所采用的手术方式也不尽相同。

(二)胰腺的外分泌处理

胰肾联合移植手术过程中如何处理胰腺的外分泌问题是最大的难点。早期研究者们尝试了多种术式,如胰管腹腔内开放术、胰液胃引流术、胰液输尿管引流术及胰管堵塞等,均未彻底解决胰液引流问题。直到 20 世纪 80 年代,胰液膀胱引流术式的出现才使胰腺 1 年存活率有了明显提高。

1. 胰液膀胱引流术式

通过将全胰十二指肠与节段膀胱吻合,将胰液引流至膀胱,其主要优点是技术相对简单、安全,腹腔感染机会明显减少,术后还可根据测定尿 pH 和淀粉酶的变化早期诊断排斥反应,方法简便。因此,膀胱引流术式一度成为大多数移植中心的首选术式,占比超过 80%。但是,胰液经尿道排出会带来一些长期问题,如大量碳酸盐丢失引起代谢性酸中毒,需终身口服药物治疗;另外,由于尿液碱化,极易并发反复尿路感染;再者,移植物十二指肠内产生的肠激酶和尿路感染时细菌产生的酶有时可激活胰酶,引起反流性胰腺炎、出血性膀胱炎等远期并发症。据报道,膀胱引流术式术后 5 年内泌尿系统并发症发生率高达 75%,严重影响患者的生活质量和移植物功能。

2. 胰液空肠引流术式

胰液空肠引流术式是指将胰腺带十二指肠与空肠吻合。其主要优点是,胰液流入肠道,符合正常的消化生理,不会发生酸碱失衡。其缺点主要是,手术技术较复杂,术后易并发肠漏、胰漏、严重腹腔感染等并发症,另外,亦不能利用胰外分泌功能监测排斥反应。因此,早期仅在受者有膀胱引流术式禁忌或膀胱引流导致难以治疗的并发症时才选择胰液空肠引流术式。但是,随着胰腺移植外科技术的发展,胰液空肠引流术式的安全性已大大提高,术后早期并发症发生率与膀胱引流术式差异不大,并且很少有远期并发症。各种强效免疫抑制剂的使用也已明显降低了排斥反应的发生率,胰肾同期联合移植还可利用肾功能变化来监测排斥反应的发生,膀胱引流术式监测移植胰腺发生排斥反应的优势已不复存在。近年来,胰液空肠引流术式的移植胰腺和受者长期存活率已显著高于膀胱引流术式的受者。因此,越来越多的移植中心重新主张首选胰液空肠引流术式,目前,其所占比例已远远超过膀胱引流术式。

三、胰肾联合移植术后并发症

由于糖尿病合并终末期肾病的患者通常全身一般情况较差、血管病变严重,另外,术中胰液引流处理困难、手术创伤较大,因此胰肾联合移植术后的外科并发症发生率要明显高于肾、肝、心等单器官移植。由于胰肾联合移植需吻合多根血管,所以术中吻合口缝合不严密、血管结扎线脱落、止血不彻底、感染等因素均可导致术后出血。血管吻合口狭窄或移植血管受压等原因可导致术后移植物血管栓塞。手术创伤、移植物缺血再灌注损伤以及感染等因素均可导致急性胰腺炎与胰漏。其他术后早期容易发生的并发症还有淋巴漏、腹腔感染、尿漏等。这些并发症的处理原则是,早期预防和及时发现并治疗,从而保证受者预后。另外,胰肾联合移植术后早期比较常见的并发症就是排斥反应,无论是胰腺还是肾脏均有可能发生排斥反应。但是,基于现有强效免疫抑制剂的联合用药及新型免疫抑制剂的应用,早期发生并得到及时诊断的排斥反应往往能够有效逆转。

由于移植后要长期使用免疫抑制剂来预防排斥反应,受者对外来病原体的抵抗力较普通人弱,加上随着移植后时间的推移,患者对感染预防容易出现松懈及麻痹情绪,很容易发生各种细菌或病毒感染。胰肾联合移植术后感染的预防措施基本与其他器官移植相同,可参考前面的相关内容。胰肾联合移植术后仍有可能发生复发性糖尿病,其发病机制尚未完全阐明。目前,其诊断方式主要依靠实验室诊断,指标包括 C 肽水平、口服葡萄糖耐量试验(oral glucose tolerance test,OGTT)、糖化血红蛋白等。除了胰腺外,移植的肾脏同样会出现肾脏相关的远期并发症,如肾动脉狭窄、输尿管狭窄、肾炎复发等。

四、胰肾联合移植后注意事项及随访

成功的胰肾联合移植能使患者摆脱糖尿病和终末期肾病的威胁并获得新生。但是,移植的胰腺和肾脏需要长期小心地呵护才能使其最大限度地发挥作用,因此,术后规律服药、按时监测和随访、保持良好的生活方式和饮食习惯非常重要。

五、胰肾联合移植的长期效果

经过近半个世纪的发展,胰肾联合移植的长期效果已经取得了长足的进步,已经成为部分特定糖尿病合并终末期肾病患者最有效的治疗方法。无论是国外还是国内,在成熟的移植中心,胰肾联合移植患者和移植物术后 1 年的存活率均已超过90%,5 年和 10 年的患者生存率也能分别达到 80% 和 70% 以上,明显优于透析或单纯肾移植患者。除了生存时间的延长,患者的生活质量也得到明显提高,患者术后无须接受频繁的血糖监测、胰岛素治疗、不会出现血糖大幅度变化且无须透析治疗,除

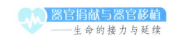

了需定期服用药物及随访复查以外,基本与常人无异。胰肾联合移植后还会改善或减少糖尿病导致的视网膜、神经系统及全身血管病变等并发症。因此,胰肾联合移植不仅能够大大延长糖尿病合并终末期肾病患者的生命,还能保证患者的生存质量。

第三节　肝肾联合移植

一、肝肾联合移植发展历史

肝肾联合移植(combined liver and kidney transplantation,CLKT)是目前临床上手术例数仅次于胰肾联合移植的腹部器官联合移植手术。1983 年,Margreiter 等人完成了全球首例肝肾联合移植,患者术后肝肾功能良好且存活超过 9 年。自此,肝、肾同时衰竭不再是器官移植的绝对禁忌证。在此基础上,根据美国器官共享联合网络(United Network for Organ Sharing,UNOS)的统计数据,自 2002 年引入终末期肝脏疾病模型(model for end-stage liver disease,MELD)评分作为确定移植肝分配优先权的标准之后,肝肾联合移植的应用日趋广泛。2002—2016 年,美国肝肾联合移植总例数从每年不到 150 例增长到 900 余例。

我国是肝病大国,每年肝病的发病率和患病人数均位居世界第一。肝移植是终末期肝病的有效治疗手段。然而,慢性肝病将导致急性肾损伤(acute kidney injury,AKI)和肾功能不全的风险增加,甚至导致肝肾综合征。同时,肝硬化失代偿期会诱导肾病综合征或实质性肾病等疾病的恶化,最终导致尿毒症。因此,慢性肾脏疾病是肝移植受者的常见合并症。近年来,肝移植受者的慢性肾脏疾病发病率增加了近一倍,这也可能与老龄化人口中非酒精性脂肪性肝病及其相关并发症(如糖尿病和高血压病)比例较高有关。这种肝移植后慢性肾脏疾病的比例呈急剧上升的趋势,严重制约国内肝移植患者长期生存率的提高。因此,为防止该类受者肝移植后慢性肾脏疾病所带来的影响,采用肝肾联合移植是行之有效的治疗措施。1997 年,中山大学附属第一医院成功开展了我国乃至亚洲首例肝肾联合移植手术,随后的 20 余年来,随着手术技术的成熟、抗排异药物以及医疗器械的不断更新换代,肝肾联合移植在我国获得了蓬勃的发展,至今已报道超千例。

二、肝肾联合移植的适应证

《肝肾联合移植技术操作规范(2019 版)》将成人肝肾联合移植的适应证大致分为以下几类。

（1）先天性或遗传性疾病同时累及肝肾两个脏器：先天性多囊肝和先天性多囊肾是这种疾病的典型代表，此外还包括原发性高草酸尿症1型、糖原贮积症Ⅰ型、α_1-抗胰蛋白酶缺乏症、家族性溶血尿毒综合征、家族性淀粉样变性、布加综合征、甲基丙二酸血症、半乳糖酶A缺乏症、卵磷脂胆固醇酯酰转移酶缺乏症等。

（2）终末期肝病合并肾损害或终末期肾病合并肝损害：此类病例占肝肾联合移植病例的大多数，常见的情况包括终末期肝病，如各种病毒性肝炎、酒精性或自身免疫性肝硬化合并终末期肾病，尤其是肾小球肾炎及自身免疫性肾病；也有部分患者为慢性肾小球肾炎、糖尿病肾病、各种自身免疫性肾病、移植肾慢性失功、间质性肾炎、慢性肾盂肾炎等引起的肾衰竭合并终末期肝病。

（3）肝肾综合征（hepatorenal syndrome，HRS）是门静脉高压和肝衰竭所致的一过性肾功能损害。由于肝移植术后肾功能多可恢复正常，因此多数肝肾综合征仅行肝移植即可。但也有研究显示，肝肾综合征有时可以在病理学上发现肾脏器质性病变，因此，对肝肾综合征患者的移植手术方式的选择还存在较大的争议，尚无定论。

（4）急性中毒引起的肝、肾衰竭：当重金属铜、铬或某些药物引起急性肝、肾衰竭且肝、肾功能均无法恢复时，可行肝肾联合移植术，以挽救患者生命。

三、肝肾联合移植的绝对禁忌证

目前，肝肾联合移植的绝对禁忌证与肝移植相似，包括：

（1）全身情况极差，不能耐受手术，如严重的心肺疾病、严重的肝性脑病。

（2）除肝肾以外难以根治的恶性肿瘤。

（3）存在难以控制的感染，包括细菌、真菌、病毒感染。

（4）有严重的精神疾病，无法签署知情同意书或者配合术后治疗。

四、肝肾联合移植术后情况

研究表明，肾移植比肝移植更易出现急性排斥反应，但相同供者来源的肝脏对肾脏具有一定的免疫保护作用。故肝肾联合移植术后肾脏急性排斥反应发生率降低，而且即使发生排斥反应，其病症表现也较轻。

第四节　心肺联合移植

一、心肺联合移植发展历史

心肺联合移植（heart-lung transplant，HLT）的发展经历了一段漫长且曲折的探索历程,最早可追溯至 1905 年,美国芝加哥大学心脏外科医生亚历克西斯·卡雷尔(Alexis Carrel)尝试将一只 1 周龄猫的心脏与双肺缝合在一只成年猫的颈部,这是最早的心肺联合移植相关报道。在实验过程中,Carrel 开发了血管吻合新技术,然而,由于技术的限制和免疫排斥问题的存在,这次尝试以失败而告终。随后,苏联外科医生弗拉基米尔·德米霍夫(Vladimir Demikhov)于 1940 年在动物模型上开展了一系列胸腔器官移植并实现了移植手术期间动物大脑血供的维持。在此基础上,美国芝加哥大学的马库斯(Marcus)教授开发了异位心肺移植新技术。随后十几年,又有多位学者完成了动物的心肺联合移植实验。在 20 世纪 80 年代初,美国斯坦福大学实验室首次在动物心肺移植实验中应用环孢素进行免疫抑制治疗,几只接受异体心肺移植实验的动物存活了 1 年以上。这些探索为人类心肺移植的开展提供了依据。

来自美国得克萨斯州的登顿·库利(Denton Cooley)教授是全球首位施行人类心肺联合移植的外科医生。1968 年,Cooley 为一名患有严重肺动脉高压的 2 周岁女孩施行了第 1 例心肺联合移植手术。这名儿童术后因出血而再次接受手术,在移植后 14 小时死亡。受其启发,美国明尼苏达大学外科医生沃尔顿·李拉海(Walton Lillehei)于 1969 年为一位 43 周岁肺动脉高压患者开展了心肺联合移植,患者在存活 8 天后因肺炎去世。随后,南非医生克里斯蒂安·巴纳德(Christian Barnard)在 1971 年报道了第 3 例心肺联合移植手术,该患者术后存活了 23 天。在之后的几年里,由于手术难度大,死亡率高,心肺联合移植的发展一度陷入停顿,直至环孢素 A 的上市和手术技术的不断进步,心肺联合移植才再次迎来蓬勃发展。1981 年,美国斯坦福大学的诺曼·沙姆韦(Norman Shumway)教授为 3 位肺血管疾病患者施行了心肺联合移植手术,并在术后应用环孢素 A 及硫唑嘌呤抗排斥反应,其中两位患者生存期超过 5 年。由此,心肺联合移植的发展迎来了黄金时代。

二、心肺联合移植现状

世界心肺移植协会(International Society for Heart and Lung Transplantation, ISHLT)2019 年发布的统计数据显示,截至 2018 年,全球共开展心肺联合移植手术 4884 例,其中成人心肺联合移植 4128 例。心肺联合移植手术量在 20 世纪 80 年代迅速增长,并在 80 年代末达到巅峰(1990 年手术量为 276 例),在随后的数十年里,心肺联合移植手术量呈下降趋势并趋于平稳,每年心肺联合移植手术量不到 100 例。作为最早开展心肺联合移植的地区,北美与欧洲的手术量占全球总手术量的近 90%,同时,国际心肺联合移植注册系统的报告显示,心肺联合移植受者术后 1 年生存率为 72%,术后 5 年生存率为 50%,术后 10 年生存率为 31%。相比较而言,我国心肺联合移植起步较晚,且手术例数较少,与发达国家仍存在一定差距。移植规模受限主要归

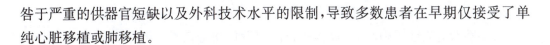

咎于严重的供器官短缺以及外科技术水平的限制,导致多数患者在早期仅接受了单纯心脏移植或肺移植。

三、心肺联合移植适应证

心肺联合移植是目前治疗终末期心肺功能衰竭患者的最有效手段之一。世界心肺移植协会的统计数据显示,自1992年起,心肺联合移植的主要病因包括肺动脉高压、先天性疾病、肺囊性纤维化、艾森门格综合征。其他病因还包括慢性阻塞性肺疾病、特发性间质性肺炎、结节病、α_1-抗胰蛋白酶缺乏症、限制型心肌病、扩张性心肌病等。在1982—1991年,特发性肺动脉高压是最常见的病因,而近20年的数据显示,先天性心脏病的占比超过了特发性肺动脉高压,这是因为双肺移植后,右心衰竭在一定程度上是可以逆转的,因此,部分特发性肺动脉高压不再依赖于心肺联合移植。在不同地区、不同年龄的患者中,病因也有差异。成人患者接受心肺联合移植的主要病因由高到低依次为非特发性肺动脉高压(37.7%)、特发性肺动脉高压(28.4%)、囊性纤维化(14.9%)。儿童患者接受心肺联合移植的主要病因包括非特发性肺动脉高压(34%)、囊性纤维化(29%)、特发性肺动脉高压(27%)。对于心肺联合移植适应证,目前全球各大心肺移植中心暂无统一的标准,有些疾病是否适合移植仍存在争议。

2019年,中国医师协会器官移植分会结合我国国情及国内外心肺联合移植最新研究进展,制定了《中国心肺联合移植操作规范(2019版)》,对移植适应证做如下总结。

(1)心血管疾病:修复失败或无法矫治且合并艾森门格综合征的复杂先天性心脏病。

(2)肺动脉高压:经过优化的药物治疗仍存在右心功能失代偿及结构性损伤的特发性和非特发性肺动脉高压。

(3)支气管扩张:囊性纤维化和非囊性纤维化的支气管扩张。

(4)慢性阻塞性肺疾病:非α_1-抗胰蛋白酶缺乏症及α_1-抗胰蛋白酶缺乏症。

(5)间质性肺疾病:特发性和非特发性间质性肺炎。

(6)其他:结节病、闭塞性细支气管炎、再次移植、晚期肺病合并难治性左心衰竭、右心室纤维化或梗死伴右心衰竭。

四、心肺联合移植与双肺移植的选择

由于供器官短缺以及双肺移植在部分疾病中具有的可靠疗效,因此,心肺移植的部分适应证比例降低。例如,对于部分先天性心脏病和艾森门格综合征不存在复杂解剖异常的情况下,双肺移植已被证明与心肺联合移植具有相似的生存收益。此外,

心肺联合移植的选择是有争议的,应尽早进行心肺联合移植的情况如下:

(1)手术适应证明确,给予最佳药物治疗后预期寿命＜2年和/或治疗后仍然出现持续性右心室衰竭症状。

(2)心脏指数＜2L/(min·m^2)。

(3)右心房压力＞15mmHg,并排除禁忌证。

(4)心肺功能衰竭和住院次数频繁导致患者生活质量下降。

(5)肺静脉闭塞症或肺毛细血管瘤病伴明显咯血患者。

五、心肺联合移植的绝对禁忌证

近年来,随着手术技术的发展,心肺联合移植的禁忌证也在不断变化,不能接受心肺联合移植手术的终末期患者群体逐渐缩小。目前,仅有少数几种情况被认为是心肺联合移植的绝对禁忌证。

(1)严重肝、肾和脑等脏器功能障碍。

(2)病情不稳定、不能耐受手术,如急性败血症、心肌梗死和肝功能衰竭等。

(3)无法纠正的凝血功能障碍。

(4)有明确吸毒史或耐药微生物感染且控制不良。

(5)活动性结核分枝杆菌感染。

(6)严重胸廓畸形或脊柱畸形。

(7)Ⅱ、Ⅲ级肥胖(BMI≥35.0kg/m^2)。

(8)长期或反复医嘱依从性较差。

(9)存在精神或者心理疾病。

(10)功能受限,无法参加康复计划。

(11)非法药物滥用或依赖史(如酒精、烟草等)。

目前,对于心肺联合移植术后管理方案尚无统一标准。心肺移植的长期疗效主要取决于移植肺的情况,单纯肺移植的生存情况比其他器官移植的预后都要差,5年生存率仅为50%,因此,心肺联合移植的5年生存率受此限制,约为50%。联合移植术后早期(1～3月)是受者死亡的高峰期,生存曲线呈现陡峭的下降趋势,表明心肺联合移植早期受诸多因素(如手术并发症、早期的移植排斥、感染和血栓栓塞)的影响。近20年来,尽管技术不断发展,术后早期死亡率有所下降,但是总体生存率仍呈进行性下降趋势,这主要与受者肺移植术后的慢性排斥反应有关。因此,国际上大部分移植中心认为,心肺联合移植术后管理与肺移植相似,各类急、慢性排斥反应和感染等并发症处理主要参考肺移植管理指南,同时应兼顾心脏移植术后管理方案。

第五节　上腹部器官簇移植

一、概述

上腹部器官簇移植是指上腹部 3 个及以上在解剖和功能上相互关联的器官以整块方式移植。目前，最常见的上腹部器官簇移植为肝胰十二指肠移植。

上腹部器官簇拥有共同的供血通道，共同移植可以保持移植器官间正常的解剖生理结构，具有器官功能替代全面的优点，但也面临手术技术要求高、围手术期管理复杂、术后并发症发生率高等难题。因此，上腹部器官簇移植具有重要临床意义的同时也面临着巨大的挑战。

二、上腹部器官簇移植发展历史

2004 年 5 月，中山大学附属第一医院团队首次成功为一位胰腺癌合并多发性肝转移的女患者实施了腹部多器官移植手术，这是亚洲首例成功实施的上腹部器官簇移植。

三、上腹部器官簇移植优缺点

对于多器官衰竭，器官簇移植较器官分别移植有以下优缺点。

(一)优点

1. 器官切取修整相对容易

器官簇移植的优点是供者器官的切取和修整相对容易，移植时需要吻合的血管和器官较少；另外，胆汁和胰液直接通过十二指肠进入受者的肠道，更符合生理要求；同时可以使胰岛素的代谢更加稳定。

2. 术后排斥反应发生率相对较低

在单独的小肠移植或胰腺移植时，急性排斥反应的发生率较高，从而使小肠和胰腺移植很难获得成功。由于肝脏的免疫保护作用，肝胰十二指肠器官簇移植时排斥反应的发生率可能降低，这使单独移植较为困难的胰腺和小肠移植获得了成功。

同时，因联合移植中的器官多取自同一供者，抗原性单一，故排斥反应风险降低。尽管如此，排斥反应仍然是影响器官簇移植疗效的重要因素之一。

(二)缺点

在器官簇移植中，各器官之间的并发症会相互影响，而单一器官移植则不然，例

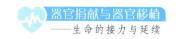

如,单独胰腺移植的并发症(如血管栓塞、胰腺炎或局部脓肿等)不会累及受者自身肝脏。

四、常见适应证与禁忌证

(一)适应证

上腹部器官簇移植的适应证可分为良性疾病和恶性疾病。良性疾病指各种原因导致的上腹部多个脏器功能丧失。目前,临床上主要见于肠功能衰竭合并全肠外营养导致的肝功能衰竭、门静脉和肠系膜上静脉系统广泛血栓形成、终末期肝病合并1型糖尿病以及累及多个器官的上腹部严重创伤等。

恶性疾病主要指各种腹部多发或转移性恶性肿瘤,特别是肿瘤侵犯到肠系膜血管根部或门静脉。

常见的适应证如下。

1. 良性疾病

(1)各种小肠疾病导致的多器官功能衰竭,如神经节细胞缺失症、假性梗阻、肠扭转、吸收不良、短肠综合征、坏死性小肠结肠炎、局部缺血、加德纳病、硬纤维瘤、克罗恩病。

(2)不明原因的肠系膜动脉和静脉栓塞、血栓形成。

(3)广泛的胃肠道息肉病或腹腔全部空腔脏器疾病或神经系统调节障碍。

(4)各种严重的腹部外伤以及腹部发育畸形引起的多器官功能损伤。

(5)终末期肝病合并胰岛素依赖的1型或2型糖尿病。

2. 恶性疾病

(1)胰腺和十二指肠肉瘤、类癌、胰腺神经内分泌肿瘤伴肝转移。

(2)胆管癌或胃癌已出现肝转移。

(3)肝细胞癌(肝癌)侵及十二指肠和结肠。

(4)结肠癌合并腹腔内多脏器转移。

目前,我国临床上上腹部器官簇移植受者主要是终末期肝病合并1型糖尿病患者。

我国存在大量合并2型糖尿病的肝癌患者。同时,由于考虑到应用免疫抑制剂等因素,会使糖尿病继续加重,合并糖尿病的受者行肝移植术后的长期存活率显著降低。因此,糖尿病已成为影响肝癌肝移植受者术后生活质量及存活率的重要因素,而上腹部多器官移植可明显提高肝癌合并1型糖尿病受者的术后生存率和生活质量。

(二)禁忌证

并非所有患者都适合行上腹部器官簇移植,其禁忌证分为相对禁忌证和绝对禁

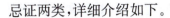

忌证两类,详细介绍如下。

1. 绝对禁忌证

(1)全身活动性感染,包括未控制的脓毒血症、结核病等。

(2)溃疡病未治愈。

(3)未控制的恶性肿瘤,或存在腹腔外肿瘤转移。

(4)腹腔内广泛粘连以致无法以手术的方式切除原器官。

(5)人类免疫缺陷病毒(HIV)阳性者。

(6)近期心肌梗死、难治性心力衰竭或左心室射血分数<40%。

(7)呼吸系统功能不全。

(8)进行性周围肢端坏死、卧床不起。

(9)严重胃肠免疫病、不能服用免疫抑制剂。

(10)伴有精神病或心理异常、依从性差。

(11)嗜烟、酗酒或吸毒。

2. 相对禁忌证

(1)年龄>60周岁。

(2)有症状的心脑血管或外周血管病变。

(3)过度肥胖或体重为标准体重的150%。

(4)严重的腹腔内血管病变。

五、移植术后监测及常见并发症

腹部器官簇移植涉及的器官种类较多,术后恢复情况要结合临床表现、实验室检查和影像学检查结果综合评价。

常规检查包括移植肝功能、胰腺内外分泌功能,应结合超声检查,必要时可进行活检。而对于十二指肠的检查,主要观察患者术后肠道功能的恢复情况,十二指肠引流管引流液的情况,还应评估肠道血供,必要时通过十二指肠减压管放置内镜行黏膜活检。随着外科技术水平的不断提高,患者移植肝和移植胰腺的功能通常于术后1周内基本恢复正常。但是,术后并发症仍然严重影响移植的疗效,主要有以下几个方面。

(一)感染

多器官移植涉及消化道,而肠道细菌丰富,往往很难在供者和受者术前准备中清除干净,因而容易导致移植后感染。因此,应强调供受者术中、术后足量、足疗程使用强效、广谱抗菌药物和抗病毒药物。

(二)肠漏

腹部器官簇移植涉及复杂的消化道重建问题,肠道吻合口较多,吻合口愈合欠佳

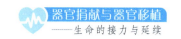
以及激素和免疫抑制药物的应用增加了肠漏的风险,一旦出现肠漏,其后果往往是致命的。因此,过硬的肠道吻合技术、尽量少的肠道吻合口以及激素的尽早减量,对于预防肠漏的发生具有重要意义。

（三）免疫排斥

器官簇移植涉及的器官数量较多,由于供器官包含大量肠系膜淋巴结,因此更容易发生免疫排斥反应。排斥后的免疫抑制治疗又有增加感染风险的可能,这使得器官簇移植的风险大大增加。

第六节　多器官联合移植面临的问题与展望

尽管器官联合移植与多器官移植的临床疗效逐渐提高,但与单个器官移植相比,其远期疗效仍不尽如人意,且能开展此类技术的移植中心数量有限,远不能满足需求。目前,移植工作尚有诸多需要解决的问题。

一、有待解决和探索的主要问题

（一）供者短缺

目前,器官移植面临的一大难题就是供需矛盾日益加剧,这严重制约着器官移植的发展。因此,有学者质疑,在这样的状况下,联合器官移植和多器官移植一次需要2个或以上的供器官移植给同一个受者,进一步加剧了供器官短缺的矛盾,是否符合医学伦理。

但实际上由于单独的胰腺及小肠移植受者远少于单独的肝及肾移植受者,因此,这两项技术的开展并不会明显减少移植的总例数,同时为原来单独移植无法治愈的患者带来了生的希望。

目前,解决器官短缺问题的重要途径是增加器官捐献的数量,特别是在我国,宣传和教育尤为重要。在个人观念方面,中国人受"身体发肤,受之父母,不可毁损,孝之始也"的传统观念影响,对于死后捐献器官存在抵触心理,这就需要政府相关部门和社会各界共同来推动这项工作的开展,可喜的是,这一工作已经在全国各地起步。在基础研究方面,如果能够突破异种器官移植的免疫及安全问题,或组织工程技术取得重大突破,则有望彻底改变人体器官短缺的现状。

（二）排斥反应

排斥反应是影响器官联合移植和多器官移植受者长期存活的重要原因。虽然各种新型强效免疫抑制剂已经广泛应用,但目前的免疫抑制方案尚无统一的理想方案。理想的方案应是既能防止移植物被排斥,又能减少甚至避免由免疫抑制剂引起的各种不良反应。另外,目前在监测移植物排斥反应方面仍然缺少早期、无创、特异性高的手段,严重阻碍了排斥反应的早期诊断及治疗。

由于多器官联合移植与器官簇移植时一次移植的器官数较多,所以其排斥反应具有特殊性及复杂性。同时,联合移植开展相对较少,导致目前临床经验不足,因此还有很多问题有待探索。例如:

(1)由于移植的器官数目多、体积大,发生移植物抗宿主病(GVHD)的风险是否高于单一器官移植?

(2)同期移植的各器官在发生排斥反应时是同时发生的还是有先后顺序的?

(3)是否存在某一移植器官发生排斥反应而其他的移植器官功能正常?

多器官移植的免疫耐受往往较单个器官更容易实现。以腹腔多器官移植为例,包含小肠移植物的多器官联合移植往往比单纯小肠移植需要更少的免疫抑制剂,发生更少的排斥反应并获得更好的预后。尽管如此,排斥反应仍然是影响多器官移植疗效的重要因素。

(三)各移植器官间的相互关系和作用

器官移植的发展得益于相关学科的深入研究,同样,器官移植的深入研究也促进了相关学科的发展。上腹部器官簇移植治疗腹部恶性肿瘤是基于上腹部器官在胚胎发育过程中存在密切关系的认识,而疗效的提高必须依靠研究者对肿瘤发生、转移以及在这一过程中各个器官之间相互关系认识的提高。由于包含了肝脏的上腹部器官簇移植保留了相邻各移植器官之间的正常解剖关系,与单纯肝移植相比,并发症明显减少,尤其是胆道并发症的发生率大大降低。

免疫耐受是多器官联合移植的优势之一。肝脏是实体器官移植物中最容易达成免疫耐受的器官,因此有观点认为,移植肝的存在保护了其他移植物。也有观点认为,根据免疫耐受理论,移植物与受者免疫能力的平衡才是达成免疫耐受的基础,多器官移植改变了移植物在免疫反应中的弱势地位,或许更有助于达成免疫耐受。相关理论还有待进一步深入研究。

(四)跨学科难点

如今,多器官联合移植在外科技术上已没有太大的难度,实际上是因为固有的外科学科的划分使外科医生不愿"跨界"到自己不熟悉的领域才阻碍了多器官联合移植的发展。心外科、胸外科、泌尿外科、肝胆外科、胃肠外科的划分,使面临多器官联合移植时缺乏主导、组织和动力。为推动多器官联合移植的发展,打破原有的专业划分是必要的。

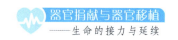
二、展望

多器官联合移植是移植领域中难度最大、技术要求最高、最具标志性的一项技术。器官联合移植和多器官移植在我国已经起步,心肺、胰肾和上腹部器官簇移植已接近或达到国际先进水平。

在提高远期疗效的过程中,仍然面临诸多的困难和挑战,包括器官短缺、排斥反应的早期诊断和治疗、免疫耐受的诱导、感染的预防等。

多器官移植也为医学研究的发展带来了机遇。与单器官移植相比,器官联合移植和多器官移植为研究人类不同器官之间的相互关系和作用提供了最佳的样本和视角,包括移植肝对小肠移植物的保护作用等多种生理现象的观察和研究都是其他研究对象无法提供的。

对此,我国移植工作者应充满信心,勇于承担时代赋予我们的历史使命,和全球的同行们一道努力,去攻克器官移植发展道路上的一座座"堡垒"! 随着我国经济社会的不断发展以及病例和经验的不断积累,相信我国多器官联合移植工作将在今后几年内进入一个新的发展阶段。

(吴建永　卫　强　陈　峻　周之晟)

● 习 题 ···

一、选择题

1. 1 型糖尿病合并终末期肾病最适合进行的移植是[单选题] （　　）

A. 肝肾联合移植　　　　　　　　　B. 胰肾联合移植

C. 胰腺移植　　　　　　　　　　　D. 肾移植

2. 器官簇移植指的是至少几个器官联合移植[单选题] （　　）

A. 3 个　　　　　　　　　　　　　B. 2 个

C. 1 个　　　　　　　　　　　　　D. 以上均对

3. 多器官联合移植中,主张取自同一供者的多器官同期移植,这是为何[单选题]

（　　）

A. 手术难度小

B. 移植后免疫保护,排斥反应减弱

C. 伦理问题

D. 费用问题

二、简答题

简要说明多器官联合移植和分期移植的优缺点。

第十二章　重生途中的荆棘

——移植术后的并发症

第一节　概　述

如前所述,进入 21 世纪后,我国器官移植事业蓬勃发展,以肝移植、肾移植、心脏移植、肺移植为代表的实体器官移植成为治疗终末期器官功能衰竭的最有效手段。移植数量及受者存活率逐步提高,而多器官联合移植以及胰腺移植、小肠移植等也取得了显著进步。近年来,在国家相关政策的大力支持下,我国实体器官移植领域的各个相关方面均取得了系统性的完善,包括器官捐献与分配制度的建立、器官移植伦理制度的建立、手术技术的改良、术后早期重症管理以及术后长期管理的规范化。不同实体器官移植由于受者群体和移植器官种类的不同,呈现出各自的特点,但也具有一定的共性。本章内容将聚焦于各种器官移植术后具有一定共性的并发症,并对其进行介绍,包括移植术后供器官排斥反应、移植术后感染并发症、移植术后代谢并发症、移植术后新发肿瘤,以及移植术后康复的特殊目标与要求。

第二节　移植术后的排斥反应

器官移植是迄今治疗终末期器官功能衰竭最为理想的手段。如何提高移植物和移植受者的长期存活率是移植学研究的主要课题。排斥就是受者的免疫系统对移植器官进行攻击的一种免疫反应,排斥反应是影响移植器官长期存活的独立危险因素。但免疫抑制剂又是一把"双刃剑",一方面需要合理的剂量以保证抗排斥反应的疗效,另一方面需要控制合适的剂量以减轻其不良反应。器官移植受者应遵医嘱规律、规范地进行复查,负责随访的移植科医生则会根据受者的移植器官功能决定复查的频

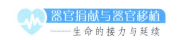
率,制订个体化的复查计划,调整免疫抑制剂用量。一旦出现移植器官功能指标异常等临床表现,首先需要考虑是否发生了排斥反应,并且同时需要明确是否也可能由其他并发症,如血管并发症、感染或移植物质量等原因影响移植器官的功能。根据临床表现采取的一系列检查,如果排除其他因素等,针对排斥反应,一般均需接受进一步的免疫学相关指标、移植器官穿刺病理学指标、与抗体介导的排斥反应相关的抗体水平等检测,从而明确诊断,明确排斥类型与程度,以制定进一步特异性治疗方案,避免移植器官功能进一步恶化。

一、器官移植术后排斥反应

器官移植后发生排斥,根据发生时间和严重程度可分为超急性排斥反应、急性排斥反应、慢性排斥反应等。

(一)超急性排斥反应

超急性排斥反应主要是由抗体介导的排斥反应,属于体液免疫反应范畴,是受者体内预存的针对供者抗原的抗体。该抗体与供者抗原结合后激活补体,继而产生强烈的免疫反应,诱导发生体液免疫反应,在移植器官开放血流后数分钟至数小时内发生,使移植器官迅速失去功能。超急性排斥反应一旦发生,病情进展迅速,很难逆转,十分凶险,往往导致移植失败,保守措施治疗效果往往不佳,急诊再次移植是唯一有效的治疗手段。超急性排斥反应较为罕见。

(二)急性排斥反应

急性排斥反应是最常见的一种排斥反应,一般发生于移植后数天至数月内或数年内,进展迅速。机制包括细胞介导免疫应答与抗体介导免疫应答。细胞免疫应答即受者 T 细胞识别供者同种异体抗原,T 细胞发生活化、增殖和分化,引发一系列免疫反应,最终损伤移植器官。抗体介导的急性排斥反应主要由抗体介导,即 B 细胞介导体液免疫应答。

(三)慢性排斥反应

器官移植术后慢性排斥反应可由多次急性排斥反应所致,也可与急性排斥反应无关,表现为移植器官功能进行性减退,最终导致移植器官功能丧失。

二、器官移植术后免疫抑制剂方案

排斥反应重在预防,随着器官移植的发展,不再追求大而全且强的免疫抑制剂方案,取而代之的是根据器官移植患者免疫抑制方案的基本原则来调整药物的种类与剂量,在达到有效控制排斥反应的基础上,避免或减轻免疫抑制剂相关的并发症。

免疫抑制剂使用的基本原则包括以下几点:

（1）在有效预防排斥反应的前提下，尽量小剂量应用以减少不良反应，减少因免疫功能降低所致的继发感染、代谢病和肿瘤的发生。

（2）采用免疫抑制剂联合用药方案，利用协同作用，增加免疫抑制效果，同时降低其不良反应。

（3）遵循个体化的用药原则，根据不同的个体，或同一个体不同时段以及个体对药物的应答和不良反应调整用药种类和剂量。

（4）通过监测血药浓度来调整用量。

移植后早期发生急性排斥反应的风险较高，一般需要进行免疫诱导治疗，提供高强度的免疫抑制，从而有效减少超急性排斥反应或急性排斥反应的发生，提高移植手术的成功率。诱导的开始时间通常是在术前或术中，术后数日内结束。诱导治疗并非受者免疫抑制治疗必不可少的部分，因器官移植的种类而有所不同，大部分的免疫诱导剂都是抗体类的免疫抑制剂。

器官移植维持期免疫抑制剂的应用目的是预防急性排斥反应，在预防排斥反应与免疫抑制剂逐步减少剂量方面获得平衡，以获得受者和移植物的长期存活。结合供受者组织配型免疫学特点、供受者器官匹配程度、供受者年龄、供器官缺血-再灌注损伤程度、受者依从性以及个体对药物的敏感性和不良反应等因素进行综合评估。常用的药物包括环孢素、他克莫司、吗替麦考酚酯、麦考酚钠肠溶片、西罗莫司、糖皮质激素等。大部分免疫抑制剂都需要监测血药浓度，避免过量或者使用不足。

三、不同器官移植术后排斥反应与移植器官失功的特点

（一）肝移植术后排斥反应与移植肝失功

急性排斥反应是肝移植术后最常见的排斥反应类型，术后数月到1年内是急性排斥反应的高发期，病理活检是金标准。临床可能表现为发热、移植肝区肿痛、嗜睡、腹泻等。实验室检查提示肝功能受损。目前，肝移植术后急性排斥反应的治疗主要包括：①增加他克莫司或环孢素的用量；②大剂量激素静脉冲击治疗；③转换免疫抑制剂，通过调整免疫抑制剂更好地控制排斥反应的发生与发展。肝移植术后超急性排斥反应罕见，一旦发生，往往预后极差，甚至由于强烈的免疫反应风暴而导致患者快速死亡，失去等待二次移植的机会。

随着肝移植术后患者生存期的延长，慢性排斥反应的发生率与重要性受到重视。ABO血型不合、HLA错配的免疫学因素与供肝缺血再灌注损伤、感染等非免疫学因素均可引发移植物的慢性排斥反应，故慢性排斥反应也称为晚期移植物功能丧失。慢性排斥反应早期通常是无症状的肝功能指标升高，继而出现黄疸。对于慢性排斥反应，虽然也可以通过调整免疫抑制剂方案，控制危险因素等进行调整，但到目前为止仍然没有很好的治疗方法，患者往往需再次接受肝移植治疗。

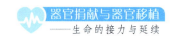

(二)肾移植术后排斥反应与移植肾失功

排斥反应是影响移植肾长期存活的首要独立危险因素，是肾移植领域持续受到关注的临床问题。虽然随着肾移植组织配型技术的普遍开展、免疫诱导期抗体诱导治疗的广泛应用，急性排斥反应在逐渐减少，但肾移植术后排斥反应仍相对高发且具有独特性。

与其他器官移植不同，肾移植术后存在加速性急性排斥反应，多发生在移植后2～5天，是介于超急性排斥反应和急性排斥反应之间的一种排斥反应，严重时可导致移植肾破裂出血、移植肾功能迅速丧失。其病因与超急性排斥反应类似，多由体内预存或新产生的抗体所致，是抗体介导的排斥反应，是影响移植肾近期和远期存活的主要原因。

肾移植术后急性排斥反应，是临床上占比最高的排斥反应类型，急性细胞性排斥反应和体液性排斥反应往往同时存在。通常可用激素冲击、血浆置换、免疫吸附等治疗方法，但治疗效果可能依然欠佳，导致移植肾预后不佳。

肾移植术后慢性排斥反应，一部分可能是抗体介导的体液性因素所致的排斥反应，而另一部分则可能与免疫抑制剂长期使用后导致的慢性毒性作用相关。"慢性移植物肾病"可能更适合这种移植肾状态的描述，也是发生移植肾功能衰竭、移植肾功能丢失的重要原因。

(三)肺移植术后排斥反应与移植肺失功

肺移植术后，移植肺失功是影响肺移植术后患者生存的重要因素。一般将发生在术后72小时内，表现为肺水肿、弥漫性肺泡损伤、急性肺功能损害为主要特点的临床症状体征，称为移植术后早期原发性移植物失功，发生的主要原因包括移植肺的缺血再灌注损伤、感染、抗体介导的免疫损伤（超急性排斥反应）等。通过妥善处理供肺，术中术后的保护性通气等措施可减少原发性移植肺失功的发生。而肺移植术后，还存在慢性移植肺失功，最常见的原因是闭塞性细支气管炎和限制性细支气管炎，定义为持续（至少3周）的不明原因的肺功能减退，是掣肘肺移植术后远期生存率的重要原因。肺移植5年后约一半的患者可发生慢性移植物失功，也是移植3年后患者死亡的主要原因。

(四)心脏移植术后排斥反应与移植心脏失功

心脏移植术后，当出现心功能下降时，首先应考虑与急性排斥反应相关。内膜心肌活检仍是目前诊断的金标准。而移植术后数月、数年出现高血压、心功能下降等表现时，也需要考虑是否发生了慢性排斥反应。病理检查可能发现移植心脏的冠状动脉各分支逐渐出现内膜增厚、弹力层断裂，并有心肌萎缩、区域性纤维化、淋巴细胞浸润。

排斥反应为导致心脏移植术后血管病变的主要原因,已成为影响受者长期存活的重要原因,有报道术后第1、第5、第8年移植血管病变发生率分别为8%、30%、47%。由于移植心脏处于去神经状态,所以患者临床症状可能不典型,胸痛少见,多表现为左心室功能紊乱或心律失常。移植受者发生的冠心病开始于远端末梢血管,向近心端发展,因此经皮血管成形术或冠状动脉旁路移植术常是无效的,往往需要再次进行心脏移植。

心脏移植术后,对免疫抑制剂使用方案的调整是充满挑战性的,除了需控制好排斥反应外,还需考虑免疫抑制剂的药物副作用,以及特殊免疫抑制剂(例如他克莫司、西罗莫司等)是否可以延缓血管病变进程。与肝肾等器官移植倾向于减少或者早期停用糖皮质激素类药物不同,心脏移植术后目前对糖皮质激素撤除与减量的时机仍有争议。长期服用糖皮质激素维持免疫治疗的受者在撤除后数月内发生排斥反应和移植物失功的风险增加,需要高度警惕血管病变的发生。

(五)小肠与胰腺等器官移植术后排斥反应与移植物失功

小肠移植术后急性排斥反应的诊断主要依靠临床观察、内镜检查以及内镜下肠黏膜活检后的病理学诊断。发生急性排斥反应时,临床可观察到的表现包括发热、腹痛、呕吐、肠造口处肠液分泌明显增加甚至有血性液体等。移植小肠发生慢性排斥反应的危险因素主要包括反复的急性排斥反应、缺血损伤等,表现为反复的腹泻以及经久不愈的溃疡,严重的慢性排斥反应纤维化时可见黏膜下层肠道相关淋巴组织明显萎缩,动脉血管分支内膜增生甚至管腔闭锁形成移植小肠的慢性移植物血管病,外膜萎缩与脂肪变。

胰腺移植后排斥反应并不少见。胰腺移植区域压痛、血淀粉酶和脂肪酶水平升高、高血糖等都要考虑是否发生了排斥反应。

近年来,排斥反应的预防与治疗已经取得了明显的进步,并且显著改善了器官移植患者术后的生存情况。但移植免疫学是混杂了多种诱发因素或高危因素,糅合多种免疫机制与途径的复杂体系,不同的器官移植既存在大一统的免疫学基础,同时又各具鲜明个性与特点。近年来的研究发现,部分器官移植受者对同种异体移植物具有免疫耐受现象,也能观察到临床逐步最小化免疫抑制剂的过程中存在撤除免疫抑制剂的可能。目前的研究尚无可靠的指标识别耐受患者,但已发现在操作性免疫耐受肝移植受者中存在独特的外周血转录模式,该表达模式的差异与免疫反应有关,可能成为将来免疫耐受诊断的基础。时至今日,我们的移植医学依然没有达到足够有效控制排斥反应、保护供器官、保证器官移植术后的受者长期生存的满意目标,仍需不断研究与探索。

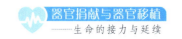
第三节　移植术后感染并发症

在过去的几十年里,器官移植受者的预期寿命和生活质量均有了显著的提高,源于更有效和更安全的免疫抑制药物的开发与使用,以及在各种指南下优化使用针对微生物的预防或诊疗策略。移植患者通常在移植前就已长时间暴露在医疗环境中,经常需要有创的诊断和治疗,并且反复暴露于广谱抗生素下,移植后接受短期与长期免疫抑制治疗,对受者的免疫体系的抑制,导致移植术后患者尤其容易发生感染。由于手术方式、患者特点以及供者来源的感染等并不相同,各器官移植术后感染的常见病原体、部位与临床表现等也不相同,但均对患者的生存产生了严重的影响。感染是所有器官移植术后早期最常见的并发症和威胁到早期存活率的最重要因素之一。

一、器官移植术后细菌感染:耐药细菌感染形势严峻

(一)器官移植术后耐药细菌感染概况

感染按病原体划分,主要包括细菌、真菌、病毒感染。与普通患病人群感染的病原体分布与比例类似,在各种器官移植术后的感染发生率最高的也是细菌感染,尤其是近年来,许多革兰阳性和革兰阴性细菌对多种抗生素产生耐药性的情况日益常见,比如革兰阳性菌中的耐甲氧西林金黄色葡萄球菌和耐糖肽类肠球菌,革兰阴性菌中的耐碳青霉烯类肠杆菌,包括铜绿假单胞菌、鲍曼不动杆菌、肺炎克雷伯菌等。部分耐药菌已经形成耐药性,它们导致的感染在一些医疗机构中常见且难治,同样也是危及患者生命的重要危险因素。

细菌对不同抗生素产生耐药性的原因多种多样,大部分可以通过染色体基因突变的选择来解释。最常见的机制是位于移动遗传元件(质粒、转座子)中的外源基因的获得,其中,编码超广谱 β 内酰胺酶(extended-spectrum β lactamases,ESBL)、耐碳青霉烯类的基因发挥了关键作用。为了区分细菌耐药的严重程度,根据涉及医疗相关感染的耐药菌中观察到的获得性耐药的不同模式,耐药菌分为以下三类:耐多药(multi-drug resistance,MDR):对 3 种或 3 种以上抗菌药物不敏感(中介或耐药)。泛耐药(extensive drug resistant,XDR):细菌对常用抗菌药物几乎全部(除少数几种外)耐药。全耐药(pan-drug resistant,PDR):对所有抗菌药物类别的所有制剂不敏感。

根据不同移植中心初步统计的数据,20%~50%的器官移植患者发生感染是由多重耐药细菌引起的,在肝移植、肾移植、胰腺移植等移植术后的感染中,大约有 75%

是产 ESBL 的肠杆菌科细菌,这类细菌感染的高危因素包括肝衰竭、最近 3 个月使用过抗生素、肿瘤、长期住院、高龄等。人的消化道就是产 ESBL 的肠杆菌科的主要来源,因此,患者自身的肠道细菌定植也是导致感染的高危因素之一。在对具有上述特征的器官移植患者构建感染预防与治疗的系统方案时,务必兼顾所有危险因素,调整用药种类以及用药方式,以达到有效控制感染的目的。

(二)器官移植术后细菌感染治疗

以治疗产 ESBL 肠杆菌科细菌为例,在大部分的实体器官移植术后,具有上述高危细菌感染危险因素的移植术后患者的抗生素选择中,碳青霉烯类通常被认为是一线治疗药物。头孢他啶-阿维巴坦对产 ESBL 肠杆菌科细菌同样具有可接受的活性。其他具有抗菌活性的药物包括黏菌素、磷霉素和替加环素等。但抗生素均具有不同的药物代谢动力学与药物起效活性的特点,因此,根据患者器官功能的状态与感染的部位,选择合适的抗生素种类与剂量、使用频率,以及是否选择联合应用多种抗生素,是降低药物不良反应、改善抗感染治疗有效率与降低感染死亡率的重要手段。

对于器官移植术后的患者,应尽早给予经验性抗生素治疗,根据病原体培养、药敏试验等结果确定最终治疗方案。如上所述,产 ESBL 肠杆菌可选用碳青霉烯类、β内酰胺类/β内酰胺酶抑制剂合剂、头孢霉素类等进行治疗;耐碳青霉烯类肠杆菌可选用头孢他啶-阿维巴坦单药/联合氨曲南,或以黏菌素为基础的两药/三药联合治疗;耐甲氧西林金黄色葡萄球菌可选用万古霉素、利奈唑胺或达托霉素治疗;耐万古霉素肠球菌可选用利奈唑胺或达托霉素治疗。

吸入抗生素是治疗耐多药细菌呼吸道感染的一种有效选择。通过特殊的雾化吸入器,药物可以最大限度地被输送到气道,增加局部药物浓度,并且减少抗生素全身暴露量和副作用。目前用于吸入的抗生素种类主要包括黏菌素、庆大霉素、阿米卡星等。抗生素吸入效果与采用的雾化装置以及吸入方式同样密不可分。抗生素吸入前使用支气管扩张剂,以降低相关支气管痉挛产生的风险。振动筛孔雾化器结合了超声雾化的特点,采用超声振动薄膜使之剧烈振动,同时通过挤压技术使药液通过直径固定的微小筛孔,形成无数细小颗粒释出,与普通雾化相比,振动筛孔雾化有利于药液达到更深的气道位置。

需要强调的是,器官移植术后感染的大部分情况属于外科感染范畴,即手术部位感染,所以需要充分重视外科清创和引流在治疗移植术后感染中的重要性和必要性。移植术后有可能发生手术切口感染,出现局部发红、肿胀、发热、疼痛;而胸腹腔的深部组织切口、器官或腔隙感染则更为常见,且常与血肿、尿漏、胆漏、胰漏以及乳糜漏等相关。对于与外科手术相关的浅表切口或者深部组织、器官或腔隙感染,均需重视引流、清创,采用介入或外科手段(经内镜逆行性胰胆管造影术、肝脓肿穿刺、腹腔穿

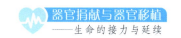

刺、双 J 管引流、纤维支气管镜、胸腔穿刺等)干预,解除吻合口漏和充分引流是抗感染治疗的关键。

二、器官移植术后真菌感染

器官移植术后,一般使用侵袭性真菌病描述真菌感染。真菌感染是指真菌侵入人体,在组织、器官或血液中生长、繁殖,并导致炎症反应及组织损伤的疾病。"感染"着重描述的是病原菌与宿主的一种共存状态,而"病"描述的则是病原菌在体内侵袭、繁殖造成器官组织损伤的病理现象,反映的是一种机体的发病状态,以区别真菌与人体的共存与导致疾病的病理状态。侵袭性真菌病也是器官移植术后危及患者生命的重要原因。近年来,随着诊疗水平的不断提高,新型免疫抑制剂的不断更新,以及真菌耐药形势的不断变化,器官移植术后侵袭性真菌病的发生模式也发生了显著的变化。2009 年,中华医学会器官移植学分会制定了《实体器官移植患者侵袭性真菌感染的诊断和治疗指南》,并于 2017 年进行修订。中华医学会器官移植学分会结合国内外近期临床证据,于 2019 年再次制定了《器官移植患者侵袭性真菌病临床诊疗技术规范》。

国内外流行病学调查显示,器官移植患者术后真菌感染病原菌以念珠菌、曲霉菌和隐球菌等最为多见。以肺移植手术为例,肺移植术后曲霉菌感染的比例可达 44%～63%,最常见的病原体为烟曲霉,其次为黄曲霉、黑曲霉和土曲霉,与肺移植术后支气管吻合口缺血或支架置换、急性排斥反应、单肺移植、移植前或移植后 1 年内曲霉菌定植、移植物慢性失功等密切相关。

由于器官移植患者免疫功能低下,侵袭性真菌感染具有"两高两低一早"的特点,即感染率和病死率高、临床诊断和实验室诊断率低、发病早。侵袭性真菌感染常常没有特异性临床表现及较低的实验室检验阳性结果,因而不易及时准确地诊断。一旦发生侵袭性真菌病,往往病情进展迅速,轻者影响受累器官或移植物功能,重者甚至威胁受者的生命。因此,真菌感染的合理预防在移植术后显得尤为重要,并且严密观察真菌感染的变化情况,及时更换治疗方案。对于不同的器官移植类型,预防用药针对的菌属也不同。一般来讲,肺移植术后真菌的预防主要针对曲霉菌,而其他器官移植患者的预防用药主要针对念珠菌,但患者移植术前的病情危重程度、有无真菌定植等高危因素,同样影响着预防性抗真菌药物的选择。例如,对于存在高危因素的肝移植受者,使用抗真菌药物进行预防,推荐用药包括卡泊芬净、伏立康唑、泊沙康唑、艾沙康唑、氟康唑等。肺和心肺联合移植受者,针对以下 6 类高危人群进行系统性抗真菌预防:①肺移植前后存在曲霉菌或其他真菌定植者;②在获取供肺后发现曲霉菌感染证据者;③术前或术后存在鼻窦真菌感染证据者;④单肺移植的患者;⑤术后早期存在气道吻合口问题者,如吻合口漏、吻合口狭窄等;⑥巨细胞病毒感染或巨细胞病毒肺炎者。针对上述 6 类高危人群,在两性霉素 B 雾化吸入的同时予以伏立康唑、泊沙康唑、艾沙康唑等作为系统性抗真菌药物预防。

器官移植患者一旦发生侵袭性真菌病,往往进展迅速,除了及时针对病原真菌调整抗真菌药物外,还需要减少免疫抑制剂的使用,以调节患者的免疫功能,增加抗真菌感染治疗的成功率。

三、器官移植术后病毒感染

(一)器官移植术后巨细胞病毒感染

器官移植术后患者受各种病原体的感染中,病毒感染也是重要的一类,其中以巨细胞病毒感染最为常见。巨细胞病毒是一类常见的疱疹病毒,免疫功能正常人群感染后,通常表现为短时间的发热或无症状,此后病毒会在多种细胞中呈终身潜伏状态,成为再次活化的源头。器官移植术后,患者处于免疫抑制状态,可能发生病毒活化与感染,潜伏在供者体内的巨细胞病毒也能够随着移植器官迁移至受者体内并被重新激活。巨细胞病毒的危害在于,既可以直接活化播散入血后导致巨细胞病毒综合征或影响器官功能,也可以间接增加其他病原体如细菌、真菌和其他病毒感染的风险,甚至诱发排斥反应、移植物功能丧失、全身微血管病变及冠状动脉病变(心脏移植受者)等。肺、小肠、胰腺移植受者比肾、肝移植受者危险性更高。

巨细胞病毒的预防包括普遍性预防或抢先治疗策略。前者是在移植后一个特定时期(通常是 3 个月内)对所有巨细胞病毒感染高危患者进行抗病毒预防;后者则是在实验室检查结果阳性或临床迹象表明存在早期巨细胞病毒复制(如特定的病毒载量)的情况下实施抗病毒治疗,目的是防止无症状巨细胞感染或血症向巨细胞疾病进展。不同的器官移植,预防的方式方法、持续时间与强度要求也是不同的,肾、肝、胰腺、胰肾联合移植要求对高危受者采用普遍性预防,心、肺、心肺联合移植要求所有受者均推荐普遍性预防。治疗巨细胞病毒的一线抗病毒药物为静脉滴注更昔洛韦以及后续口服更昔洛韦。但目前由于广泛采用更昔洛韦而导致耐药的巨细胞病毒越来越普遍。通过病毒耐药表型和基因型检测可以进一步明确巨细胞病毒有无耐药发生。但对于更昔洛韦耐药的巨细胞病毒感染治疗方案十分有限,包括降低免疫抑制剂用量、应用巨细胞病毒特异性免疫球蛋白、加大更昔洛韦用量、换用或联合使用其他的抗病毒药物,如磷钾酸钠、西多福韦等。

(二)器官移植术后乙型肝炎病毒感染

人体对乙肝病毒普遍易感,乙肝病毒主要传播途径包括血液传播(输血和血制品)、母婴传播(分娩和哺乳)、性接触传播、密切接触传播、吸毒者或医源性传播。对于器官移植受者,具有乙肝病毒传播的特殊性,包括供者来源的乙肝病毒感染以及受者既往有乙肝病毒感染的情况,均可导致术后病毒再激活,具体包括:①受者体内残余病毒导致的再感染;②供器官携带乙肝病毒;③输血或血液制品存在病毒污染;④术后与感染人群接触导致的再次感染;⑤术后应用免疫抑制剂增加病毒再次感染的风险。

移植术后乙肝病毒感染引起的临床病程多样,可为无症状携带状态,也可以引起急、慢性肝炎、肝硬化,或诱发肝细胞癌(肝癌)。近年来,多种核苷(酸)类似物如恩替卡韦、替诺福韦、替比夫定、阿德福韦酯、丙酚替诺福韦的出现,为器官移植术后乙肝病毒感染的预防和治疗提供了更多的选择。

(三)器官移植术后丙肝病毒感染

人类是丙肝病毒的唯一自然宿主。在欧美国家,约50%的肝移植患者术前存在丙肝病毒感染。肾移植受者感染丙肝病毒的途径大多是血液透析,其他途径包括输血、性接触传播、母婴传播及滥用针头等。丙肝病毒再感染对肝移植术后的患者,临床表现相对较轻并且多样,可能会迁延为移植后慢性肝炎、肝硬化或肝衰竭,部分受者可进展为肝癌。丙肝病毒感染对肾移植术后的患者,极易诱发移植肾的蛋白尿、移植肾肾小球肾炎、移植后糖尿病、排斥反应等。

器官移植术后丙肝病毒感染的直接抗病毒药物(direct-acting antiviral agents, DAAs)治疗(以索非布韦＋雷迪帕韦合剂为代表)用于治疗移植术后丙肝病毒再次感染的有效性和安全性已经得到证实,且随着索磷布韦维帕他韦(丙通沙)的上市,我国丙肝治疗已进入泛基因时代。

(四)器官移植术后 BK 病毒、微小病毒感染

BK 病毒是乳头状多瘤空泡病毒科、多瘤病毒家族的一种亚型,可能经呼吸道或口腔传播。健康成人中的感染率高达82%,且绝大部分患者终生都不会出现明显的感染症状,但会一直潜伏在泌尿系统上皮细胞中。器官移植尤其是肾移植后,潜伏在泌尿系统上皮细胞和肾小管上皮细胞中的病毒被激活,大量复制的病毒颗粒从尿路中排泄,形成 BK 病毒尿症。并且,随着感染进展,大量子代病毒复制,组织发生免疫性、炎症性浸润;肾小管上皮细胞脱落和局部基底膜暴露,病毒破坏肾小管毛细血管后进入血液,形成 BK 病毒血症,进一步导致肾小管萎缩和间质纤维化。除肾移植外,其他器官移植受者罕见 BK 病毒感染。

HPV-B19 是目前已知的唯一能引起人类疾病的微小病毒属成员。HPV-B19 进入宿主细胞后,在细胞核内进行复制,病毒的直接作用或病毒蛋白介导的细胞毒性反应导致人体红细胞生成减少、贫血以及肝脏和肾脏等器官的损伤。因此,当器官移植受者出现不明原因的持续性贫血、发热,且伴有网织红细胞减少症和促红细胞生成素缺乏时,需要高度怀疑发生了 HPV-B19 的感染,病毒学检测可以明确诊断。

目前,尚无治疗上述机会性病毒感染的特异性抗病毒药物推荐,部分药物也处在临床研究或尚需大样本的临床药物试验的结果支持阶段。但对于实体器官移植后感

染的患者,静脉应用免疫球蛋白与调整免疫抑制剂方案,降低免疫抑制剂用量,有助于提高抗病毒治疗的效果和治愈率。

(五)器官移植术后新冠病毒感染

2019 年 12 月 31 日,中国疾病预防控制中心向世界卫生组织发布了同一地区多起不明原因肺炎病例的报告。2020 年 1 月 9 日,中国科学家团队将一种新型冠状病毒的整个序列(WHO0901)与世界卫生组织和全球共享流感数据倡议组织网站共享。这种病毒被命名为 2019 新型冠状病毒(2019-nCoV)。器官移植患者因为需要长期服用免疫抑制剂,其免疫力较正常人群显著降低,虽然移植患者的 COVID-19 诊断与正常人群并无不同,但免疫力降低导致的临床反应迟滞或隐匿,其临床表现可能"不典型",及时诊断有难度。对可疑 2019-nCoV 暴露史并出现症状的移植术后受者,均建议行肺部 CT 检查。对于可疑感染的患者,如果移植器官的功能稳定,排斥反应风险低,应酌情减少免疫抑制剂剂量或种类。若病情较重且肺部 CT 检查有典型、较广泛的阳性表现,则应立即停用所有免疫抑制剂。器官移植患者的肝肾功能储备一般偏低,故不建议同时使用 2 种及以上抗病毒药物,治疗期间还必须密切关注肝肾功能变化以及抗病毒药物对免疫抑制剂浓度的影响。相比于普通人群,器官移植术后的新冠病毒感染治疗更具挑战性。

四、不同器官移植术后感染的特点与处理

(一)肝移植术后感染

肝移植术后感染腹膜炎、移植肝脓肿、胆管炎等的发生率为 11.0%~32.7%。其最常见的病原体是革兰阴性菌(以肠杆菌为主)。近年来,多重耐药菌感染率显著增高,主要包括产 ESBL 肠杆菌、耐碳青霉烯类革兰阴性杆菌和耐万古霉素肠球菌。肺炎克雷伯菌和鲍曼不动杆菌对碳青霉烯类耐药率显著上升,分别为 24.2% 和 73.4%。

感染的高危因素除高龄、营养不良等各器官移植共有的危险因素外,还需重点关注受者在术前是否发生过肝衰竭、供肝传播的感染、有无行胆肠吻合,在术后有无发生过胆漏等肝移植特异性危险因素。

所有肝移植手术均需预防性使用广谱抗生素,原则上应覆盖革兰阴性杆菌,兼顾革兰阳性球菌和真菌,可选用 β 内酰胺类/β 内酰胺酶抑制剂合剂,联合万古霉素及抗真菌类药物,并根据病原学检查及时调整用药。

(二)肾移植术后感染

肾移植术后革兰阳性菌感染较为多见,包括金黄色葡萄球菌、凝固酶阴性的葡萄球菌和肠球菌。受者术前慢性肾小球肾炎病史、术后输尿管漏、移植肾污染等是肾移植特异性危险因素。由于肾移植供者条件复杂,预防方案建议根据供者感染风险、受

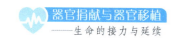

者实际状况、免疫诱导措施、所在移植医院耐药菌的流行病学特征等进行综合判断,适度升级强化。

(三)肺移植术后感染

我国肺移植感染常见病原体以革兰阴性菌为主,真菌感染亦不少见,混合感染比例高。需重点关注受者胸骨切开史、出血导致的再开胸探查等肺移植特异性危险因素,并重视供者来源的感染。抗感染用药应使用广覆盖的策略,建议覆盖革兰阴性杆菌,兼顾革兰阳性球菌和真菌;如果供受者既往有真菌定植或感染史,可考虑使用具有抗曲霉活性的三唑类药物。

(四)心脏移植术后感染

严重的心脏移植术后感染包括胸骨感染、纵隔感染、化脓性心包炎等。胸骨和纵隔感染病情严重,病死率高达 $14.0\%\sim31.0\%$,需尽早诊断、尽早治疗,除了使用抗生素外,还必须进行充分冲洗、通畅引流。心脏移植主要病原体包括凝固酶阴性的葡萄球菌、金黄色葡萄球菌(包括 MRSA)、肠球菌和假丝酵母菌。需要注意的是,既往发生过心室辅助装置(ventricular assist device,VAD)相关感染的心脏移植受者,抗生素应覆盖感染过的病原体。

(五)小肠移植与胰腺移植以及多器官移植术后感染

常见的感染病原体包括革兰阴性杆菌、阳性球菌、厌氧菌和真菌,其中以肠杆菌、假单胞菌、肠球菌、假丝酵母菌最为多见。混合感染常见($>50.0\%$),多重耐药菌感染占 50.0%,其中产 ESBL 肠杆菌等多重耐药菌的感染近年来呈不断升高趋势,且与术后早期死亡密切相关。术后出现胃肠漏等是小肠/多器官移植感染的特异性危险因素。移植后早期即给予覆盖革兰阴性菌、阳性菌、厌氧菌和真菌的抗生素,需要关注甲硝唑等厌氧菌类抗生素的使用。

五、感染的预防

随着医学的不断发展,对疾病的认识也由被动接受治疗转向主动预防。任何感染都需要积极预防,从而降低感染的机会。若发生感染,则应尽快控制感染源,切断传播途径。预防感染要从移植前等待期间开始,拟行移植的低体重患者术前需尽量改善营养状态;积极治疗移植术前患者已存在的感染;围手术期使用的抗生素,要充分考虑患者在既往半年内的感染以及用药史,且需要就诊医疗机构与地区的感染分布特征相关;尽量减少术中出血及输血;术中严格遵守无菌原则;免疫抑制剂使用遵循个体化和最小化原则;此外,应严格评估供者状态以防供者来源性。预防措施还体现在患者自身的防护上,在机会性病毒感染过程中,好的防护才是降低感染率的最重要的手段。

第四节 移植术后代谢并发症

移植术后代谢并发症是各种器官移植术后常见的并发症之一,包括糖尿病、高血压病、血脂异常、肥胖症、高尿酸血症等。代谢病具有同时存在且互相影响的特点,而具备糖尿病、高血压病、血脂异常和肥胖症这4项中的3项及以上者可诊断为代谢综合征。代谢并发症是影响器官移植术后受者长期生活质量和存活时间的重要因素之一,也是心血管疾病、脑血管疾病、感染、慢性肾脏病等的诱发因素,因此越来越受到医疗界的重视。近年来,中国医师协会和中华医学会发布了多个与器官移植术后代谢并发症相关的管理指南和专家共识:《中国肝移植受者代谢病管理专家共识》《中国移植后糖尿病诊疗技术规范》《中国器官移植受者的高血压诊疗指南》《中国器官移植受者血脂管理指南》《实体器官移植受者血脂管理规范》《中国肾移植术后高尿酸血症诊疗技术规范》。器官移植术后代谢并发症发生率高于普通人群,这与免疫抑制剂的长期使用关系密切,不同类型免疫抑制剂对各种代谢病的影响不同,具体见表12-1。因此,针对受者的个体情况,科学使用免疫抑制剂,在保证移植器官功能正常的前提下,争取免疫抑制剂最小化,是预防器官移植术后代谢并发症的关键措施。

表 12-1 免疫抑制剂对代谢病的影响

	糖尿病	高血压病	血脂异常	肥胖症	高尿酸血症
糖皮质激素	+++	+++	++	+	－
环孢素	+	+++	++	+	++
他克莫司	++	++	+	+	++
西罗莫司	+	－	+++	－	－
霉酚酸类	－	－	－	－	－

备注:"＋"越多代表影响越大,"－"代表没有影响。

一、移植术后糖尿病

(一)定义和诊断

器官移植术后糖尿病(post-transplant diabetes mellitus,PTDM)是指器官移植术后发现的糖尿病,理论上包括既往存在的糖尿病和移植后新发糖尿病(new-onset diabetes mellitus after transplantation,NODAT)。因部分移植受者术前未进行规范的糖尿病诊断,不能确定糖尿病是否为移植术后新发生的,故近年来以 PTDM 统一表示移植后糖尿病。

PTDM 的诊断参照 2019 年美国糖尿病协会(American Diabetes Association, ADA)制定的糖尿病诊断标准:空腹血糖(fasting plasma glucose,FPG)≥7.0mmol/L, 或餐后 2 小时口服葡萄糖耐量试验(oral glucose tolerance test,OGTT)血糖≥11.1mmol/L,或糖化血红蛋白(glycated hemoglobin A1c,HbA1c)≥6.5%,或有典型高血糖症状或高血糖危象的患者,随机血糖(random plasma glucose,RPG)≥11.1mmol/L。由于器官移植术后使用糖皮质激素、应激、感染等多种因素的影响,很多受者在术后早期出现糖耐量异常甚至达到糖尿病的诊断标准,但随着机体状态的改善、糖皮质激素使用量的减少、运动量的增加,部分受者高血糖状态可以逆转,并非所有术后高血糖的受者最终都转归为 PTDM,故建议 PTDM 的诊断延迟到受者情况稳定,免疫抑制剂方案调整至日常维持剂量时。

(二)流行病学和危险因素

文献报道的 PTDM 发生率为 2%～50%,较大的发病率差异可能与不同器官移植种类、不同移植中心筛查手段,以及不同免疫抑制剂使用方案有关。肝移植术后 PTDM 发生率为 30%～40%;肾移植术后 1 年 PTDM 发生率为 31.4%,5 年 PTDM 发生率为46.3%。PTDM 的发病机制包括胰岛素敏感性降低和 β 细胞功能减退,移植相关多种因素参与其中,如移植术前原发病(终末期肝硬化、终末期肾病)、免疫抑制剂使用、糖尿病家族史、年龄、种族、体重指数过高、供受者基因多态性等。免疫抑制剂中糖皮质激素和他克莫司是最重要的危险因素,而环孢素、西罗莫司、依维莫司、霉酚酸等对血糖的影响则相对不明显。

(三)预防和治疗

PTDM 的发生增加器官移植术后排斥反应、感染、心脑血管事件和死亡风险。推荐器官移植术后血糖控制目标为:空腹血糖＜6.7mmol/L(120mg/dL),餐后 2 小时口服葡萄糖耐量试验血糖为8.88mmol/L(160mg/dL)或糖化血红蛋白(HbA1c)＜7%。饮食疗法及改善生活方式是预防和治疗 PTDM 的基础,包括锻炼和减重(若受者肥胖),同时调整免疫抑制剂方案。免疫抑制剂方案的调整需以移植器官功能正常为前提,即在不增加排斥反应的情况下进行。糖皮质激素最小化及霉酚酸联合他克莫司减量的方案有助于减少器官移植术后 PTDM 的发生。血糖长期控制不佳的器官移植受者,建议将他克莫司转换为环孢素。对于通过改变饮食习惯、加强运动以及调整免疫抑制剂方案等方法均未能有效控制血糖的 PTDM 受者,需给予胰岛素或口服降糖药物治疗。可根据肾功能选择口服降糖药物:二甲双胍或磺酰脲可用于肾功能正常的器官移植受者;在肾功能受损的情况下,首选磺酰脲类药物(如格列吡嗪和格列美脲)。

二、移植术后高血压病

(一)定义和诊断

《中国高血压防治指南》(2010年版)对普通人群推荐收缩压/舒张压＞140/90mmHg为高血压病诊断阈值,而对合并糖尿病和慢性肾脏病者建议以收缩压/舒张压＞130/80mmHg为诊断阈值。器官移植术后高血压病的诊断目前尚缺乏高级别的证据支持,根据2016年发布的《中国器官移植受者的高血压诊疗指南》,我国器官移植受者应以收缩压/舒张压＞130/80mmHg为高血压诊断阈值,实际应根据临床情况制定个体化目标,即对合并糖尿病、肥胖、慢性肾脏病的器官移植术后受者,高血压诊断阈值需适当降低。2017年,欧洲COMMIT(consensus on managing modifiable risk in transplantation)共识推荐肝移植受者术后血压控制目标值为130/80mmHg,肾损伤的肝移植患者高血压的控制目标应在125/75mmHg以下。

(二)流行病学和危险因素

器官移植术后高血压病的发生率高达70%～90%,其中,肝移植术后超过50%的受者会发生高血压,并随着生存时间的延长发生率逐年上升,约有47%的肝移植受者高血压发生在移植术后1～3个月内;肺移植术后高血压发生率为19.4%,术后3年内升至70.1%;而肾移植和心脏移植受者术前高血压发病率原本即较高,移植术后部分受者血压值可能得到改善,但也有部分受者高血压持续甚至出现新发高血压。器官移植术后高血压病发生的危险因素除了普通人群的高血压病危险因素(包括肥胖、吸烟、家族史、代谢综合征)外,还需重点关注以糖皮质激素、他克莫司、环孢素、西罗莫司为代表的常用免疫抑制剂的致高血压作用。其中,糖皮质激素和环孢素导致高血压的风险较高。另外,肾移植受者由于供肾体积过小或发生移植肾动脉狭窄,也易导致术后高血压。

(三)移植术后高血压病的预防与治疗

器官移植术后高血压病是器官移植受者术后出现慢性肾脏病(包括移植肾损伤)、心脑血管意外、慢性移植物血管病的重要危险因素,故需引起重视。通常来说,高血压病的控制目标是要求血压低于其诊断阈值。改善生活方式是预防和治疗器官移植术后高血压病的基本手段,采取健康的生活方式普遍适用于高血压患者以及血压正常者,主要措施包括减少钠盐摄入、增加钾盐摄入、控制体重、戒烟、不过量饮酒、适量体育运动、减轻精神压力、保持心理平衡等。在改善生活方式的基础上,科学合理使用免疫抑制剂,在移植器官不发生排斥反应的前提下,做到免疫抑制剂最小化和个体化。肝移植由于免疫特惠效应,其对免疫抑制剂的依赖程度低于其他种类器官移植,根据2019年发布的《中国肝移植受者代谢病管理专家共识》,霉酚酸联合减量钙调磷酸酶抑制剂类药物(CNIs)方案可以使肝移植术后新发高血压病的风险明显下降,而无激素或激素早期撤除方案也能显著降低肝移植术后新发高血压病的发生率。而对于其他器官移植受者,通常认为,以 CNIs 或糖皮质激素为主的剂量调整能在一定程度上缓解移植术后高血压,但可能增加急性排斥反应的风险,临床上应进行个体化评估,平衡收益和风险。

三、移植术后血脂异常

(一)定义和诊断

根据我国于 2019 年发布的《实体器官移植受者血脂管理规范》以及《中国肝移植受者代谢病管理专家共识》,血脂异常是指血液中总胆固醇(total cholesterol,TC)、甘油三酯(triglyceride,TG)、低密度脂蛋白胆固醇(low density lipoprotein cholesterol,LDL-C)含量超过正常标准,或高密度脂蛋白胆固醇(high density lipoprotein cholesterol,HDL-C)含量低于正常标准,即 TC≥5.18mmol/L(200mg/dL),TG≥1.7mmol/L(150mg/dL),LDL-C≥3.37mmol/L(130mg/dL),HDL-C<1.04mmol/L(40mg/dL)。

(二)流行病学和危险因素

我国实体器官移植术后血脂异常发生率为 40%～80%,其中,肾移植术后血脂异常发生率高达 80%,肝移植术后血脂异常发生率为 40%～66%,远高于普通人群。高血压、糖尿病、肥胖、吸烟、高龄、饮食习惯、遗传因素、家族史等普通人群血脂异常的危险因素,同样适用于器官移植受者。与移植相关的危险因素主要为免疫抑制剂对血脂代谢的影响,其是导致血脂异常的最主要因素之一,尤其是西罗莫司、CNIs 以及糖皮质激素的使用。此外,不同的 CNIs 药物对血脂的影响也不同,环孢素对血脂影响较他克莫司明显,而西罗莫司对血脂的影响比激素和 CNIs 更大。

(三)预防和治疗

血脂异常是引起动脉硬化性心血管疾病(atherosclerotic cardiovascular disease,ASCVD)的主要因素。ASVD 导致的冠心病和脑卒中已成为实体器官移植术后非移植物相关死亡的重要原因,而移植心脏血管病变亦是心脏移植术后 3～5 年患者死亡的主要原因。血脂异常多与糖尿病、高血压病、肥胖等其他代谢病同时存在,给受者生活质量、远期存活率带来极大困扰,故需引起重视。实体器官移植受者血脂异常的治疗目标为 LDL-C<2.59mmol/L(100mg/dL),对于存在多个心血管危险因素的移植受者,目标血脂水平 LDL-C<1.8mmol/L(70mg/dL)。血脂异常的预防和治疗需在调整饮食和生活习惯的基础上进行,在生活习惯层面评估个体发生血脂异常的危险因素,并进行积极调整和干预。例如,戒烟、限盐、限制饮酒量;减少饱和脂肪酸和

胆固醇的摄入，选择能够降低 LDL-C 的食物，如植物甾醇和可溶性纤维；肥胖者减轻体重 5%～10%；有规律地进行中等强度的体育锻炼，以达到每日至少消耗 836.8kJ 热量。免疫抑制方案的调整在血脂异常治疗中也非常重要，应考虑减少或撤除激素，谨慎使用西罗莫司，对于难治性血脂异常，或确定由免疫抑制剂导致的血脂异常，应调整免疫抑制方案，由西罗莫司或环孢素引起者，则建议停用西罗莫司及环孢素，更换为他克莫司。联合霉酚酸类药物有助于减少上述药物的用量，并减少排斥反应的发生。通常来说，由免疫抑制剂导致的血脂异常，经过免疫抑制方案的调整多数可控制和逆转。若通过上述手段干预 3～6 个月仍不见效者，则建议开始药物治疗。他汀类是器官移植术后治疗血脂异常的首选药物，但需密切监测肝功能和免疫抑制剂血药浓度；单纯高甘油三酯血症者，首选鱼油治疗，如效果不理想，则可加用非诺贝特。

四、移植术后肥胖症

(一)定义和诊断

肥胖症是常见的代谢病，是指脂肪过多储存于体内，且其含量超过正常生理需要量，导致超重和肥胖。世界卫生组织定义的肥胖症诊断标准为：体重指数(BMI)≥30 kg/m²。根据 BMI 数值对肥胖症进行分级诊断：1 度肥胖(30kg/m²≤BMI<34.9 kg/m²)、2 度肥胖(34.9kg/m²≤BMI<40kg/m²)、3 度肥胖(BMI≥40kg/m²)。

(二)流行病学和危险因素

我国器官移植术后肥胖症发生率尚缺少大样本数据，文献报道成人肝移植术后 1 年和 3 年肥胖症的发生率分别为 23.7% 和 30.6%；儿童肝移植术后 1 年和 3 年肥胖症发生率分别为 19% 和 18%。肥胖本身就是其他代谢病如糖尿病、高血压病、高脂血症的危险因素，肥胖和其他相关代谢病导致器官移植受者罹患心脑血管疾病和感染的风险增加，故器官移植术后新发肥胖症的患者整体生存率会降低。肥胖主要由遗传、饮食、生活习惯、心理等多种因素的相互作用而引起。免疫抑制剂中，糖皮质激素的使用时间和剂量是导致受者体重增加的重要原因，也有研究显示，服用他克莫司的受者比服用环孢素者更容易增重。

(三)预防和治疗

与普通人群无异，器官移植术后肥胖症的治疗目标为 BMI<25kg/m²。肥胖症的预防和治疗，同样强调饮食和生活习惯的调整，科学饮食和锻炼显得非常重要。不同于其他几种代谢病，免疫抑制剂对肥胖症的影响较小，但必要时也要对免疫抑制方案做出调整。当上述手段无效时，可考虑采用外科手术的方式减重，但这种方式在器官移植受者中的报道较少。

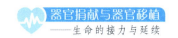

五、移植术后高尿酸血症

(一)定义与诊断

高尿酸血症是指嘌呤代谢紊乱导致的血尿酸增多而引起的一种代谢病。器官移植后高尿酸血症诊断标准同普通人群,即在正常嘌呤水平的饮食条件下,非同日两次空腹血尿酸水平,男性和绝经后女性>420μmol/L,非绝经后女性>360μmol/L。

(二)流行病学与危险因素

肝移植术后及肾移植术后高尿酸血症发病率分别为14%~53%和40%~60%。高尿酸血症可致痛风、肾尿酸结石及肾损伤(包括移植肾损伤),也可增加心脑血管疾病的发生风险,是影响器官移植受者长期存活的因素之一。肥胖、糖尿病、男性、高钙血症、使用利尿剂等是移植后高尿酸血症的危险因素。而以环孢素和他克莫司为代表的CNIs具有明显的致尿酸升高副作用,尤以环孢素为明显,是器官移植后高尿酸血症发生的最常见原因。

(三)预防和治疗

根据2019年发布的《中国肝移植受者代谢病管理专家共识》和《中国肾移植术后高尿酸血症诊疗技术规范》,肝移植和肾移植受者高尿酸血症的干预治疗切点为:血清尿酸(serum uric acid,SUA)男性>420μmol/L,女性>360μmol/L;对于合并心血管危险因素或心血管疾病者,血尿酸水平应长期控制在360μmol/L以下;对于有痛风发作的患者,则需将SUA长期控制在300μmol/L以下。移植术后,高尿酸血症患者一般采用低嘌呤饮食、多饮水、适当碱化尿液、多运动等手段治疗,同时筛查相关并发症,积极处理与血尿酸升高相关的其他代谢性及心血管危险因素。免疫抑制剂调整是器官移植后高尿酸血症治疗的重要手段,霉酚酸类药物联合减量CNIs,或CNIs改为西罗莫司,或他克莫司由普通剂型改为缓释剂型后可以观察到血尿酸水平的降低。但CNIs减量或撤除需充分评估和考虑移植器官发生排斥反应的可能性,在保证移植器官功能正常的基础上科学调整免疫抑制剂用量。若上述手段无效,则开始药物治疗,常用的药物包括别嘌醇、非布司他、苯溴马隆、非诺贝特等,上述药物有不同程度的肝损伤或肾损伤,需个体化选择药物。

第五节　移植术后新发肿瘤

随着医疗技术的不断提升以及医学模式的转变,人们对器官移植的要求不仅限于延长患者生命,而更注重提高患者的长期生活质量。相应地,器官移植的研究方向也由提高手术成功率及术后生存率逐渐转变为提高器官移植受者的长期生存率以及生存质量。感染、代谢病和新发恶性肿瘤等并发症随着受者生存时间的延长而呈现上升的趋势,并影响了移植受者长期生存率的进一步提高。免疫抑制剂的长期使用,免疫学因素与非免疫学因素的相互作用,使实体器官移植受者发生恶性肿瘤的风险高于一般人群。并且与一般人群相比,移植受者的肿瘤更有侵袭性,治疗效果更差,死亡率也更高。

一、器官移植受者新发恶性肿瘤相关风险因素

移植术后,抗肿瘤的免疫监视作用和抗病毒活性受到免疫抑制剂的长期抑制,导致免疫调控的异常,非淋巴系统肿瘤的发生。与免疫正常人群一样,新发非淋巴系统恶性肿瘤的风险往往随着年龄的增长而增加。60 周岁以上受者移植后 10 年内发生恶性肿瘤的风险几乎是 60 周岁以下受者的 2 倍。移植器官长期的慢性刺激,宿主免疫系统的异常激活,会导致移植相关的淋巴瘤的发生。

某些特殊病毒的感染可导致器官移植术后恶性肿瘤的发生,比如,EB 病毒相关的淋巴瘤、人类疱疹病毒导致的卡波西肉瘤,乳头瘤病毒引起的鳞状细胞癌等。

某种器官移植患者新发肿瘤的分布往往与移植器官的种类密切相关,比如,乙肝或丙肝等肝炎病毒的感染与肝细胞癌密切相关,肾移植患者发生肾癌的比例高于正常人。患有原发性硬化性胆管炎的受者往往合并炎性肠病,发生结肠癌、直肠癌或胆管癌的概率就会明显升高。心脏或肺移植的患者往往由于合并有吸烟史,术后出现食管癌或肺癌的可能性也会明显升高。

在正常人群中致癌高危因素的饮酒与吸烟,同样会对移植术后患者产生重要影响。酒精性肝病与肝移植术后新发恶性肿瘤高风险相关,吸烟也是影响移植受者长期生存的重要因素。戒烟仍然是降低肺癌风险的最佳方法,应该强制所有移植受者戒烟。饮酒与吸烟之间也存在致癌的协同作用。

在器官移植前有癌症病史的受者,也是肿瘤复发或新发肿瘤的高危受者。既往的癌症病史可能反映受者的综合恶性肿瘤风险,提示移植后新发恶性肿瘤的高风险。

二、器官移植患者新发恶性肿瘤分类

新发肿瘤通常分为三大类,包括皮肤癌、移植术后淋巴系统异常增生综合征(淋巴瘤)和实体器官恶性肿瘤。

(一)皮肤癌

皮肤恶性肿瘤包括鳞状细胞癌、基底细胞癌和卡波西肉瘤等。以非黑色素瘤性皮肤癌为代表的皮肤恶性肿瘤是肝移植后最常见的新发恶性肿瘤,但与人种密切相

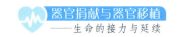

关,黄色人种皮肤癌的发病率并不高,甚至很低。

(二)移植术后淋巴系统异常增生综合征

移植术后淋巴系统异常增生综合征的定义是,在免疫功能低下的实体器官移植受者中观察到的广泛的淋巴增殖性疾病,免疫抑制和 EBV 感染是主要的风险因素。EB 病毒阴性的移植术后淋巴系统异常增生疾病,预后较差。与免疫正常人群中的淋巴瘤相比,器官移植后淋巴瘤更有可能累及除淋巴结外的重要脏器,如侵犯中枢神经系统和骨髓等,预后可能会更差。

(三)实体器官恶性肿瘤

这类新发肿瘤的危害性与实体器官肿瘤的器官或组织系统分类有关,包括呼吸系统、消化系统、泌尿生殖系统和妇科系统等。例如,呼吸系统恶性肿瘤与吸烟和饮酒有关,起源于呼吸道的组织,包括口腔、鼻咽、声带、气管等,据报道,常见的为头颈癌和肺癌。最常见的新发消化道恶性肿瘤是结肠癌。尤其是对于肝移植术前有硬化性胆管炎等自身免疫性肝病的患者,每年应进行结肠镜检查并留取组织学病理检查,以期达到早诊断、早治疗的目的。在新发泌尿生殖系统或妇科特异癌症中,宫颈、外阴、膀胱和肾脏等新发恶性肿瘤都应引起重视。

三、移植术后肿瘤的监测与预防

由于移植后新发恶性肿瘤的侵袭性,规范的监测随访对降低受者死亡风险至关重要。受者应定期常规进行胸部和腹部 CT 检查、胃肠镜检查,对呼吸系统、消化系统、泌尿系统、生殖系统以及皮肤组织还应进行全面评估。若发现新发肿瘤,患者年龄偏低、单一病灶、肿瘤局限,则可切除肿瘤。病情可经减少免疫抑制剂剂量而得到控制时,往往预后更好。

减少或改变免疫抑制剂是移植术后预防癌症的关键环节,包括减少免疫抑制剂单次剂量以及累积剂量,但也有可能发生排斥反应风险。因此,建议所有器官移植受者戒烟、戒酒、避免日晒以及使用适当的防晒措施。

第六节　移植术后康复

维持供器官正常功能和受者健康需要考虑许多因素,包括改善早期移植器官失功和减少受者死亡、促进外科和麻醉技术革新、改进供者和受者的管理、调整更新免疫抑制方案,以及平衡免疫抑制的需要与相关的风险。因此,移植后受者的中长期管理需要由多学科医疗专业人员参与,与患者、患者家属和医疗机构密切合作,达成移

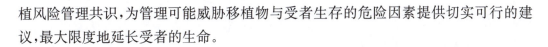

植风险管理共识，为管理可能威胁移植物与受者生存的危险因素提供切实可行的建议，最大限度地延长受者的生命。

一、康复与锻炼

良好的康复与锻炼过程有助于受者恢复，并且可降低不良事件的发生率，对提高受者生活质量和远期生存率有积极的影响。器官移植术后患者长期卧床易增加肺功能损害、组织氧合不全、下肢静脉血栓等风险。鼓励患者在术后应尽早开始活动，活动包括呼吸锻炼、肢体肌力锻炼、关节活动锻炼等。每日对患者的意识、肌力、配合能力进行评估，并为患者制订个体化的锻炼计划，达成每日的活动目标。当然，早期活动及功能锻炼过程要预防引流管等非计划性拔管、跌倒、压疮等风险的发生。

二、营养及饮食的管理

营养及饮食的管理在康复过程中非常重要。营养评估包括疾病状态评估、胃肠道功能状态评估、误吸风险评估等。在器官移植术后，尽快开始肠内营养，让食糜与肠道绒毛接触，保证最佳营养的吸收与利用。饮食应以低糖、低脂肪、高维生素和适量的优质蛋白（动物蛋白）为原则。禁止吸烟、饮酒，禁食影响免疫抑制剂浓度的食物，如西柚等。不吃或少吃油炸食品、油煎食品、火锅、烧烤、腌腊食品和动物内脏等，多食新鲜蔬菜和水果。同时，应注意补钙，严格控制糖和胆固醇的摄入量。

三、心理健康

器官移植受者术前多为终末期疾病患者或恶性肿瘤患者，长期遭受病痛折磨，往往机体与精神已不堪重负。移植手术风险高、花费大、术后可能发生的并发症种类繁多等问题给移植受者心理健康带来严重影响。此外，社会支持缺乏与家庭结构的不完整也是引发心理障碍的重要因素。器官移植术后常见的心理问题主要可以分为焦虑性情绪和抑郁性情绪两大类。具体表现为包括长时间担忧、情绪紧张、经常性失眠等，或者持续性低落、不愿与外界交流，对任何事物都感到无趣、情绪不稳定、爱发脾气，食欲和睡眠质量不佳。其中，睡眠是极为重要的心理健康因素。睡眠质量不佳主要指睡眠不足，或睡眠和觉醒节律发生紊乱，表现为较难入睡、夜间易醒、有效睡眠时间短，最终导致情绪不佳或者疲劳，注意力无法集中，甚至全身不适等躯体症状。从器官移植之前到术后早期的诊疗过程，再到术后长期随访中，都需要对患者的心理状态加强观察，以便早诊断、早干预或早治疗。应达到的可评估指标包括总睡眠时间大于 6 小时、睡眠效率不低于 80%、睡眠潜伏时间和入睡后觉醒时间均小于 30 分钟。一般随着患者病情的好转，心理问题也会迎刃而解。如果存在原发心理问题的患者，

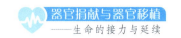

则需要进行长期的药物治疗或心理医生的专业干预。

四、性健康与生育健康

性健康与生育健康也是器官移植术后康复过程中非常重要且必要的环节。器官移植术后，随着身体状况的改善可以逐步恢复性生活。在性生活过程中，要注意避孕，以防不必要的受孕。

一般认为，移植手术与妊娠间隔时间越长，孕期和移植物相关的并发症发生率越低。常用的免疫抑制剂中，男性长期接受霉酚酸酯或女性孕期接受霉酚酸酯抗排斥治疗，出生婴儿中躯体畸形的发生率较高。所以，器官移植受者，无论男性还是女性，均建议在备孕前至少6周停用霉酚酸酯。女性移植受者行移植术数年后，免疫抑制剂的使用往往可以降到较低剂量且能维持相对稳定的血药浓度，移植物功能在相对稳定的前提下，妊娠分娩不易引发急性排斥反应，相对安全。但在妊娠过程中，孕产妇必须与移植医生和产科医生协商，制订合理的计划。

近年来，我国器官移植技术发展迅猛，移植团队数量众多且经验丰富，相关领域研究广泛且深入，移植术后患者的长期生存率也逐渐提高。供器官是极其宝贵的资源，为了尽可能改善供器官功能和延长存活时间，减少再次移植的发生率，攻克免疫排斥反应、手术相关并发症、免疫抑制剂相关远期并发症等仍是器官移植工作者的研究难点和奋斗目标。器官移植工作者们也在不断地通过制定更多、更全面的器官移植指南，构建全面、标准化的系统诊疗体系来识别、管理器官移植过程中的各种危险因素，对于各种并发症的及时发现、诊断和治疗有着非常重要的意义。相信经过我国学者的不断努力，在国家政策的大力支持、法律法规的不断完善、整体医疗水平飞速发展的背景下，我国器官移植必将取得更大的进展与突破，为患者带来高质量的医疗服务。

（庄 莉 沈 恬）

● 习 题 ···

一、选择题

1. 术后最常见的排斥反应类型是［单选题］ （ ）

A. 超急性排斥反应

B. 急性排斥反应

C. 慢性排斥反应

D. 移植物抗宿主病

2. 患者张某,女,两年前因肝癌行肝移植术,目前最不可能发生的并发症是[单选题] （   ）

A. 超急性排斥反应　　　　　　B. 乙肝感染

C. 糖尿病　　　　　　　　　　D. 肝癌复发

3. 患者沈某某,男,45 周岁,3 个月前因乙肝肝硬化行肝移植术,近 1 个月来饭量明显增加,平时总是觉得口渴想喝水,每天小便次数也增加,但是体重却下降明显,一天同事问他:你今天是不是吃了烂掉的苹果啊? 请问他目前可能得了什么并发症[单选题] （   ）

A. 急性排斥反应　　　　　　　B. 脂质代谢异常

C. 糖尿病　　　　　　　　　　D. 高血压病

4. 以下关于移植患者术后的说法错误的是[单选题] （   ）

A. 移植患者可以进行运动与锻炼

B. 移植后饮食应以低糖、低脂肪、高维生素和适量的优质蛋白(动物蛋白)为原则

C. 移植后备孕期间可以使用霉酚酸酯

D. 移植后需关注患者的心理健康问题

二、简答题

简述肝、肾、心、肺移植常见的并发症及其治疗手段。

第十三章　长风破浪会有时
——器官移植热点和前沿

器官移植是终末期脏器疾病患者唯一有效的治疗方法,而器官移植的成功受诸多因素的影响,如移植器官短缺、移植术后感染、排斥反应等问题均亟待解决。近年来,机械灌注(machine perfusion,MP)、细胞治疗、大数据信息化质控等新兴技术的出现与应用,以及对异种移植和移植术后感染防治的探索,为器官捐献与移植的发展带来了新的机遇。本章将围绕机械灌注、细胞治疗、大数据信息化以及器官移植前沿问题与展望展开介绍。

第一节　机械灌注器官保护技术与器官移植

在器官捐献与移植过程中,供器官在获取前后都暴露于持续的炎症和氧化应激中,遭受冷热缺血损伤以及移植后再灌注损伤,进而导致免疫排斥、移植物功能延迟和其他如感染等影响移植结果的并发症发生。供器官短缺是一个全球性的行业挑战,高质量供器官对于移植手术而言至关重要。器官保存技术可延长器官离体保存时间,减少供者死亡后循环缺血对器官的破坏,为受者的准备、人员和设施的组织、器官的分配和运输以及监测评估争取宝贵的时间。

目前,静态冷保存(static cold storage,SCS)仍然是器官保存的标准方法,它旨在用保存液快速冷却器官,降低细胞代谢率,最大限度地减少细胞肿胀和破裂。但SCS无法避免长时间低温保存导致的组织损伤以及缺血再灌注损伤(ischemia reperfusion injury,IRI)的发生,鉴于器官对缺血性损伤的敏感性,SCS的替代方法逐步出现,例如超低温器官保存(supercooling preservation,SP)、低温机械灌注(hypothermic machine perfusion,HMP)、亚常温机械灌注(subnormothermic machine perfusion,SNMP)以及常温机械灌注(normothermic machine perfusion,NMP)等。

与传统SCS相比,MP因其在高风险器官保存中的优势以及体外对供器官进行功能评估的特性而逐渐成为可靠的替代方案,有效扩大了供者池。除了器官保存外,

MP 还可实现体外干预修复以进一步优化供器官的质量,例如去除脂肪变性供肝中多余的脂肪,通过免疫调节治疗减少术后免疫抑制需求,提供对离体器官进行基因治疗的机会。

一、超低温保存结合机械灌注

超低温器官保存(SP)是在−6～−4℃的温度下,使细胞的冰点降低,器官冷缺血后实现更长时间的离体保存及达到更低的代谢,从而保护供器官的一种新型器官保存方式。2019 年,来自美国哈佛医学院的雷尼尔·J. 德弗里斯(Reinier J. de Vries)提出的超低温保存供肝技术是,采取降低液体冰点并使用冷冻保护剂来避免供肝冻结的策略,结合不同温度下的机械灌注对肝脏进行预处理。研究结果显示,该方案延长了器官的保存时间。2022 年,香农·诺埃拉·泰西耶(Shannon Noella Tessier)等的研究团队将超低温进一步降至−15～−10℃,达到更深层次的代谢停滞,其研究结果表明,防冰冻剂丙二醇的性能优于甘油,超低温结合机器灌注可明显改善冷冻后肝脏功能的恢复,使得未完全冰冻的肝脏保存时间延长 5 倍。

二、低温机械灌注

低温机械灌注(HMP)是基于线粒体电子传递链在低温下能够持续产生能量的理论而产生的。HMP 持续提供 ATP 生成的代谢底物,使移植物组织能够恢复能量储存。福尔凯·贝尔兹(Folkert Belzer)于 20 世纪 60 年代研发出第一台能够用于临床的灌注机器,并于 1968 年进行了第一台用 HMP 灌注后的人体肾移植手术。贝尔兹等人用低温稀释后的血浆或血液为底物进行了 3 天的肾脏灌注,肾脏保存良好。20 世纪 90 年代,随着对扩大标准供者(ECD)的依赖性不断增加,研究者对 HMP 用于保存肾脏的兴趣更加浓厚。改良后的 HMP 技术在降低移植肾功能延迟恢复的比率和改善受者预后方面明显优于 SCS。由于肝脏同时接受门静脉和肝动脉的血液,故使用 HMP 保存肝脏技术的难度上升。然而,首个 HMP 保存供肝移植的临床试验结果表明,受者住院时间缩短,且有效减少了血管和胆道的并发症。除了 HMP 外,低温携氧机械灌注(hypothermic oxygenated machine perfusion,HOPE)也逐渐被应用于临床,短时间持续低流量的氧合能够更好地恢复移植物的能量代谢,提高供肝质量,减轻术后并发症。一项刊登在 *NEJM* 上的随机对照试验(randomized controlled trial,RCT)研究结果显示,供肝使用 HOPE 保存后进行移植,可明显减少受者术后胆道并发症的发生,改善受者预后。

关于 HMP 在心肺移植中的研究报道较少,中岛大辅等报道,1～2 小时的 HMP 可通过减少大鼠肺内活性氧的产生,提高肺组织能量水平,改善 IRI。Organ Care System Lung(OCS Lung)作为首个便携式体外肺灌注和通气设备,临床研究证明,它安全、有效,并已在一些国家和地区上市。塞巴斯蒂安·米克尔(Sebastian Michel)等人发现,在猪心脏缺血时间延长的过程中,HMP 比 SCS 更好地保存了供者心脏的细胞结构。莎拉·布兰特(Sarah Brant)等研究表明,无论是经主动脉顺行持续 MP 还是经冠状静脉窦口逆行 MP,Celsior 液对供心的保存效果接近 SCS 的保存效果,但是长时间低温灌注引起的心肌水肿问题限制了该方法的临床应用。

肠道灌注则与其他实质性器官灌注不同,由于肠腔内含有大量消化酶、细菌及毒素,小肠保存时需行血管和肠管双重灌洗,小肠获取时首次血管灌洗是有益的,不推荐保存结束前二次血管灌洗。2003 年,杰伊·朱(Jay Zhu)等人对小肠进行了首次低温氧合肠腔机械灌注,他们发现,与静态冷保存相比,机械灌注能更好地保存小肠。2015 年,耶鲁大学报道了一种新型的小肠保存装置(intestinal preservation unit,IPU),该装置首次采用血管与肠腔双腔灌注,使供肠病理学表现得到进一步改善。

三、亚常温机械灌注

亚常温机械灌注(SNMP)(20～32℃)是介于低温机械灌注和常温机械灌注之间的器官保存方法。低温下细胞代谢率降低,可以进一步提高器官保存效果。同时,足够的代谢可以维持组织活力,便于对其进行实时功能评估和器官修复。虽然有研究表明,经 SNMP 灌注的供肝或供肾器官质量优于 SCS,但也有研究表明,经 SNMP 灌注保存的猪肾的肾小管损伤程度高于经 NMP 保存的猪肾。冈村佑介等人研究表明,SMP 可以保护 50%～60% 的大泡性脂肪变性肝脏免受缺血再灌注损伤,因此,这可能是扩大可用供者池利用率的一种新方法。离体肺灌注(ex-vivo lung perfusion,EVLP)的发展是为了通过重新评估、修复边缘供肺来增加肺的使用率,斯蒂芬·阿尔尼(Stephan Arni)等人研究提出,与常温灌注相比,28℃的 EVLP 灌注降低了肺血管阻力和动态顺应性,减少了肺组织中促炎细胞因子的释放。

四、常温机械灌注

常温机械灌注(NMP)(32～37℃)是一种模拟生理条件下灌注器官以维持代谢活性和活力的方法。NMP 将供器官温度维持在与体温一致,同时提供其代谢所需的氧气和必要的底物,可用来评估移植前器官的功能状态,以及在远程器官获取保存过程中提供良好的器官保存修复平台。

2001 年,瑞典隆德大学斯蒂格·斯蒂恩(Stig Steen)等人将 EVLP 技术用来评估心脏死亡器官捐献(donation after cardiac death,DCD)的肺。2007 年,他们在使用 EVLP 并对供肺进行评估后首次进行了排斥供肺的人体移植,但早期研究仅能在大型动物模型中实现灌注时间小于 6 小时。2008 年,多伦多大学的马塞洛·西佩尔(Marcelo Cypel)等人对低潮气量通气的离体肺灌注(EVLP)进行了改进,可在肺功能稳定的猪肺中将灌注时间延长至 12 小时,用 EVLP 治疗的边缘供肺也表现出与常规肺移植相当甚至更好的效果。EVLP 的成功鼓舞了世界各地更多的研究中心对 NMP 在其他器官保存修复中应用的探索。

迈克尔·尼科尔森(Michael Nicholson)等人描述了在猪肾热缺血和冷缺血后,短时间(1 或 2 小时)的 NMP 可以恢复肝功能和补充足够的 ATP。2011 年,首次报道了 NMP 保存供肾的临床研究。随后的临床研究显示,在扩大标准供者(ECD)肾移植中,NMP 组的移植物延迟性无功能发生率明显低于 SCS 组。

2016 年,里纳·拉维库玛(Reena Ravikumar)等人报道了 NMP 在肝移植中的首个临床试验,其中,脑死亡器官捐献(donation after brain death,DBD)供肝 16 例,DCD 供肝 4 例,研究结果显示,NMP 组和 SCS 组移植物 30 天的存活率相似,在 NMP 组中转氨酶水平明显低于 SCS 组。临床研究显示,NMP 在挽救边缘供肝方面有良好的效果。

此外,在对实验犬 DCD 供心的研究中表明,NMP 被证实优于 SCS,在实验猪的 DCD 心脏的保存中,NMP 修复的 DCD 供心显示出与 DBD 供心相似的功能。在一项涉及 159 例原位心脏移植的 2 年临床试验中,与 SCS 相比,NMP 显示出更高的受者生存率和更低的原发性移植物功能障碍(primary graft dysfunction,PGD)和急性排斥反应发生率。

一些产业化团队现在已经将一种商用便携式机器推向市场,以促进体外机械灌注,如用于心、肺或肝的器官护理系统(TransMedics,USA)和用于肺、肝或肾的器官辅助设备(Organ Assist,the Netherlands)、肝脏保存修复设备(Lifeperfusor,China)。这些装置可在器官运输过程中使用,为获得后立即进行正常器官保存、连续监测和评估移植物功能提供了平台。这些移动设备在临床研究中显示出令人鼓舞的成绩,为器官保存和运输开辟了新的途径。

五、控制性含氧复温

器官经过冷缺血保存后再灌注时从低温到生理温度的转换可能会导致线粒体功能障碍和促进细胞凋亡,从而导致缺血再灌注损伤。低温保存是通过降低器官功能代谢来保护器官的。然而,冷缺血会导致线粒体氧化还原功能障碍,线粒体膜通透性改变导致线粒体膜电位的损伤,且线粒体损伤在再灌注时会进一步增强。控制性含氧复温(controlled oxygenated rewarming,COR)是一种替代的器官灌注方法,可以缓慢升高灌注液温度,目的是尽量减少对移植物的损伤,并在再灌注时改善肝细胞功能,促进线粒体功能的恢复。临床研究表明,COR 可安全有效地应用到肝移植的临床实践中。2016 年底,COR 有效应用于 15 例人肝移植,2021 年,34 例肝经过 COR 处理,然后 NMP,经评估后认为符合存活标准并进行移植。托马斯·米诺(Tomas

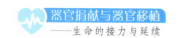

Minor)等人研究证实,SCS 后进行 COR 的肾具有更好的肾功能,其减轻了猪肾中线粒体通透性的改变,Caspase9 激活和凋亡。需要注意的是,在 EVLP 过程中,肺灌注液在前 30 分钟逐渐升温,COR 可应用到 NMP 中。

第二节　细胞治疗与器官移植

　　细胞治疗指的是将从患者体内获得的正常细胞或具有特定功能的细胞,通过直接在体外扩增或经过生物改造后,重新输入患者体内,修复其受损的组织器官或增强免疫反应,最终达到治疗疾病的目的。细胞治疗主要分为干细胞治疗和免疫细胞治疗,该治疗手段在器官移植、肿瘤治疗和免疫性疾病治疗等领域极具潜力。

　　在器官移植领域,细胞治疗通过多种机制控制排斥反应,为器官的免疫排斥提供了强有力的解决方案。多种细胞治疗已经进入临床试验阶段,部分试验实现了免疫抑制剂的成功撤除。

　　药理学免疫抑制能够允许器官移植跨越主要组织相容性复合体(MHC)障碍,但由于免疫监视功能降低,其他疾病的发病率也会上升。因此,需要在控制同种免疫反应的同时保持保护性免疫。在细胞治疗相关临床研究中,科学家发现,调节性 T 淋巴细胞(regulatory T cells,Treg 细胞)、调节性 B 淋巴细胞(regulatory B cells,Breg 细胞)、间充质干细胞(mesenchymal stem cells,MSC)、树突状细胞、巨噬细胞等有助于减少排斥反应。

一、调节性 T 淋巴细胞

　　调节性 T 淋巴细胞分为 CD8$^+$ 和 CD4$^+$ 调节性 T 淋巴细胞,而研究最多的是 CD4$^+$ 的 T 淋巴细胞,其表达的 CD25 和 FOXP3 作为区分标志,这群细胞被称作 CD4$^+$ 调节性 T 淋巴细胞。而这类细胞的失衡和功能的改变会直接影响临床疾病的发生发展,因此,在某些疾病中有潜在的治疗作用。已有研究发现,Treg 细胞与移植预后相关,检测 Treg 细胞有助于排斥反应的诊断。在自发性免疫性肝炎的研究中,调节性 T 淋巴细胞的耗竭会使肝脏的炎症加重,而在生理状态下的 Treg 细胞可以介导自免肝的免疫耐受,在延缓肝脏损伤的同时还可防止其他感染性损伤的发生。李恩素(EunSol Lee)等人通过小鼠骨髓移植模型证明了过继回输 Treg 细胞可以有效防止或延缓移植物抗宿主病的发生进展。动物、人体内的 Treg 细胞缺乏会造成自身免疫疾病。另外,它也可以缓解移植物抗宿主病。在造血干细胞移植的同时回输 Treg 细胞能够较好地减小移植后受者的近期和远期排斥反应。

但调节性细胞在临床上的应用也面临着一些问题,如调节性细胞和免疫抑制剂的关系。目前,临床上仍主要使用免疫抑制剂和生物制剂来抑制器官移植受者的免疫排斥反应,部分免疫抑制剂的使用会使外周血的白细胞和淋巴细胞计数有所减少,其中就包括 Treg 细胞。如 Treg 细胞回输治疗的药物代谢学研究提示,他克莫司会影响 Treg 细胞特别是 CD25$^+$ 和 FOXP3$^+$ 细胞的 FOXP3 表型的表达,使过继回输的调节性细胞半衰期缩短,但不影响 CD25 表型的表达。

对于调节性 T 淋巴细胞治疗有效性的检测评估方法也是目前临床上应用的一大重要难题。目前,调节性 T 淋巴细胞治疗的有效性主要通过抗移植物抗体、移植物功能、移植物局部病理等检查来评估。已有研究表明,调节性细胞通过过继回输至受者,会长期存在于受者体内,最终诱导受者产生免疫耐受的调节性细胞。

此外,调节性 T 淋巴细胞治疗的种类和机制仍有很多的未知,目前免疫抑制的方式主要有两类,一类是非细胞接触方式,另一类是细胞接触方式。

免疫耐受到底是由一种调节性 T 淋巴细胞介导还是由一个调节性 T 淋巴细胞网络共同起作用,仍在努力探索中。不同的移植器官是否有不同的治疗诱导方案,且每种方案会不会有不同的调节性 T 淋巴细胞起作用都仍未知。另外,供者特异性的调节性 T 淋巴细胞的鉴别和产生,也是亟须解决的挑战之一。调节性 T 淋巴细胞主要包括在胸腺中自然产生的自然调节性 T 淋巴细胞和在局部适应性免疫反应环境中产生的诱导调节性 T 淋巴细胞。已有研究表明,回输自然的 Treg 细胞并不能诱导免疫耐受,从而预防急性排斥反应的发生,最终仍会导致移植物功能丧失,而只有回输诱导后的 Treg 细胞,才有可能产生免疫耐受。

二、调节性 B 淋巴细胞

调节性 B 淋巴细胞(Breg 细胞)也正在成为一个重要的免疫抑制群体,在转基因小鼠模型中的过继细胞治疗研究证明,这些细胞能够延长同种异体移植物的存活时间。在临床中也能观察到,在耐受的肾移植受者中循环 Breg 细胞的数量显著增加。大多数已鉴定的 Breg 细胞种群的特点是,它们能够产生 IL-10。我们可以对 Breg 细胞功能和行为进行改进用来产生扩增的人类 IL-10＋Breg 细胞。但需要考虑的是,扩大稀有的富含人类 IL-10＋Breg 细胞的细胞群是否对于实现同种异体移植物耐受性是必要的。虽然循环 B 淋巴细胞亚群中 IL-10＋Breg 前体的比例高于其他 B 细胞群,但扩增前的起始数量可能很小。目前仍然面临着分离和扩增足量的人类 IL-10＋Breg 细胞的挑战。

三、间充质干细胞

间充质干细胞(MSC)是一群具有自我更新能力、多向分化潜能的干细胞。它具

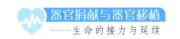

有多种生理学功能,包括易于获得、来源丰富、具有强大的免疫调节能力、能减轻组织器官损伤、促进组织修复、诱导新生血管生成等,是器官移植领域应用干细胞治疗的理想"种子"细胞。

MSC 可以从骨髓、外周血、脂肪组织或脐带血中产生。来自小鼠研究和体外人体试验的证据表明,MSC 可能作用于多种细胞,包括树突状细胞(dendritic cell,DC)、T 淋巴细胞和 B 淋巴细胞,MSC 对免疫调节的影响也被认为是基于 T 淋巴细胞、B 淋巴细胞、NK 细胞、DC 细胞等的功能,同时诱导调节免疫循环。在小鼠研究中,MSC 已被证明可将 CD4$^+$T 淋巴细胞极化为 Treg 细胞表型,在人类细胞共培养试验中也观察到类似的情况。一些权威的研究发现,注入小鼠体内的人类 MSC 在肺中死亡并被单核细胞吞噬,随后极化为抗炎非经典表型。也有临床试验发现,10 名健康的活体供肾受者在移植后 6 个月接受异基因 MSC,然后减少免疫抑制剂他克莫司的剂量,6 个月后,没有出现排斥反应的病例。在一项 Ⅱ 期临床试验中,159 名肾移植受者被随机分组自体接受 MSC 治疗,无论是没有诱导免疫抑制组,还是标准诱导组和维持免疫抑制组,接受 MSC 治疗的受者在 1 年后活检证实其急性排斥反应的主要指标更好,包括肾小球滤过率也是如此。此外,还有研究显示,70 名活体肾移植受者在移植后 6 周和 7 周随机接受自体 MSC 治疗,在细胞输注时,他克莫司在 MSC 组中被撤出,结果显示,MSC 组的受者感染并发症较少。

MSC 具有免疫调节等功能,在器官移植领域备受瞩目,除了直接将 MSC 作为干细胞治疗的工具移植回体内,还有研究证明,MSC 发挥功能主要依赖其旁分泌功能实现,而非通过定向分化形成新的细胞。MSC 的旁分泌作用释放的外泌体中包含 MSC 等细胞的蛋白质、DNA、信使 RNA(mRNA)和微小 RNA(MicroRNA,MiR)等多种具有生物学功能的生物分子,为 MSC 发挥作用提供了可能。器官移植后,移植器官不可避免会出现结构或功能损伤。MSC 外泌体具有组织再生与器官保护等多种功能。MSC 及其来源的外泌体所拥有的修复靶器官的作用机制复杂,目前了解到的主要有调控靶细胞增殖、促进血管生成、抑制上皮间充质转化等。例如,MSC 产生的外泌体可以将具有抗凋亡功能的 MicroRNA 传递至受损的心肌细胞,从而抑制受损心肌细胞中的促凋亡基因的表达,促进细胞存活,最终修复心肌细胞,改善心肌细胞功能,且其保护作用被证明甚至优于直接应用 MSC 进行细胞治疗。

目前,对 MSC 外泌体直接应用于器官移植的研究尚不成熟。但毋庸置疑的是,MSC 在该领域有着广阔的应用前景。赖沛龙(Peilong Lai)等人通过向发生移植物抗宿主病模型大鼠的体内注射 MSC 外泌体,可显著抑制 Th-17 和 Treg 细胞的活性,最终减轻免疫排斥反应及病理损伤。MSC 外泌体还可通过减少氧化应激、抑制肝细胞凋亡、减轻四氯化碳诱导的肝纤维化,从而发挥保护移植器官的作用。

MSC 在器官移植领域的研究已经逐渐从基础向临床转变,因而具有广阔的应用前景。与直接移植 MSC 比较,来源于 MSC 的外泌体具备体积更小、结构更简单、稳定性更强、应用更为方便等诸多优势。随着对 MSC 外泌体相关研究的不断深入,该种治疗方案一定会对器官移植工作起到重要的促进作用。

四、树突状细胞

树突状细胞(DC)是先天免疫和适应性免疫的桥梁,对于在移植中启动同种异体免疫至关重要。在炎症期间,DC 逐渐成熟后能增强抗原呈递,并能驱动 T 淋巴细胞活化和分化。未经历此成熟过程的 DC 则倾向于促进免疫调节。

五、巨噬细胞

巨噬细胞具有高度可塑性,可能会被激活并极化为"经典激活"的促炎巨噬细胞,或者"交替激活"的巨噬细胞,促进组织愈合并在总体上抑制炎症。目前有两种基于巨噬细胞的细胞疗法正在开发中,称为调节性巨噬细胞(Mreg)和第二代 Mreg_UKR,两者都显示出较有潜力的保护移植器官的功能。

第三节 大数据信息化与器官移植

近年来,大数据、互联网＋、人工智能、机器学习等技术逐渐被大家关注和热议,并在各行各业得到应用。随着大数据时代的到来,器官移植领域也在加快数字化、信息化的脚步。经过几代人孜孜不倦的努力探索与奋斗,我国器官移植事业蓬勃发展,手术技术不断创新提升,移植规模居全球前列。

器官移植作为现代临床医学领域高精尖的学科之一,不但具有多学科交叉协作、诊疗要求高、技术难度大、术后需终身随访管理等特点,而且与国家的传统文化和社会经济发展密切相关,涉及宗教、伦理、法治、政治等多个层面。

我国政府高度重视人体器官捐献与移植事业的发展,出台了一系列管理规范,对器官移植技术进行严格的准入管理。我国器官捐献与移植领域已形成较为完备的工作体系,包括人体器官捐献体系、人体器官获取与分配体系、人体器官移植临床服务体系、人体器官获取与移植质控体系、人体器官捐献与移植监管体系,建立了以大数据为支撑的信息化质控平台,实现了从器官捐献、获取、分配到移植随访的全过程可追溯管理。五大工作体系成功运行的背后是有计算机"大脑"提供强大而稳定的大数据支撑,涉及中国人体器官分配与共享计算机系统(China Organ Transplant Response System, COTRS)、中国肝移植注册系统(China Liver Transplant Registry,

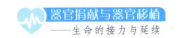

CLTR)、中国肾移植科学登记系统(Chinese Scientific Transplant Registry of Kidney Transplantation，CSRKT)、中国心脏移植注册系统(China Heart Transplant Registry，CHTR)、中国肺脏移植注册系统(China Lung Transplant Registry，CLuTR)等多个数据系统。这些数据系统承担了识别转介潜在器官捐献人、器官分配、移植手术数据的收集、移植受者的术后随访、器官获取与移植手术及术后管理的监督与管理等任务。

上述几大数据系统，通过计算机网络全面、及时地收集器官捐献者、移植受者术前的基本信息、手术信息、术后并发症及中长期随访信息，采用自动化数据录入逻辑控制和数据质量实时追踪提示等技术以提高录入数据的完整度和准确性，作为卫生健康部门进行日常监管、开展移植质量控制、推动移植质量改进的重要数据支撑平台，发挥了重要作用。

"大数据"像一座矿山，蕴藏着无限的宝贵资源有待挖掘。医疗大数据包含患者海量的信息，是探明病因、开展精准治疗、监测术后并发症、提供科学用药指导的有力基础和依据。

放眼全球，器官移植作为"医学皇冠上的璀璨明珠"，充分体现了医学综合实力，世界各国高度重视其发展，很多国家和地区都建有移植数据网络系统。比如，美国器官获取和移植网络/器官共享联合网络(Organ Procurement and Transplantation Network/United Network for Organ Sharing，OPTN/UNOS)、美国移植受者科学注册系统(Scientific Registry of Transplant Recipient，SRTR)、欧洲肝移植注册系统(Europe Liver Transplant Registry，ELTR)等。除此之外，全球器官捐献移植观测网(Global Observatory Donation and Transplantation，GODT)和国际器官捐献与移植注册(International Registry on Organ Donation and Transplantation，IRODaT)等平台也会定期发布全球每年器官捐献和各类器官移植的数据，为相关领域的专家学者提供科研参考，是移植领域重要的信息交流平台。

随着医学的进步与发展，器官移植这项拯救器官功能衰竭患者生命的顶尖技术，其目的不再局限于延长患者的生存时间，更远大的目标是提高受者术后的生活质量，利用大数据建立精准诊疗与科学康复体系，实现医疗资源的科学合理利用，促进患者身心全面恢复。大数据时代背景下的器官移植管理体现在多个层面：一是移植受者自身层面，充分利用医疗互联网手段，由被动治疗转变为治疗前后加强自我主动健康管理、提高健康意识；二是医疗机构和行政管理层面，人体器官捐献与移植领域的相关法律制度不断健全完善，通过对数据的获取和分析，有力推动我国器官捐献与移植事业"量质双升"；三是治疗过程，从住院治疗延伸为日常和出院后的康复、保健、随访、用药指导等各个方面；四是治疗手段，由基于实验室检查结果和医生实践经验制定疾病治疗方案转变为将人工智能应用于临床"防诊治"的过程，利用人工智能技术

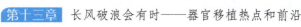

基于临床数据构建精准预后预测模型,实现对移植术后肿瘤复发的早期预警、风险评估和疗效监测,采用个体化的治疗方法进行科学干预,实现对移植受者高质量的中长期随访管理。

除此之外,与器官移植相关的基础研究和应用研究也深受当今数字化时代的影响。以大数据为驱动,可以集成基因组学、蛋白质组学、转录组学、代谢组学等多组学数据实现机器学习;可以基于大数据进行聚类分析,对移植术后可能出现的各类并发症进行更加深入的亚组分析,探索更优的预防和治疗方案。

体量和价值如此巨大的医疗大数据,也是一把机遇和挑战并存的"双刃剑"。如何实现信息的持续有效采集,确保数据获取的真实性和完整性、数据库架构的更新完善以及数据的安全保存、隐私保护和科学应用,都是巨大的挑战。此外,大数据分析得出的结论也不可贸然应用于临床实践,还应由医生结合实践经验和患者实际情况,适当调整治疗方案。

总之,在大数据时代,应以生物医疗数据的安全性以及数据真实性为核心,在此基础上,加大力度发掘数据的内在价值,使之推动器官捐献与移植事业健康、高质量地发展,指导临床实践,造福更多患者。

第四节　器官移植前沿问题与展望

器官移植是终末期疾病唯一有效的治疗手段。实体器官移植(solid organ transplantation,SOT)受者的数量一直在增加,随着器官移植领域的飞速发展,移植数量逐年递增,移植技术不断创新,但目前仍有一些重大问题制约着移植领域的进展。器官短缺是限制移植发展的重要瓶颈,移植术后感染显著影响受者预后,异种移植是器官移植的另一重要的研究方向。本节针对器官移植领域的几个重大前沿问题进行探讨。

一、器官短缺限制移植发展

2020 年,尽管受到新冠病毒疫情影响,但我国器官捐献与移植事业仍保持稳定发展。2020 年,每位捐献者平均产出器官 3.14 个,其中,平均产出肝脏器官数 0.94 个、肾脏器官数1.90个、心脏器官数 0.11 个、肺脏器官数 0.18 个。《中国器官移植发展报告(2020)》显示,2020 年,我国具有器官移植资质的医院有 180 家,全国器官获取组织 113 个,公民逝世后器官捐献 5222 例,器官移植手术完成 17897 例。其中,2020年公民逝世后器官捐献量前五位的省(区、市)依次为广东、北京、山东、湖南和广西;

超过 1/3 的省(区、市)捐献量在 100 例以上。报告显示,全球每年大约有 200 万人需要器官移植,全球平均器官供需比为 1∶20～1∶30。其中,中国每年约有 1500 名青少年接受器官移植术后重获新生。目前,国内的器官移植主要是心、肺、肝、肾四大器官,其中,肾移植和肝移植的数量最多,肝移植基本占到每年所有器官移植数量的 30％～35％。截至 2021 年,欧洲移植等待列表上的患者达到 13888 人,2021 年,捐赠器官数为 1897 人。

器官短缺是世界移植领域面临的重大难题,增加供者来源和提高边缘器官质量是缓解器官短缺的重要途径,仍需大量的研究解决困境。

二、移植术后感染

过去几十年,移植物存活率的提高,主要归因于免疫抑制剂的应用更好地预防了急性排斥反应。然而,这些免疫功能低下的患者更容易受到常规感染和机会性感染,现在感染已经成为 SOT 受者死亡的主要原因。感染的诊断往往因最初的临床表现、继发症状、休克和器官功能障碍而延迟。SOT 术后有 80％以上的受者至少出现过 1 次临床感染,40％的受者围手术期死亡原因是感染,或其他并发症同时合并感染。在感染的病原学中,细菌感染是最常见的,其他包括病毒、真菌等;感染的部位方面,以肺部感染最为常见。在 SOT 受者中,肺部感染发生率最高的是肺移植,其中,细菌性肺炎和支气管炎的发生率可高达 32％～63％,心脏移植、肝移植、肾移植分别为 17％～28％、8％～23％和 4％～6％。细菌感染可以单独反复发生,或者与其他病原体混合感染。SOT 受者的肺部感染往往存在以下特点:①多重耐药菌较常见;②混合感染多见、病原体复杂;③严重程度高;④病情进展迅速;⑤病死率高;⑥精准化诊断相对困难;⑦可供选择的治疗用药相对较少;⑧治疗反应差、疗效慢。SOT 受者肺部感染的程度往往比较严重,一旦发生感染,病情进展迅速,也容易并发腹腔内感染甚至血流感染,且病死率高。

值得注意的是,巨细胞病毒感染的发展本身会导致受者免疫抑制,这也进一步增加了严重的细菌和真菌感染的风险。严重感染可能发生在三个经典时期,即术后期(<4 周)、最大免疫抑制期(1～12 个月)和之后(>12 个月)。随着受者年龄的增加、病情的加重、器官移植适应证的扩大,移植后感染并发症的发生率也相应增加。移植前危重疾病总是与高感染风险相关,并与术后发病率和死亡率的风险相关。在移植后的第一个月内,感染是由手术并发症、供者来源的感染、已存在的受者感染和医院感染引起的。与肾移植相比,心脏、肺和肝移植受者的移植后感染风险更高。与术后早期感染风险相关的同种异体肾移植受者特征包括输尿管吻合口瘘、污染灌注、导尿、输尿管支架和中心静脉导管。后期感染时间点的危险因素包括膀胱-输尿管回流、多囊肾病、白蛋白排泄增加和供肾死亡。在肝移植受者中,危险因素与同种异体移植物的解剖结构直接相关。移植前的条件,如原发性硬化性胆管炎,使受者易发生术后胆道狭窄和吻合口狭窄,这些都与细菌性脓毒症的高风险相关。移植前胆红素水平越高,移植后发生严重感染的风险越高。肝脓肿的复发提示肝动脉血栓形成,而腹膜炎的发展提示存在胆漏。如果丙型肝炎病毒(HCV)阳性患者接受肝移植,检测到 HCV 病毒血症,器官移植数小时内同种异体移植物感染以及复发感染几乎是普遍的。在心脏受者中,移植前需要脑室辅助装置、球囊内泵、起搏器和除颤器与移植后纵隔炎、主动脉缝合线感染和裂开的高风险相关。在肺受者中,同种异体移植物的去神经支配伴随着咳嗽反射的减少和黏液纤毛清除率受损,这反过来又增加了患严重肺炎和脓毒症的易感性。预期的供者来源的感染可能是由巨细胞病毒(CMV)、EB病毒(EBV)和弓形虫引起的,因此,可以根据供者和受者的血清学状况来考虑预防策略。

三、异种移植

器官供应与人体器官需求的不平衡是开展临床移植的瓶颈。因此,考虑到发病率、死亡率、成本或缺乏支持性治疗,异种移植有潜力解决器官移植中供体严重短缺的问题,可能是一种很有前途的替代方法,可以弥合器官、组织和细胞的供需差距。然而,免疫障碍是临床异种移植的限制因素。由于基因编辑工具和免疫抑制治疗的进步,以及在猪到非人灵长类动物模型中,异种移植存活时间的延长,所以临床异种移植变得更加可行。异种移植后可发生三种主要的排斥反应,包括超急性异种移植排斥反应、急性体液异种移植排斥反应、急性细胞排斥反应等。此外,在免疫排斥反应的研究中,转基因猪已经产生了跨物种间的分子不亲和;在过去十年中,异种移植领域的大部分进展都来自基因工程猪的生产。近年来,在临床前模型中,实体器官包括心、肝、肾和肺的异种移植的生存时间逐渐延长。异种移植经验的积累意味着首次在人类中进行的临床试验可能在不久的将来成为可能。过去十年的研究工作集中在创造猪的供器官,使用 CRISPER 技术敲除各种基因,并利用非人灵长类动物进行试验。美国的三个研究小组推进了人体试验,并获得了猪的心脏和肾异种移植的初步成功。然而,尽管取得了巨大的进展,但仅凭基因修饰并不能克服所有的异种免疫障碍。因此,成功的异种移植需要一个积极和创新的免疫策略。

2022 年 1 月 7 日,美国马里兰大学医学中心的医学专家巴特利·格里菲斯(Bartley Griffith)为一名患者进行异种移植,将经基因改造的猪心移植入患者体内,该手术为全球首例异种心脏移植。免疫和基因组工程(或编辑)的进展为新疗法奠定了基础,以加速组织和基因的恢复和替换,包括那些来自异种来源的组织。基因组工程可以赋予异种组织下调、抗异种免疫反应,从而促进跨物种移植。

免疫系统是庞大、复杂的,有时还很神秘,这种复杂性带来了巨大的潜力。再生

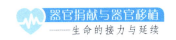

医学中,免疫学靶点尚未得到充分的利用,但很可能代表了未来细胞和组织治疗的手段。结合新的基于免疫的治疗策略,移植和再生医学在免疫工程和再生免疫学的背景下汇聚(或聚合),具有提供可移植组织和增强的组织修复策略的潜力,促进异种移植的发展。

(李建辉　陈俊丽　蔡金贞)

习 题

一、选择题

1. 低温机械灌注的优点包括[多选题]　　　　　　　　　( )

A. 改善器官质量

B. 提高器官利用率

C. 延长器官保存时间

D. 提高器官细胞代谢率

2. 以下哪项不是大数据中心建立的目的[单选题]　　　　( )

A. 推动移植质量改进

B. 为国家监管部门制定移植相关的政策、法规提供可靠的依据

C. 研究适合所有患者的治疗方案

D. 开展精准治疗、监测术后并发症、提供科学用药指导的有力基础和依据

3. 异种移植最佳供器官来源是[单选题]　　　　　　　　( )

A. 犬

B. 猴子

C. 猩猩

D. 猪

二、简答题

异种移植的前景及可行性如何?

第十四章　无语良师

——大爱无疆

第一节　概　述

在医学界，有这样一群特殊的老师，他们从不说话，却是最耐心的师长，他们被医学界称为"无语良师"，也被医学生们叫作"大体老师"，这是医学界对捐献遗体志愿者的最高称谓。

恩格斯曾经说过，"没有解剖学，就没有医学"。医学专业的学习遵循"循序渐进"的原则，医学生从认识人体形态开始，扩展到生理功能和病理过程，再到症状体征和诊断治疗，最后深入临床实践。作为形态学科，人体解剖学让医学生能够以最直观的方式认识人体构造，因此，人体解剖是每一个医学生的必修课。

中国传统以孝亲伦理为内核的儒家文化，使许多人对遗体捐献望而却步，且中国的遗体捐献事业起步较晚，相关的法律体系也在不断完善中……这些都造成民众对遗体捐献的认知缺乏且接受程度低，从而导致捐献数量不足，这在一定程度上阻碍了国内医学教育的开展。正因如此，中国的遗体捐献者敢于突破世俗障碍，毅然选择在生命终结后为医学事业捐献自己的血肉之躯，完成人生最后奉献的抉择，更加令人肃然起敬。

"你们可以在我身上切千刀万刀，为的是你们以后不要在患者身上划错一刀。"无语良师虽已逝世，却用躯体让医学生们通过观察和解剖，零距离地认识和学习最真实的人体，训练操作技能，培养团队协作能力，成为医学生成长之路的奠基石。他们虽已逝世，却用大爱精神和科学精神带领医学生们去感悟生命之重，深刻领会"敬佑生命、救死扶伤、甘于奉献、大爱无疆"的内涵，开启医学智慧的大门。

2012 年 5 月 25 日，缅怀无语良师、纪念遗体捐赠的无语良师纪念碑在浙江大学医学院落成，三块一米多高的独立花岗岩上镌刻着遗体捐献的意义和捐献者的名字（图 14-1）；同年，建筑面积约 1500 平方米的医学人体博物馆开放。浙江大学医学院

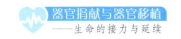

每年举行"生命乐章、致敬捐献"活动缅怀无语良师。随着遗体捐献数量的持续上升，医学院对无语良师纪念场所进行了扩建，2021年4月2日，全国医学院校最大的无语良师纪念基地在浙江大学医学院建成启用。

浙江大学的无语良师，有军人、教师、医生、公务员、工人、农民、学生等，他们曾为人父母、为人伴侣、为人子女，他们生前曾经历人生的酸甜苦辣、悲欢离合，也曾为国家发展、为社会进步添砖加瓦，就是这么一个个丰满的人，身后仍传递着大舍大爱，为医学生探究生命不解之谜提供宝贵的机会，赋予了生命更高的价值。正如镌刻在医学院无语良师纪念碑上的颂词所述："他们的生命已然终结，却无私地浇灌着他人的健康之树；他们的躯体或许不再完整，却时刻庇护着他人的生命周全……"

无语良师虽无语，却胜千言；虽非师，却是永远的良师。

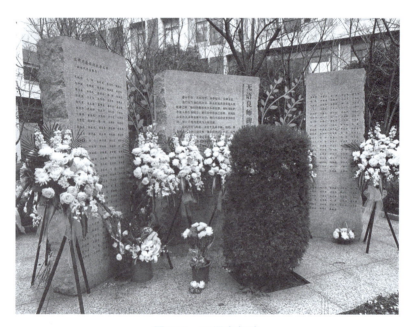

图 14-1　无语良师碑

第二节　致敬生命乐章

一、代代家风，传递无私大爱

"每一个人都会遇到生老病死，当自己生命行将结束时，我们希望为医学事业进步做些贡献，为他人提供生的机会。"遗体捐献志愿者蒋先生在一次无语良师纪念活动中谈到。

在蒋先生的家里,两代人中有三位遗体捐献者。

蒋先生的父亲是我国著名的语言学家和敦煌学家,原杭州大学教授,他的《敦煌变文字义通释》在国内外学术界享有盛誉。蒋先生的母亲则对中国古典诗词研究有很深的造诣,在浙江大学从教 30 多年,桃李满天下。一个是治学严谨的大师,一个是才华横溢的女诗人;一个是气宇轩昂的江南才子,一个是温婉纤秀的江南美女。

蒋先生回忆起父母相濡以沫的平静生活:"每天早上,父亲为母亲叠被、倒痰盂,会为母亲沏上一杯茶。而父亲看书时,母亲就不断地为父亲续水。晚饭后,他们两老携手沿着杭大路散步。夕阳下,他们悠长而和谐的背影是杭大路上一道美丽的风景。"

1995 年,蒋父因肺癌逝世,把遗体捐献给了当时的浙江医科大学(浙江大学医学院前身)。蒋母写过两首小诗:"茫茫遗体早无踪,犹有衣冠向晚风。何日碑头朱变黑,云阶月地会相逢。""独舞孤飞也无妨,穿花弄影自成双。无情有意来相伴,似慰幽人莫断肠。"11 后,蒋母追随丈夫,也同样将自己的遗体捐给了浙江大学。

"当初他们决定捐赠遗体的豁达,是一般人无法做到的。20 世纪 90 年代初,社会上开始倡议市民为医学事业捐献遗体,母亲知道后,就来说服父亲。于是,他们两老就立下约定,去世后把遗体捐献出来。"蒋先生说,"母亲当年对父亲捐献遗体的事情非常坚决,最后连父亲的骨灰也没要"。

这对学界伉俪因此成了浙江第一对共同捐献遗体的夫妇,他们的名字紧挨在一起被刻在了无语良师碑上。受到两位老人的影响,蒋先生与妻子郭女士也一起签下了捐献志愿书。

想到妻子郭女士,蒋先生用了"传统"和"平凡"两个词。"等我百年之后,我的名字还会在你的旁边。"郭女士生前在浙江大学网络中心任职,负责多媒体教室行政管理工作。生前为浙大学生服务,身后亦成为浙大医学生求学路上的无语良师。

郭女士一生最敬重的人就是自己的公公婆婆,她称呼两人为"老先生"和"老太太"。郭女士 28 周岁那年,蒋父得了重病,一病就是 12 年,其间郭女士一直伺候在病床前。蒋父病逝后,蒋母为了不麻烦儿子和媳妇,主动搬去了杭州市社会福利中心。之后的每个节假日,烧得一手好菜的郭女士都会做好菜肴,去敬老院看望婆婆。

提起父亲的决定,蒋先生说,当父亲提出要捐献遗体的时候,自己也曾犹豫过,毕竟中国人讲究入土为安,反倒是妻子很理解父亲的想法。偶然的一天,郭女士提出了要在死后捐献遗体的愿望,蒋先生答应了,"其实我们有着夫妻间的默契,彼此都理解对方的想法"。之后不久,两人一同签了遗体捐献志愿书,"去签志愿书的那天,内心并没有很大的起伏,就像平常的一天"。

郭女士病得很突然,2019 年 6 月,63 周岁的她检查出患上一种神经系统疾

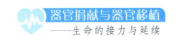

病——格林巴利综合征，在病床上久卧不起。仅仅半年，噩耗便传来。

24年间，蒋先生办理了3次遗体捐献手续，"前两次都有她陪着我东奔西走，这次……"说到这里，他哽咽了。

两代人，三位遗体捐献者，从教师到无语良师，他们一直在浙大教书育人，从未离开。

二、百年伉俪情深，续缘无语良师

浙江大学医学院的无语良师碑上，还并排刻着两位百岁老人的名字。

陈先生和王女士生前是浙大华家池社区有名的百岁夫妻。

两人同为江阴人，青梅竹马。1934年，陈先生考入浙江大学农学院农艺系，成为竺可桢的得意门生，王女士于上海淞江女中毕业后到纱厂当会计，后来成了小学老师。他喜欢体育、足球；她喜欢文艺、话剧。

抗日战争爆发后，陈先生随浙大西迁，后在贵州湄潭农学院担任助教，建立了中国第一个"作物标本区"。而王女士则从上海西行去重庆抗战救国，一路饥病交迫，到重庆时已盘缠用尽。陈先生接到她的电话后，立即向校长竺可桢借了路费急奔重庆，将她接了过来。从此，她便成了他妻子。

1939年，陈先生大学毕业后，他长期从事小麦生态、栽培和育种研究，先后发表学术论文几十篇，主持培育了"辐32-2""辐32-3""嵊太""浙农大105"等优良小麦新品种，获多项科研成果奖。其间，王女士一直陪伴着他。

王女士一直体弱多病。"我上小学时，妈妈就身体不好，还有严重的胃下垂和神经衰弱。20世纪50年代，她就让我把她遗体捐献给医院，让医生们好好研究一下为什么会有那么多慢性病。"他们的儿子回忆道，一向乐天派的母亲在世时经常提起要去做这件好事。

对于母亲要捐献遗体的决定，儿子并不讶异，但还是要去听一听父亲陈先生的意见。令他没想到的是，一向不苟言笑的父亲突然幽默起来："你妈妈的身体质量不好，捐献出去总还有些缺陷。我的身体向来健康，一起捐了，倒是弥补了她的欠缺。"于是，夫妻两人约定一起把遗体留给浙江大学医学院作科研之用，唯一的要求就是把名字刻在一起。

2016年1月7日，王女士在家中安详去世，享年102周岁。56天后，陈先生因病医治无效逝世于杭州，享年103周岁。

他们的儿女遵照两位老人的意愿，将二老遗体捐给了浙江大学医学院。

后来，陈先生和王女士的名字就并排刻在浙江大学医学院的无语良师碑上，永远相守在一起。

三、宁愿身上划千刀，也不想患者身上错一刀

徐女士每年清明节都会来浙江大学看看父亲，这次来时，她当场签署了自己的遗体（组织）捐赠志愿书。"到我生命要结束的时候不要抢救，把遗体捐给学校，如果我死亡的时候器官还派得上用场，就捐给可用的人。"徐女士对丈夫说。

徐女士的父亲，曾任浙江省医学科学院院长。一生从医的徐父经常向家人感慨："十几个学生围着一张解剖台，那时候还没有阶梯教室，也没有视频教学，站在后面的同学根本看不到老师是怎么操作的。你们在我去世后把我的遗体捐献给我的母校，让我最后再为祖国的医学教育事业做一点贡献吧。"

1997年，徐父因病去世，家人按照遗嘱将其遗体捐献给母校浙江医科大学，用于医学教学研究。"我爸爸说得非常简单，等我眼睛一闭，白布一盖，往医大一送，你们也不用花多长时间。"

对徐女士来说，她的父亲既是校友，也是同事，更是她最敬佩的榜样，"我父亲是我们医科院第一个捐献遗体的，我的同事是第二个，现在我要做第三个"。

徐女士走的时候，又特地多拿了一份志愿书，带给她一起在医科院共事过的同事，"她说要做我们医科院第四个捐献遗体的，我们要一起把医科院的这个传统继承下去"。

第三节　浙江省遗体（组织）捐献报名登记须知

一、遗体、组织捐献

遗体、组织捐献是指公民逝世后，捐献遗体的全部或部分组织，用于医学教学、科研或临床移植医疗的行为。

二、捐献的原则

遗体、组织捐献遵循自愿、无偿的原则。

三、登记人必须具有完全民事行为能力

《中华人民共和国民法典》第1006条规定：完全民事行为能力人有权依法自主决定无偿捐献其人体细胞、人体组织、人体器官、遗体。任何组织和个人不得强迫、欺骗、利诱其捐献。

具有完全民事行为能力的公民可在生前自愿表达身故后捐献遗体、组织的意愿，并指定执行人执行捐献意愿。生前未表达过遗体、组织捐献意愿的公民死亡后，其近亲属捐献其遗体、组织的，必须遵循一致同意的原则。生前表示不同意捐献其遗体、组织的，任何组织和个人不得捐献其遗体、组织。

本人生前有捐献意愿的，建议征得近亲属的一致同意。

近亲属范围如下：第一顺序：配偶、成年子女、父母；第二顺序：兄弟姐妹；第三顺序：祖父母、外祖父母、孙子女、外孙子女。

四、捐献须具备的条件

遗体和脑组织捐献主要用于医学解剖教学、科研，没有绝对的年龄限制，除国家规定的甲类或某些传染性强的乙类传染病外，均可捐献，具体由接受单位进行评估。

眼组织捐献没有绝对的年龄限制；如有以下情况，捐献的眼组织禁止用于移植（可用于医学研究）：死亡原因不明，携带艾滋病病毒、梅毒螺旋体，患有狂犬病、麻风病、急性病毒性肝炎、脑炎、脊髓灰质炎、先天性风疹、化脓性眼内炎，患有全身细菌性、病毒性或真菌性败血症或脓毒血症，眼内或眶内恶性肿瘤已侵犯眼前节组织，眼球或眼内感染，患有严重的贫血和急性白血病等，具体由眼组织接受单位进行评估。

五、志愿报名登记流程

（1）志愿捐献者通过关注"中国人体器官捐献"公众号或登录浙江省红十字会网站填写《浙江省遗体（组织）捐献志愿书》，也可以携带有效身份证件到常住地或户籍所在地的各级红十字会或遗体、组织接受单位办理遗体、组织志愿捐献登记手续。

对于行动不便的志愿捐献者，各级红十字会可提供上门登记服务。

（2）填写《浙江省遗体（组织）捐献志愿书》的，建议指定一位近亲属为执行人。近亲属无法成为执行人或没有近亲属的，可委托以下单位或个人为执行人：①工作单位、社区街道、村委会、养老机构等；②关系密切的亲友；③其他有关单位或社会组织等。

志愿捐献者填写时需确保个人信息真实准确，如个人信息发生变动，应及时告知登记单位；委托他人登记的，被委托人需携带志愿捐献者的委托书及双方身份证复印件。

（3）登记单位向志愿捐献者发放遗体（组织）捐献登记卡。

（4）若个人意愿发生改变，可以联系登记单位撤销登记或变更登记内容。

（5）遗体捐献的志愿捐献者可选择遗体捐献的接受单位，无特殊意愿的，应当遵循属地就近捐献原则；眼组织捐献为不定向捐献，按照县、市、省三级范围就近捐献；脑组织目前定向捐献于国家健康和疾病人脑组织资源库（原浙江大学医学院中国人脑库,省内只此一家)。

六、捐献接受流程

(1)执行人需在志愿捐献者临终状态时联系登记单位,由登记单位联系相关的工作人员对遗体、脑组织、眼组织是否适合捐献进行评估。

(2)登记者逝世后,执行人及时办理死亡证明并联系登记单位。

(3)捐献过程中须收集以下资料:志愿捐献者的死亡证明、志愿捐献者与执行人的身份证明、医学诊断报告等;脑组织捐献接受单位须收集捐献者病史、用药情况、死亡记录或出院记录和病历本等资料,该资料为科学研究提供重要价值,所有资料只用于科学研究,信息将严格保密;眼组织捐献需要有关化验单(乙/丙型病毒性肝炎、艾滋病、梅毒)。

(4)眼组织捐献一般要求志愿捐献者逝世后 6 小时内(冬天可以延长至 12 小时)实现捐献,遗体可冷藏但不可以冷冻;脑组织捐献一般要求在逝世后 10 小时内(冬天可以延长至 24 小时)实现捐献,捐献眼组织、脑组织的遗体可冷藏但不可以冷冻。

遗体捐献一般要求志愿捐献者逝世后 24 小时内(冬天可延长至 48 小时内)实现捐献,遗体在冷冻的情况下时间可延长。

(5)捐献眼组织的,为了保护眼角膜,获取方式为全眼球获取,负责获取的医生会对遗体做好符合伦理要求的处置,不影响遗容遗貌。

(6)只捐献眼组织的,眼组织获取后,遗体由近亲属处置。

捐献遗体的,遗体进入防腐处理的程序后,接受单位不再安排家属瞻仰遗容。如要求领取骨灰的,捐献时间一般为 3 年(具体时间可以由接受单位根据实际情况与执行人协商),遗体接受单位负责安排遗体火化,并通知执行人领取骨灰;如不领取骨灰的,在征得家属的同意后,将在位于杭州市钱江陵园的"生命礼敬园"统一进行生态葬。

如近亲属需将捐献者骨灰进行其他形式的生态葬(如水葬、竹林葬等),执行人可在领取骨灰后向户籍所在地民政部门咨询和办理。

(7)实现捐献后,由登记单位或接受单位向近亲属或执行人颁发由浙江省红十字会统一制作的捐献证书;捐献遗体的,可凭捐献证书办理户口注销等手续。

(8)基于对捐献者和接受者的隐私保护,捐献者和眼组织接受者双方的信息都将严格保密,以避免对当事人产生不必要的困扰。如果双方同意,相关的工作人员会告知捐献者家人有关眼组织接受者术后的进展情况。

七、缅怀纪念

浙江省红十字会网站专门开辟了捐献者缅怀纪念网页,根据捐献者家庭意愿,可将捐献者的照片、事迹等在缅怀纪念网上展现,供家属和社会爱心人士缅怀。

浙江省有10余个地市建设了以纪念缅怀人体器官(遗体、组织)捐献者为主题的"生命礼赞"场所,定期举办缅怀纪念活动。捐献者家属也可到所在地"生命礼赞"场所进行缅怀纪念,具体情况可咨询各地红十字会。

省本级、杭州市、上城区三级红十字会联建的"生命礼赞"主题文化公园位于杭州市上城区临丁路与笕丁路交界处,捐献者家属可自行前往参观缅怀。

浙江省红十字会在杭州钱江陵园建有"生命礼敬园",镌刻着捐献者名录;同时,捐献者可以免费参加生态葬,或在选择墓地时享受相应的优惠政策。

(陈周闻　田宇倩)

习 题 ···

一、选择题

1. 遗体捐献一般要求志愿捐献者逝世后(　　　)小时内实现捐献;眼组织捐献一般要求志愿捐献者逝世后(　　　)小时内实现捐献[单选题]　　　　　　　　(　　　)

A. 6,6　　　　　　　　　　　　　B. 24,6

C. 24,24　　　　　　　　　　　　D. 6,24

2. 在遗体、眼组织捐献接受流程中,执行人需提供以下哪些资料[多选题](　　　)

A. 志愿捐献者的死亡证明

B. 志愿捐献者与执行人的身份证明

C. 志愿捐献者的医学诊断报告

D. 如果是眼组织捐献,还需提供有关化验单(乙/丙型病毒性肝炎、艾滋病、梅毒等)

3. 志愿捐献者一般应指定(　　　)为捐献执行人[单选题]　　　　　　　(　　　)

A. 其近亲属　　　　　　　　　　B. 其主治医师

C. 捐献组织工作人员　　　　　　D. 受捐机构

二、简答题

简述遗体捐献的基本流程及意义。

第十五章　揭秘脑疾病

——大脑捐献及脑库建设

第一节　概　述

一、大脑的作用

"人类应当知道，因为有了脑，我们才有了乐趣、欣喜、欢笑和运动，才有了悲痛、哀伤、绝望和无尽的忧思。因为有了脑，我们才以一种独特的方式拥有了智慧、获得了指示；我们才看得见、听得到；我们才懂得了美与丑、善与恶；我们才能感受到甜美与无味。同样，因为有了脑，我们才会发狂和神志昏迷，才会被畏惧和恐怖所侵扰。我们之所以会经受这些折磨，是因为脑有了病恙。由于这样一些原因，我认为，脑在一个人的机体中行使了至高无上的权利。"这是古希腊医师希波克拉底在公元前4世纪对于脑的一段描述。确实，大脑掌管着我们的高级功能，包括语言、感觉、记忆、思考、情感、睡眠、运动等，并且不同脑区在控制这些高级功能中起着不同的作用。

脑功能异常就会产生脑疾病，也就是神经与精神疾病。这些疾病多种多样，可以发生在不同年龄和不同的性别中。比如，阿尔茨海默病（Alzheimer's disease，AD）导致患者记忆力丧失、生活逐渐不能自理；帕金森病（Parkinson's disease，PD）导致患者震颤、肌强直、运动迟缓，这两种疾病常常发生在老年人群中。此外，我国目前有几千万精神疾病患者，包括抑郁症、精神分裂症、躁狂等，在青年和老年人群中都有发生。中枢神经系统疾病越来越明显地成为影响人类健康和导致死亡的重要原因。目前较多的神经系统疾病尚无有效的预防和治疗手段，而疾病过程通常缓慢进展直至功能衰竭。患者的诊断、治疗、监护和临终关怀正成为各国健康卫生和社会福利系统的主要负担。因此，揭示人脑秘密、开拓人脑潜力、促进人脑健康和攻克人脑疾患已

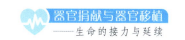

经成为当今和未来人类发展最激动人心而又富于挑战的科学命题。

人脑是亿万年进化的巅峰产物,是我们作为灵长类之首的原因。人脑由近千亿个神经元和神经胶质细胞构成,是自然界已知最复杂的生物结构。例如,从体积和质量上看小鼠脑、猴脑和人脑的对比,鼠脑是最小的,猴脑比人脑略小,人脑的体积和质量是鼠脑的许多倍,此外,各种大脑表面的沟回数量也相差极大,鼠脑比较光滑,人脑有很多的沟回。这些沟回极大地增加了大脑的表面积,可以说是给大脑信号传递、生化反应(如蛋白合成等)扩大了工作场所。丽贝卡·霍奇(Rebecca Hodge)等人于2019年发表在《自然》(*Nature*)上的文章也提到了人脑与小鼠大脑皮层的细胞类型高度保守,但在细胞比例、基因表达水平和层级分布等方面存在很大差异。人脑的复杂性还包括人脑高度的异质性,表现在从分子、细胞到整体结构的每个层面,生命过程的不同阶段,以及健康与疾病的不同状态中,此外,还受到遗传和环境(含表观遗传学)等重要因素的影响。

二、大脑的研究历史

由于人脑结构和功能的复杂性,研究者如果仅仅以动物实验的结果来比拟人脑的功能及相应的病理改变,其临床转化应用价值将非常有限。对人脑本质性的认识离不开以人脑作为材料和对象进行直接研究。那么,如何获得人脑组织用于脑科学研究? 针对生活中的患者大脑进行研究则有太多风险,且违背了医学伦理学。而外科手术过程中就算取到脑组织,也是已经病变的脑组织,例如缺血坏死组织或者肿瘤等,很难获得正常的脑组织样本作为对照研究,更难以获得完整的大脑进行研究。这就意味着科学家们别无选择,只能通过研究人们死亡后捐献的脑组织来探究人类大脑的特征和脑部疾病的发病机制。这些研究将对开发治疗神经、精神疾病的新疗法,改进目前的疗法等起到至关重要的作用。

研究死亡后的人体脑组织样本有着悠久的历史。第一个故事是与世界上最聪明的大脑有关:1955年4月,阿尔伯特·爱因斯坦去世后7小时,美国病理学家托马斯·哈维取出了他的大脑并进行了解剖,将其大脑分切成若干组织块,浸泡在乙醇中,一直存放在家中厨房里装苹果酒的两个玻璃瓶中。2010年,哈维的继承人将所有涉及爱因斯坦大脑的"财产"转交给美国国家卫生与医学博物馆。研究显示,爱因斯坦的大脑中处理语言信息的脑区较小,而处理数字、空间信息的脑区较大。

第二个针对人脑研究的故事是Broca区的发现。1861年,法国医生、解剖学家保罗·布洛卡(Paul Broca)发现一位外号"谭"的患者——他只能发出"谭(tan)"这个音节,21年来都无法说话,但是他的理解能力和精神状态都正常。在他去世以后,布洛卡对"谭"的大脑进行了解剖,发现"谭"的左侧大脑额叶存在明显损伤,再联系"谭"的失语和瘫痪症状,布洛卡推测,人脑左侧额叶外侧沟附近的第三脑回对于语言的产生具有至关重要的作用。在经过更多人脑解剖学研究的证实之后，1865 年，布洛卡向世界宣布："我们用左脑说话。"这是历史上第一个脑功能定位的解剖学证据，这个脑区也被命名为"Broca 区"。

第三个故事是与脑部疾病的发现有关。1901 年，德国精神科医生、神经病理学家阿洛伊斯·阿尔茨海默（Alois Alzheimer）在德国一家救济院里观察到一位 51 周岁名叫奥古斯特·德特尔的患者，她表现出了包括短期记忆丧失等奇怪症状。阿尔茨海默资助贫穷的德特尔女士住在这家昂贵的救济院里，但有一个交换条件：在德特尔女士去世后，将其病史记录和大脑交给阿尔茨海默进行研究。5 年后，德特尔女士去世，阿尔茨海默在她的大脑中辨认出"淀粉样斑块（amyloid plaque）"和"神经元纤维样缠结（neurofibrillary tangle）"结构——这正是后来被命名为"阿尔茨海默病"的脑内病理学标志。阿尔茨海默的工作使得世人认识到这一新型脑部疾病，即老年痴呆症。

因此，对人脑本质性的认识离不开以人脑为材料和对象进行直接研究。人脑组织库，也称为"脑库"或"脑银行（brain bank）"，正是在这样的背景下应"需"而生的。通过志愿捐献途径，捐献者在去世后把大脑捐献（存）到脑库；研究脑和脑疾病的科学家可以申请使用脑库里存放的脑组织样本进行人脑研究，获得能够造福大众的科学研究成果。综上所述，脑库是一个服务于神经科学研究的机构，它收集、储存神经精神疾病患者和对照者的脑组织样本，这些样本应具有完备的临床、神经病理学诊断信息。

第二节　脑库建设历程与现状

一、国外人脑组织库建设现状

从 20 世纪 80 年代起，发达国家，如荷兰、美国、英国、日本、加拿大、瑞典等陆续开始建立人脑组织库，逐步完善了捐脑程序与相应的法规政策。目前，多国脑库已经颇具规模，有效推动了脑科学的研究与发展。

在欧洲，1985 年建立的荷兰人脑库（Netherlands Brain Bank，NBB）一直开展全国性的捐献计划。截至 2017 年，荷兰人脑库已收集 4000 余例包含神经、精神疾病和未罹患脑部疾病的对照者大脑，向全球 25 个国家 800 余个科研项目提供人脑组织样本，已产出 1900 多篇相关 SCI 研究论文。荷兰人脑库以取脑速度最快、收集大脑样本及其信息齐全、面向全球神经科学工作者提供人脑研究样本而在全球享有

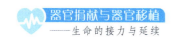

盛誉。

2001 年,欧洲还成立了包括荷兰人脑库在内并由荷兰人脑库主导建立的"欧洲脑库网络"(European Brain Bank Network, EBBN),后更名为"欧洲大脑网络"(BNE),包含 12 个欧洲国家的 19 个脑库,加盟者包括英国伦敦、爱丁堡,法国巴黎、里昂,德国慕尼黑、维尔兹堡、哥廷根,意大利米兰、波洛尼亚,奥地利维也纳,瑞典胡丁格,芬兰库奥皮奥,荷兰,丹麦奥尔胡斯,希腊雅典,西班牙巴塞罗那,匈牙利布达佩斯。欧洲大脑网络的建立目标是推动人脑标本库建设,制定脑组织处理和质量控制标准,确定人脑标本研究所需的最佳分子技术,为脑库建设和相关技术提供支撑,推动全球神经科学家研究人类中枢神经系统及其疾病。

此外,美国、澳大利亚等也建立了多家大规模人脑组织库,主要支持特定研究组织的脑科学研究。美国拥有数家大型私立非营利性人脑组织库和正常与疾病人脑研究所。例如,Banner 太阳城健康研究所是一家成立于 1986 年的非营利性研究所,其研究重点是老年性疾病,尤其是神经系统疾病。Banner 太阳城健康研究所成熟的遗体与脑捐献计划运行机制得益于亚利桑那州太阳城前瞻性的城市建设理念。太阳城是一座以退休安居社区闻名的城市,有 10 万超过 65 周岁的老年人居住。城市规划独具特色,融入人文关怀和健康科学发展理念。各社区建筑成放射状环绕健康中心,使老人能以最短的时间得到医疗关怀。如老人死亡,遗体也能在很短的时间内到达捐献点。近年来,数千老年居民已注册了去世后捐献脑与遗体用于科学研究,已经实际捐献了 1000 多例脑。该研究所也是亚利桑那州阿尔茨海默病联盟神经病理诊断的核心机构,其科学研究活动也在阿尔茨海默病、帕金森病、神经炎病变等领域取得不少世界领先的成果。这些研究正在逐步揭示人脑正常生理活动机制,也引领着神经系统疾病预防和治疗的研究方向。值得注意的是,根据我们目前得到的信息,有别于荷兰人脑库,这些非欧洲脑库所收集的人脑组织样本主要与脑库的合作者共享而并不提供国内或国际开放共享。

根据规模和依托单位等的不同,国外脑组织库的组织架构、管理模式存在一些差异,但是不同规模的人脑库都具有相似的核心团队。一般而言,脑库由一名或以上神经科学专家组成管理核心(主任/经营主管等),负责脑库整体运行,包括科普宣传、经费获取与使用、与捐献者互动和捐献登记、标本收集、储存、组织学处理、病理诊断、科学研究等。

每个脑库通常有如下工作团队:①标本收集处理组,负责取脑、标本固定、脑厚切片制备、照相、保存及所有信息归档;②组织学技术组,负责切片、染色、图像获取、初步神经病理分析等;③神经病理诊断组,由获得相应资质的神经病理学家组成,负责脑疾病神经病理学检查、诊断、分型等;④样本科研服务组,负责样本申请书的审核、执行脑库学术委员会的审核流程、监督样本转让协议(material transfer agreement,

MTA)的签署等。

二、我国人脑组织库建设现状

与发达国家相比,我国的人脑组织库建设起步晚、基础薄、阻力大。形成这种严峻局面的原因是多方面的,比如,我国人体器官包括脑捐献的相关立法滞后,这在一定程度上影响了中国人体生物组织材料库建设的整体发展。值得欣慰的是,我国政府目前已开始高度重视人体器官捐献方面的立法和规范建设,这不仅是突破我国器官移植医学发展瓶颈的必要举措,而且将为人体生物组织材料库包括脑组织库的建设提供法律保障和发展空间。

另外一个重要的原因是历史文化因素,受传统观念影响,中国民众一般不愿意捐献遗体和器官作为医学教育和科学研究之用。值得庆幸的是,随着我国国民教育、文化素养、人文关怀和科学精神等方面的整体进步和提高,愿意参与捐献的民众越来越多。很多患者和家属深刻感受到了神经系统疾病带来的痛苦与负担,希望捐献脑标本以支持科学家尽快找到发病机制和治疗方法,造福全人类。因此,通过加强科普宣传,如有关老龄化社会及神经退行性疾病发病高峰的逼近所带来的危机与挑战,破除迷信和陈旧传统观念,人脑标本来源问题将不再难以解决。实际上,我国人口众多,病例资源丰富,即使只有很小比例病例实现捐献,我国脑库建设也能在较短时间内形成相当规模,从而改变我国人脑疾病研究严重缺乏样本和基础的被动局面。专业人才和团队的短缺也是我国人脑组织库建设面临的严峻现实问题。人脑组织库的建立、运行及其对神经科学研究的贡献完全依赖于高素质和高水平神经科学家团队有效的组织管理、严谨的学术探索、精诚和开放的合作意愿。在我国神经科学界,不乏对中国人脑组织库建设现状长存忧虑、多方呼吁并不断践行开拓的有识之士。这使得我国少数高校在数年前即开始人脑收集和脑库初步建设工作。总体而言,现今具有从事脑库建设的高水平神经科学家的高校数量较少,专业的技术支撑团队也较少,并且收集和保存脑标本的场地和设施亟待拓展和完善。另外,目前我国从事神经(如神经退行性疾病、发育神经疾病、运动型神经病)和精神疾病的病理学诊断与研究的专业人才极少。这种人力资源匮乏的原因也是多方面的,其中包括科研及辅助人员绩效评估、晋升规则和制度的不完善、国家层面科研项目安排的局限性,以及经费使用政策不科学的限制等。要真正有效地解决我国人脑组织库建设、维持和发展的长远问题,在相关人力资源管理、评价机制,以及经费资助和使用方面都需要引入新的顶层设计、创新理念或者制定特殊扶持政策。

为了推动我国人脑组织库平台建设、资源共享及与国际接轨,提升我国神经、精神疾病的研究水平,自2012年以来,浙江大学医学院、北京协和医学院、中南大学湘雅医学院分别按照国际标准逐步建立了自己的人脑组织库,并于2014年共同发起成

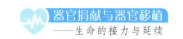
立了中国人脑组织库协作联盟,举办了第一届国际研讨会,为有效推动我国人脑库建设奠定了较为坚实的基础。2016 年 5 月,第二届国际研讨会在北京召开,此次会议正式成立了中国人脑组织库协作联盟,主要包括北京协和医学院、浙江大学医学院、中南大学湘雅医学院、复旦大学医学院、北京天坛医院、北京大学医学部、北京大学人口研究所、河北医科大学、中国科学技术大学、安徽医科大学等 10 家单位。国内外专家共同编写的《中国人脑组织库标准化操作规范》于 2017 年正式出版。2018 年 5 月,第三届国际研讨会在杭州召开,会议议题包括神经退行性疾病、精神疾病和神经发育性疾病的研究进展,同时也总结了我国人脑组织库建设的进展并讨论了存在的问题和未来发展策略。会议成果还包括在 Neuroscience Bulletin 杂志上出版专刊,发布《中国人脑组织库标准化操作规范》英文版和人脑研究相关论文。2019 年 6 月 5 日,科学技术部、财政部批准了将浙江大学中国人脑库纳入国家科技资源共享服务平台,并命名为“国家健康和疾病人脑组织资源库”,同批被批准为国家平台的还有北京协和医学院脑库,被命名为“国家发育和功能人脑组织资源库”,这是中国人脑库建设的重要里程碑。

综上所述,对比现阶段国外人脑组织库的建设,我们不仅在人脑组织样本收集的数量方面,而且在脑库规模和脑库建设质量方面仍然滞后于发达国家。已经建成的中国人脑组织库,包括国家脑库还存在着脑源不足、疾病种类较少、病史资料欠完善等众多问题。为了加快拓展脑源,提高人脑组织资源库样本储存数量和质量以及增加脑组织样本疾病种类,未来中国人脑库建设的几个主要发展目标应为:①增加脑组织样本数量和疾病种类;②加强国家脑库支撑体系构建,完善脑库软硬件和信息化建设及规范化管理;③加强符合脑库建设需求的高端人才和科研支撑人员队伍建设;④开展与脑库建设相关的科学研究预研工作;⑤探索神经和精神疾病的神经病理学诊断标准;⑥进一步深入推动脑库建设伦理学的规范化,加强遗传资源管理。

第三节　人脑组织库工作内容和标准质控

脑库的主要任务是接受、储存捐赠的大脑,并确诊和分类脑部疾病,继而向科学家们提供科学研究用的人脑样本,以最终找到防治神经、精神疾病的策略。建设脑库所从事的一切活动都应符合国家和地方法律、法规,符合道德伦理原则。脑库的所有标准也应符合国际、国内有关使用人体材料进行科学和教学研究的道德伦理原则和法律法规。在严格遵守医学伦理学指导方针的前提下,脑库的主要工作内容可分为

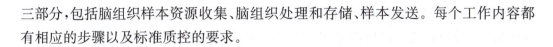

三部分,包括脑组织样本资源收集、脑组织处理和存储、样本发送。每个工作内容都有相应的步骤以及标准质控的要求。

一、脑组织样本资源收集

(一)宣传捐献

为扩大人脑组织库的影响力,吸引更多的捐献志愿者,脑库应根据各省(区、市)自身特点进行宣传劝捐、募集志愿捐献者,签订捐献大脑的知情同意书。脑库建设和大脑捐献迫切需要获得全社会的认可,即让全社会了解神经、精神疾病对个人、家庭和社会所造成的危害,认识到研究这些疾病发病机制的迫切性以及针对人脑样本研究的重要性、必要性。只有意识到这些民众才有可能大力支持这一关系到子孙后代健康生活的重要举措。目前,宣传劝捐大脑的工作人员主要来自临床医院的护士和各地红十字会的劝捐员。临床医院可在若干病区选出2~3位耐心、细致、在患者中口碑好、工作认真负责的护士,脑库派专家对她们进行培训,使其成为脑库在临床医院的特别协调员。此外,每个地方的红十字会的捐献协调员负责定期在不同病区对患者和患者家属进行脑库知识、捐脑流程等内容的科普宣传和答疑,包括建设脑库的意义、大脑捐献的要求、途径及程序等。要注意的是,捐献者的所有个人资料都是严格保密的,并严格遵守捐赠者及其家属的知情同意原则。

(二)脑组织收集

脑组织收集应遵循国家相应的法律法规,可参见《中华人民共和国红十字会法》《医疗事故处理条例》《中华人民共和国执业医师法》《医疗机构管理条例》《病理科建设与管理指南(试行)》《医疗机构临床实验室管理办法》等。确定脑库已通过上级伦理审查,具备独立或共享的伦理审查委员会,负责处理人脑组织收集以及样本申请的伦理审查;确定大脑捐献程序在中国法律以及社会道德准则下运行,捐献者生前须由本人或依法授权(包括具有监护权)人签署知情同意书(包括《捐脑知情同意书》或《遗体捐献知情同意书》两类,后者必须注明"捐献遗体用于医学教育和医学科研和授权使用捐献者全部生前病史")。

收集的脑组织包括大脑(包括垂体)、小脑、脑干、脊髓、脑膜、脑脊液等。脑组织收集的总目标包括:①尽可能收齐不同年龄、性别、种族、地域、受教育程度、工作类型等信息明确的脑组织等,以便于通过大数据分析得到更为细致完善的信息;②尽可能收齐各类型神经系统疾病的脑组织(如阿尔茨海默病、帕金森病等慢性神经系统疾病),以及一些如脑外伤、脑膜脑炎等急性神经系统疾病(具有传染性疾病的患者脑组织应视组织库条件决定是否收集,并在提供样本时明示),同时也应收集具有酒精中毒、一氧化碳中毒病史的脑组织,脑发育障碍(如孤独症、脑瘫等,包括胚胎及新生儿

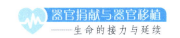

脑组织)以及神经系统肿瘤等的脑组织,保留临床资料及相应亲代社会生物学信息;
③收集具有家族遗传性疾病,尤其是患有神经系统疾病的脑组织,尽可能按家系收集脑组织(包括死亡胎儿和儿童);④尽可能完整收集脑组织(如收集脑的同时也要收集脑脊液等),建议保存血液(心脏取血)以利后续研究;对于遗传性疾病,在胚胎和新生儿脑组织留取的同时,建议尽可能留存亲代血标本。

收集脑组织的常规流程如下:捐赠者的大脑在脑库取材室(一般是位于某医学院校的解剖室或者病理学解剖室),由脑库专职技术人员取出,之后按照各个脑库的工作程序进行解剖、保存。很多脑库对所获取的大脑组织一半进行新鲜分区取材后置于-80℃的冰库低温保存,而另一半则置于10%福尔马林溶液中固定保存。取脑程序包括:①确认取脑时间;②判断是否有颅脑外伤,如有大范围损伤,则应放弃取脑;③沿耳后至颅顶,冠状切开头皮,翻折,暴露颅骨,而后开颅,沿眉弓到枕外隆突环行线上1cm左右锯开颅骨(避免切口过深而损伤脑组织);④用解剖刀小心剥离硬脑膜,离断脑与颅骨之间的联系;⑤完整取出大脑、小脑、脑干以及相连的部分颈髓;⑥置于冷等张盐水、碎冰中暂时保存,拍照(系统编号);⑦如取脊髓,行背部正中切口,至椎骨,用骨钳离断椎弓根,暴露脊髓;⑧离断脊髓与脊神经前后根;⑨取出脊髓,置冷等张盐水、碎冰中暂存,拍照(系统编号);⑩不同情况处理过程:死亡超过24小时者、两侧大脑半球可能受疾病影响不同者及需要双侧组织病理学诊断者双侧半球固定,否则优势半球冰冻,对侧固定。大量医学研究表明,在死亡后的早期,如果及时取出大脑进行保存,如冰冻保存或采用10%福尔马林溶液固定保存等,可以完好地保留该个体生前大脑内的许多生物化学信息、细胞学信息和遗传信息。因此,各个脑库都致力于缩短死亡后延搁时间(postmortem delay,PMD),即从个体死亡到大脑取出后被解剖保存之间的时间间隔,最好不超过12小时。

二、脑组织样本的处理与储存

大脑的详细宏观检查是诊断神经病理学的一个组成部分。取到全脑后,首先要全脑称重,测量体积、长度,并用肉眼观察其是否对称,是否有表面可见的损伤、梗死、出血,是否存在颅外脑血管的动脉硬化及程度,是否存在脑膜的增厚及变形等。如是,则对损伤半侧脑进行固定,切片染色,用于病理诊断,将对侧脑用冰冻固定保存。根据取材延搁时间、脑组织破坏程度及疾病诊断与研究等的需要,判断采用全脑固定方法还是一半固定、一半冰冻的处理方法。对于患者死亡24小时以内采取的脑组织,可以采用半脑切片低温速冻及半脑福尔马林固定的方法。对于患者死亡24小时以后采取的脑组织,建议采用全脑福尔马林固定的方法。

(一)新鲜脑组织取材

新鲜脑组织冰冻处理步骤:①将大脑、小脑、脑干沿中线矢状切开,将新鲜脑半球称重,测量并拍照;②沿上丘水平或乳头体后方去除中脑及相连的脑干小脑部分,沿小脑脚分离脑干、小脑;③于大脑额极取两小块(约 1g)组织置于−80℃的冰库,用于 DNA 及 RNA 提取以及测定 pH;④将新鲜大脑半球冠状切片,片厚 1cm;小脑半球沿矢状平行切面切片,脑干按水平横断面切片;⑤按顺序排列后摄片,可以将样本速冻后,装入标记好的自封袋内,放入冻存盒,在−80℃温度下保存,有样本需求时取出相应脑片提取需求部位。此外,也可以参考以下新鲜半脑取材内容,将常用部位取材,分别标记冻存,方便有样本需求时取用。具体取材部位,以脑库自身条件及需求为准,但需要遵循冠状切片或分区取材的取材方式。应详细记录取材组织。新鲜半脑取材内容(& 表示小脑取材无齿状核需要注明;* 表示不要求,各脑库按需要自行决定是否取材)包括:三叉神经节、垂体、* 视神经、嗅球、松果体、额极、枕极(含视皮层)、& 小脑、颞极、延髓、脊髓、黑质、蓝斑、脑膜、中央前回、中央后回、额上回、额中回、额下回、颞上回、颞中回、颞下回、缘上回、角回、顶上小叶、脉络丛、海马、杏仁体、室旁区、* 上丘、下丘、* 下丘脑、* 底丘脑、丘脑、尾状核、壳核、苍白球、灰质、内囊、* 隔核、* 缰核、* 灰质、* 白质、扣带回、* 基底动脉。

(二)固定脑组织取材

脑组织固定处理步骤:①将拟固定半球或全脑及脊髓置入含 10 倍体积的磷酸盐缓冲液(pH＝7.2～7.4)的 6% 甲醛溶液(NBF)中,3 天后置换到 4% NBF 中,固定 2 周以上;②2 周后,取出固定好的全脑或半脑,去除所有脑膜及血管,注意基底动脉及颈动脉的动脉硬化程度;③检视是否有萎缩、梗死、出血等大体病理表现;④沿上丘水平或乳头体后方去除中脑及相连接的脑干小脑部分;⑤沿小脑脚分离脑干、小脑,小脑半球沿矢状平行切面切片;⑥将大脑半球沿冠状切面切片,片厚约 1cm,由额叶至枕叶,按顺序编号,并摄片;⑦将脑干及脊髓横断面切片,片厚约 0.5cm,按顺序编号,并摄片;⑧切片组织进行大体病理检查,观察是否有出血、梗死、损伤等情况,如果发现明显病灶,则在以下常规的神经病理组织取材部位基础上,取病灶处用于神经病理检查;⑨按上述新鲜半脑取材内容取脑及脑干各部位组织,脱水包埋用于病理诊断,其余组织继续在 4% NBF 中保存。每 2 年更换一次固定液。取材组织应详细记录。

(三)脑组织神经病理诊断

已固定的脑区组织可利用全自动脱水包埋机包埋,全周期为 5～6 天,然后进行石蜡切片(片厚 5～10μm,40℃烤片 2～3 天),进行常规 H&E 染色、特殊染色、免疫组织化学染色等,用于神经病理诊断,其余蜡块标记后在常温下保存。脑组织切片制片(切片部位和数量)、染色日期、脑组织样本检查方式[脑脊液 pH、RNA 完整值(RNA integrity number)]、常规 H&E 染色、银染、免疫组织化学染色、重要试剂和抗体信息)、染色结果、神经病理诊断和诊断报告复核等均需遵循《中国人脑组织库标准化操作方案》相关要求执行。

不同的神经、精神疾病研究需要不同脑区的脑样本,而且还需要严格匹配的对照组脑样本。除了疾病诊断外,多种生前因素和死亡因素对样本质量和匹配都有极大的影响。同时,由于神经退行性疾病的临床诊断存在较高的误诊率和漏诊率,并且阿尔茨海默病和帕金森病共病率高达 40%～60%,所以只能通过尸检进行确诊;而临床诊断无法确定脑内病理学尤其是混合病理学改变,因此有着较高的临床误诊率。只有建立符合国际标准的脑库神经病理学诊断体系,才能切实促进针对人脑疾病的研究,同时也能使疾病临床误诊率得以下降。因此,正确的神经病理诊断是脑组织使用的基础,并将有力支持神经科学家对脑库样本的科学研究。

脑库神经病理诊断应遵循国际、国内公认的诊断标准。以针对阿尔茨海默病的病理诊断标准为例,应符合 2012 年的 ABC 标准化诊断标准(推荐的标准化诊断标准可参考文献 PMID:22101365);其他神经系统疾病的病理诊断标准也均应采用国际神经病理诊断标准,如路易小体痴呆(推荐的标准化诊断标准可参考文献 PMID:28592453)、额颞叶痴呆(推荐的标准化诊断标准可参考文献 PMID:17579875 和 PMID:19015862)、帕金森病(推荐的标准化诊断标准可参考文献 PMID:19909913 和 PMID:26662475)等疾病。如有多种类型的病理改变,在最后的综合诊断中应根据各自诊断标准逐条列出。当然,上述提供的是最基本的神经病理取材和染色内容,随着人脑组织库的建设与发展及科研的需要,取材部位及染色方法还应增加,以符合最新的神经病理诊断标准。针对不同的脑库基础条件及收集的目标,在初始阶段可不进行全部神经系统疾病的神经病理诊断与排除,但随着脑库项目建设进程的推进,应尽可能将神经病理学诊断全面化、准确化,以利于准确地对照分组以及不同脑库之间的资源共享。

三、脑组织的使用申请和样本发送

脑库是一个非营利性的为脑科学研究提供生物学样本的基础机构。只有获得国家和地方政府批准和资助的相关脑科学研究课题的负责人才具备向脑库申请人脑组织样本进行科学研究的资格。脑库拥有专门的学术委员会及伦理审查委员会,严格审查每一份人脑标本研究申请书,包括课题名称、研究资助来源、研究背景、利用人脑样本研究的必要性与可行性,以及允诺不将样本送给他人或其他单位等。具体流程如下:脑组织的使用应由使用者提出正式申请,经伦理审查委员会以及脑库学术委员会或伦理委员会审查后判定是否给予样本。经批准后,使用者签署脑组织使用协议后,由脑库提供给申请人。脑组织使用申请者应遵循以下原则:

(1)脑组织不能给予第三方,仅申请书中所列的研究者们在申请所在地使用(需签署《委托测试(加工)协议》或者《样本转让协议》)。

（2）收到脑组织后应重新编码。

（3）与脑组织同时提供的任何资料都应严格保密。

（4）用脑组织材料发表文章应向脑库致谢。

（5）用脑组织材料获得的知识产权归属研究者。

（6）使用协议书要求所有参与研究者、所在单位代表以及人脑组织库负责人共同签字。

（7）研究者利用人脑组织公开发表的研究结果应反馈给脑库。

总之，脑科学与类脑研究作为21世纪生命科学研究领域的重点，已列入国家"科技创新2030—重大项目"的首批启动试点项目。为了满足这一面向国际前沿的国家重大需求，建立标准化、符合国际规范和能够反映我国居民生理与疾病特征的脑库是不可或缺的重要基础性支撑平台。推动我国脑库建设既是当代基础和临床神经科学工作者的责任，也是整体提升医学科学和健康事业水平的时代要求。我国脑科学研究团队不断壮大，科学探索能力不断提高，也将进一步推动我国神经科学研究的进步，取得更多神经系统疾病预防和治疗的重大成果。有关影响我国居民健康的重大神经精神疾病的机制研究，符合我国建设创新型国家的战略需求，具有显著的医学、社会和经济意义。此外，脑库建设的核心问题是：什么样的大脑可以收集？怎样的样本才是合格的能够用于科学研究的样本？因此，在建设脑库的同时建立符合国际标准的脑库标准及质控体系，保证全国脑库能够为中国脑科学研究提供高质量的人脑组织样本，对中国脑科学研究的推进也具有重要的科学价值。

（沈　逸）

习题

一、选择题

1. 脑库收集的大脑标准是[单选题]　　　　　　　　　　　　　　　　　　（　　）

A. 各种疾病的大脑

B. 健康的大脑

C. 死亡后时间越短越好的大脑

D. 以上三个选项都是

2. 下列关于脑库申请的说法正确的是[单选题]　　　　　　　　　　　　　　（　　）

A. 只有神经病理诊断完备且正确的脑样本才可以发送研究

B. 申请脑样本用于科研，需要匹配样本的脑区，但是不需要匹配捐献者年龄

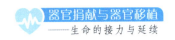

C.脑库申请只需要经过伦理审查委员会的审查

D.申请获得的组织样本可以给予第三方

3.下列描述不正确的是[单选题]　　　　　　　　　　　　　　（　　）

A.脑目前无法进行临床移植

B.实验动物模型仅仅可以复制人脑疾病的部分症状

C.通过手术途径很难获得正常脑组织样本

D.死亡后人脑组织标本的研究不包括磁共振成像研究

二、简答题

阐述脑库中常见的保存大脑的方法和优缺点。

第十六章　优秀学生作品赏析

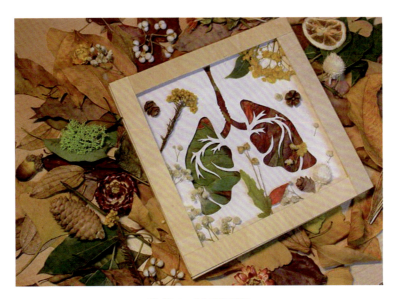

作品 1　《生生不息》
2018 级食品科学与工程专业　罗巽妤

作品 1 说明：

我之所以选择去收集紫金港校区的落叶和果实完成这件作品，是因为——花、果实和叶子都是树的器官。当它们死亡抑或凋零的时候，当它们落叶归根的时候，它们都将以另一种方式重生，重新滋养下一个新生命的诞生，而这也正是我理解的人体器官捐献与移植。

还有那些点缀在外围边框里的花果以及从右肺角落里延伸出来的一朵小花象征的是落叶归根滋养出的那些灿烂的新生命。

除此之外，其实也有我的一丝私心吧，我是真的希望中国器官捐献与移植事业能这般花繁叶茂，能有像紫金港校区一年开不尽的花，数不尽的叶一样多的人参与到这场生命的接力里来。

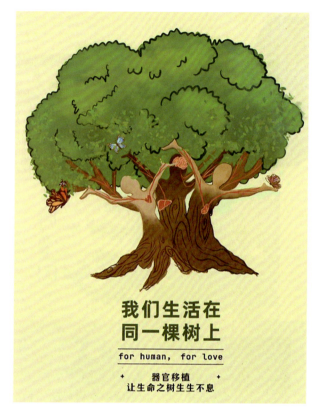

作品 5　《我们生活在同一棵树上》
2020 级基础医学专业(求是科学班)　张昕蕊

作品 5 说明：

海报的名称为《我们生活在同一棵树上》,意为呼吁人类之间的命运息息相关,树干为器官的捐献者们,身体虽然逐渐变为木质,然而献出的器官却随着血管,使大树枝繁叶茂。这也正映照着一句诗："落红不是无情物,化作春泥更护花。"其次,在捐献者手边的几只蝴蝶,照应着"赠人玫瑰,手有余香",来赞扬捐献者的大爱精神。

我希望通过这幅宣传画传达出自己对于器官捐献中人类命运共同体的理解,即我们全人类生活在同一棵树上,正是在不断的循环中奉献与付出,让人类大树不断生根发芽,越来越繁茂,让人类的生命之树生生不息。这既是一种接力,也是发展与延续。标题下面的"for human,for love"是我理解的捐献者宣言:为了人类生命的延续与接力,为了心中的大爱与关怀,器官捐献,将爱留在人间。

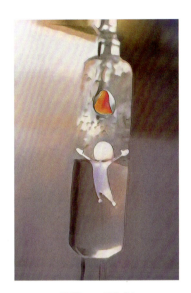

作品 6 《重生》
2020 级人文科学试验班专业　陈奕骞

作品 6 说明：

作品灵感来自某一次课的结尾老师所放的讲述器官捐献的视频。视频开头有一个画面便是医院里正在工作的输液瓶，而后出现苦苦等待器官的受者们的面孔。于是，我便想用这样的场景来描绘器官捐献的意义：生命的拯救与延续。以输液瓶为背景，代表这幅画面设定的场景在医院，且有人正接受治疗，而等待器官的受者便如同溺水挣扎的人，快要脱力沉没，依然奋力探出头呼救，渴望着滴瓶里落下拯救生命的液滴——他们所需要的器官。由于最开始的课程讲的是肝移植，故在此处放入肝脏形态的器官。

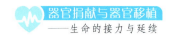

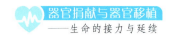

作品 7　原创诗词（书法作品）
2020 级新闻传播学类专业　周倩茜

作品 7 说明——诗词赏析（原创）：

临江仙·颂捐献者

寿夭穷通不堪挪，人间行定归兮。捐骸易骨续生世，点石成金，谁人不称奇？愿以骨血拨云日，存万古换芳年。元元之民终不渝，含笑九泉，自心旷神怡。

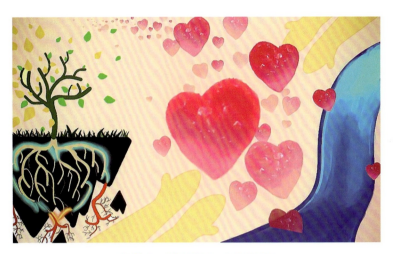

作品 8　《捐献不止，生命常青》
2020 级工科试验班（信息）专业　姚承远

作品 8 说明：

移植捐献的器官成长为了长青之树，散发出无限生机。无数人的点滴爱心汇聚成生命长河，将生命之树灌溉。器官捐献之不止，生命之树以长青。

学生优秀作品

（董燕萍　沈晨晨）

参考文献

[1]陈知水,夏穗生,郑树森,等.联合器官移植学[M].南京:江苏科学技术出版社,2009.

[2]窦科峰,宋振顺,王德盛,等.活体器官移植学[M].北京:人民军医出版社,2007.

[3]国家卫生健康委员会脑损伤质控评价中心,中华医学会神经病学分会神经重症协作组,中国医师协会神经内科医师分会神经重症专业委员会.中国成人脑死亡判定标准与操作规范(第二版)[J].中华医学杂志,2019,99(17):1288-1292.

[4]韩承祚,卫强,徐骁.移植肿瘤学开创肝移植治疗肝癌新时代[J].临床肝胆病杂志,2021,37(2):253-256.

[5]胡晓燕,叶啟发,李建国,等.公民逝世后器官捐献供者质量控制[J].武汉大学学报(医学版),2021,42(2):187-192.

[6]夏穗生,于立新,夏求明,等.器官移植学[M].2版.上海:上海科学技术出版社,2009.

[7]郑轲心.大数据时代背景下医疗系统信息化发展研究[J].软件,2022,43(3):170-172,176.

[8]郑树森,匡铭,徐骁,等.外科学[M].北京:中国医药科技出版社,2022.

[9]郑树森.中国器官移植发展方向——注重质量、严格规范、谋求精准、融汇大数据[J].手术,2016,1(1):1-2,7.

[10]中国肝移植注册中心,国家肝脏移植质控中心,国家人体捐献器官获取质控中心,等.中国移植器官保护专家共识(2022版)[J].器官移植,2022,13(2):144-160.

[11]中华医学会器官移植学分会.尸体器官捐献供体及器官评估和维护规范(2019版)[J].器官移植,2019,10(3):253-262.

[12]中华医学会器官移植学分会.胰肾联合移植临床技术规范(2020版)[J].器官移植,2020,11(3):332-343.

[13]中华医学会器官移植学分会.中国心肺联合移植操作规范(2019版)[J].中华移植杂志(电子版),2020,14(3):129-135.

[14]中华医学会器官移植学分会.中国心脏移植供心获取与保护技术规范(2019版)[J].中华移植杂志(电子版),2019,13(1):8-10.

[15]中华医学会器官移植学分会.中国心脏移植术操作规范(2019版)[J].中华移植杂志(电子版),2019,13(1):11-14.

[16]朱继业,徐骁,李照.器官移植学[M].天津:天津科技翻译出版有限公司,2020.